Essen für zwei

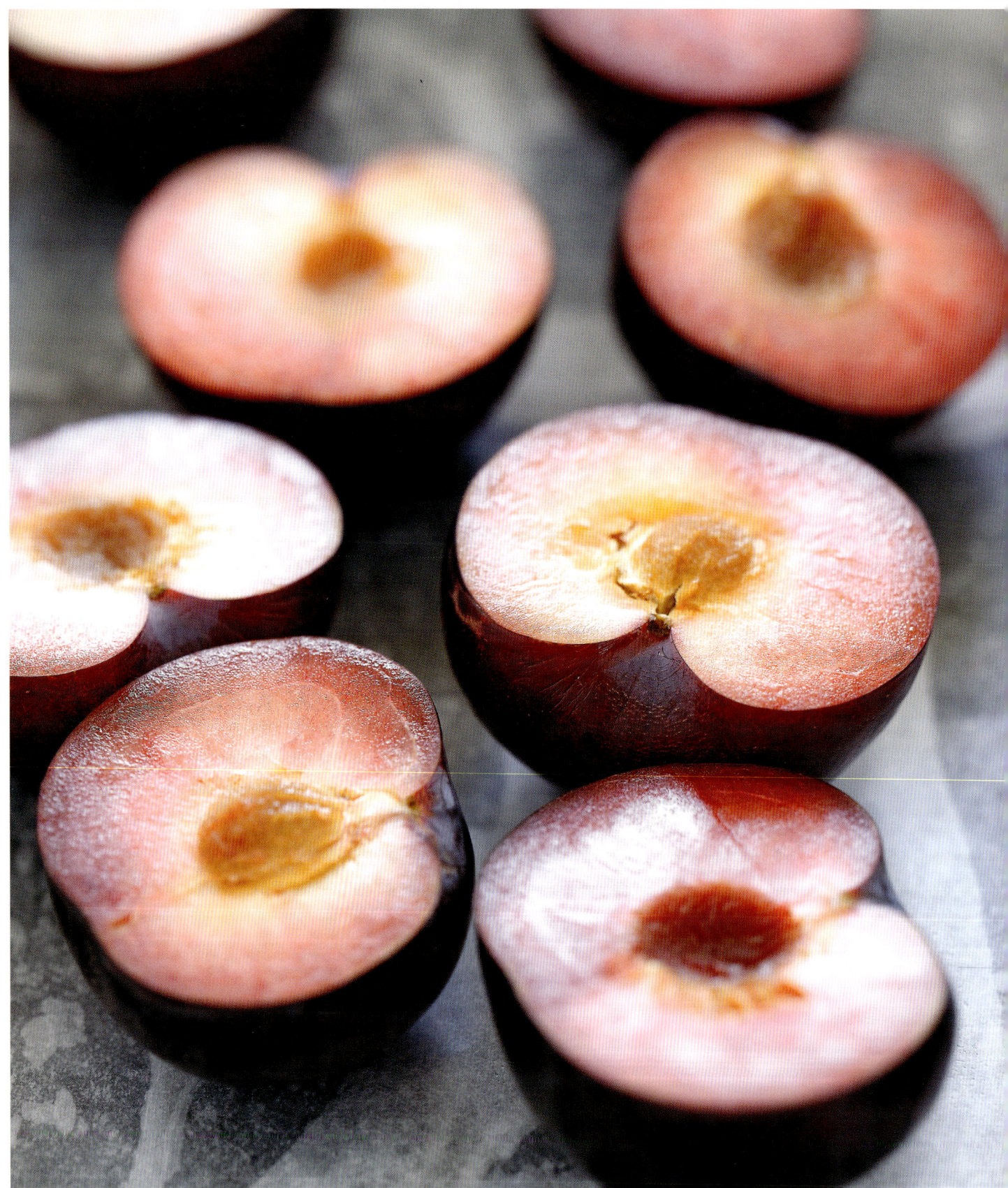

Kathleen Gandy

Essen
für zwei

Abwechslungsreiche und gesunde
Ernährung in der Schwangerschaft

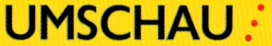

Für meine geliebten Kinder Ella und Gabriel, die mich zu diesem Buch inspirierten und jeden Tag zu einem wunderbaren Abenteuer machen.

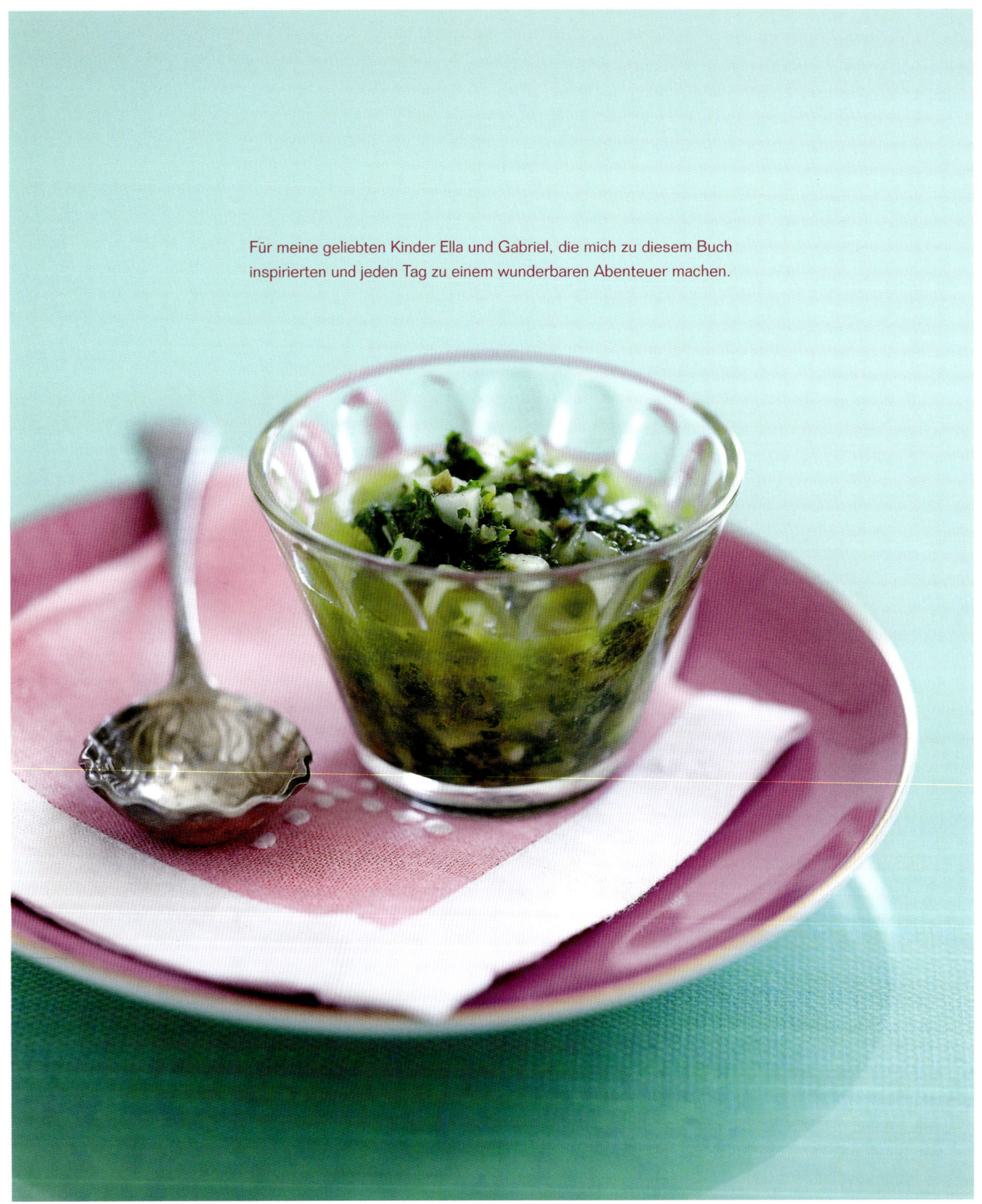

Inhalt

✖ Die Rezepte dieses Buches sind für Schwangere mit einem normalen Schwangerschaftsverlauf. Bei speziellen Vorerkrankungen, Allergien oder Intoleranzen und speziellen Ernährungsformen wenden Sie sich bitte an Ihren Arzt, die Hebamme oder eine professionelle Ernährungsberatung.

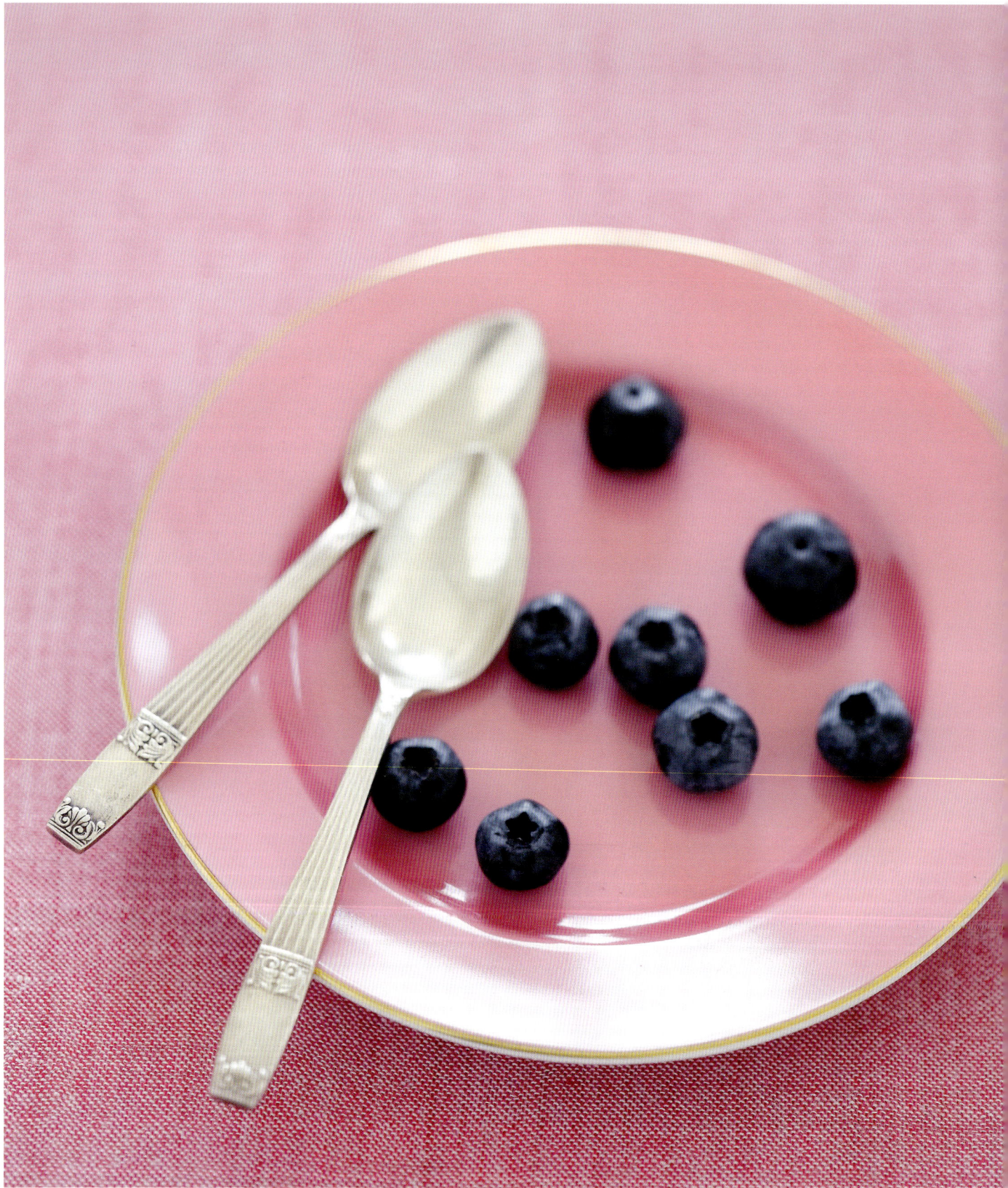

Einleitung

Die Idee zu diesem Buch kam mir, als ich mit meinem ersten Kind, Ella, schwanger war. Ich war Mitte Dreißig und arbeitete als Redakteurin für eine hochwertige Kochzeitschrift, als ich mich plötzlich einer überwältigenden Masse oft widersprüchlicher Empfehlungen gegenübersah. Dies oder jenes sollte ich unbedingt oder keinesfalls essen – für meine eigene Gesundheit und die meines Babys. Ich habe nie Spaß daran gefunden, eine Mahlzeit oder gar die gesamte Ernährung anhand mathematischer Formeln zu berechnen, und so empfand ich die entsprechenden Ratschläge zur Ernährung während der Schwangerschaft als tabellarische Zumutung. Es schien alles so kompliziert und unappetitlich, dass es mir den üblichen Spaß am Kochen und Essen glatt verleiden konnte. Es musste einen besseren Weg geben.

Als begeisterte Leserin begegnete ich auch dieser Herausforderung mit guter Lektüre. Nach vielen Ratgebern entschied ich, die Ernährung während der Schwangerschaft nach meinen üblichen Regeln zu gestalten, nämlich frische, saisonale Lebensmittel einfach und schnell zuzubereiten, sodass sie Gaumen und Auge gleichermaßen erfreuen (besonders wichtig zu Zeiten morgendlicher Übelkeit). Ich glaube, dass ein derartiger Umgang mit Lebensmitteln sowieso gesund und vitalisierend ist und dass eine normale, unproblematische Schwangerschaft kein Grund ist, davon abzuweichen.

Ich erstellte eine Liste von Dingen, die ich nicht essen sollte (siehe Seite 15) und eine andere mit besonders empfehlenswerten Zutaten (ab Seite 12). Daraus wurde eine Einkaufsliste, auf der viele Leckereien standen, die ich weiterhin würde genießen können.

Dieses Buch ist fast ein Ernährungstagebuch meiner beiden Schwangerschaften. Vielleicht aufgrund meines Berufes machte ich während der ersten Schwangerschaft viele Notizen und sammelte neue Rezepte, die ich während der zweiten ergänzte und verfeinerte. Es war interessant, wie mein Geschmack sich veränderte. So konnte ich während der Schwangerschaft mit Gabriel gar nicht genug rotes Fleisch bekommen – bei Ella war das noch ganz anders.

Die folgenden Rezepte enthalten Zutaten, die wertvoll sind für Sie und Ihr Kind. Sie werden schnell den Einfluss meiner kantonesischen Mutter erkennen. Viele Rezepte enthalten Zitrusfrüchte, weil ich ständig danach lechzte und Zitrusfrüchte die Eisenaufnahme des Körpers unterstützen. Welch ein Glück!

Alle Rezepte sind einfach und schnell zuzubereiten, was auch nach der Geburt noch sehr nützlich ist.

Ich hoffe, dass sie Eingang in Ihre Küche finden, Ihre Familie gesund ernähren und vielleicht sogar zu Lieblingsgerichten Ihrer Kinder werden, wie es bei meinen der Fall ist.

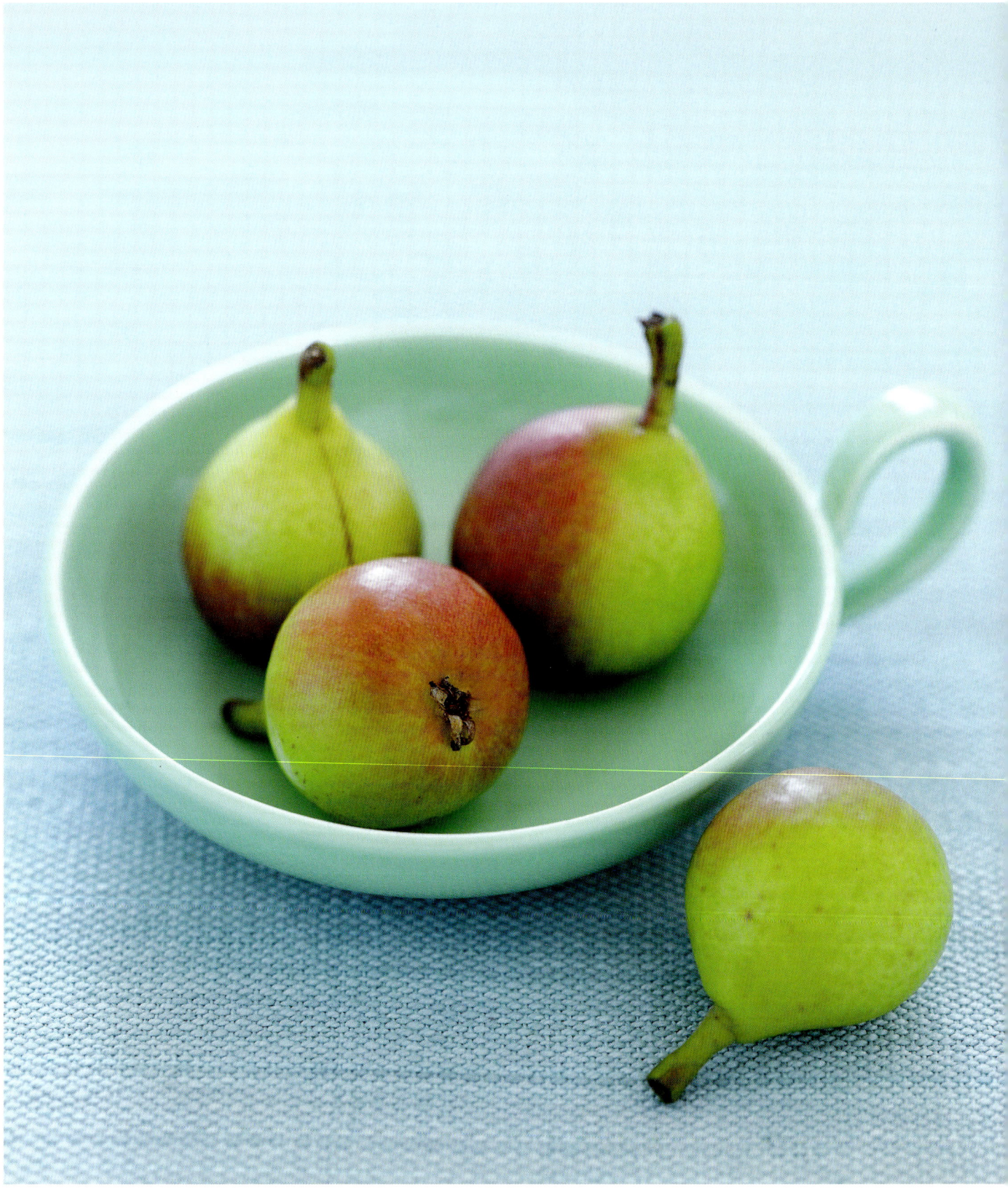

Zehn schnelle Hilfen gegen (morgendliche) Übelkeit

Erst als ich selbst die auch schon mal den ganzen Tag andauernde Übelkeit erlebte, wurde mir klar, wie unzutreffend die Bezeichnung "morgendliche" Übelkeit ist – genau wie der Ausdruck "schlafen wie ein Baby"! Übelkeit ist wirklich das Letzte, was Sie brauchen können, wenn Sie gesund für sich und Ihr Baby essen möchten.

Ich fand heraus, dass ich während der Übelkeitsattacken auf Gerichte mit starkem Aroma und Geschmack besser verzichtete und stattdessen unaufdringliche Lebensmittel mit möglichst wenig Aufwand zubereiten sollte. Zusätzlich folgte ich der alten Weisheit, lieber öfter kleine Mengen zu essen, denn erstaunlicherweise ist Übelkeit auf leeren Magen am schlimmsten zu ertragen. Mahlzeiten, die aus vorbereiteten Produkten schnell zubereitet waren, gewannen eine neue Bedeutung, die sie bis heute behalten haben. Sie sind von deutlich besserer Qualität als Fast-Food-Alternativen und trotzdem praktisch, wenn die Zeit zum Kochen fehlt. Dazu nehme ich eine Packung Nudeln (siehe Seite 68) oder eine Dose Bohnen (siehe Seite 146) von guter Qualität, die ich mit frischem Gemüse, bestem Olivenöl und köstlichen Gewürzen verfeinere. Auf diese Weise konnte ich ausgewählte, gesunde Mahlzeiten essen, ohne mich den Herausforderungen von rohem Fleisch oder Fisch stellen zu müssen.

Die zehn schnellen Hilfen auf den nächsten Seiten umfassen grundlegende Ratschläge und einige meiner Lieblingsrezepte, die einen minimalen Zubereitungsaufwand benötigen. Sie halfen mir, das erste Drittel der Schwangerschaft – und auch den Rest – gut zu überstehen.

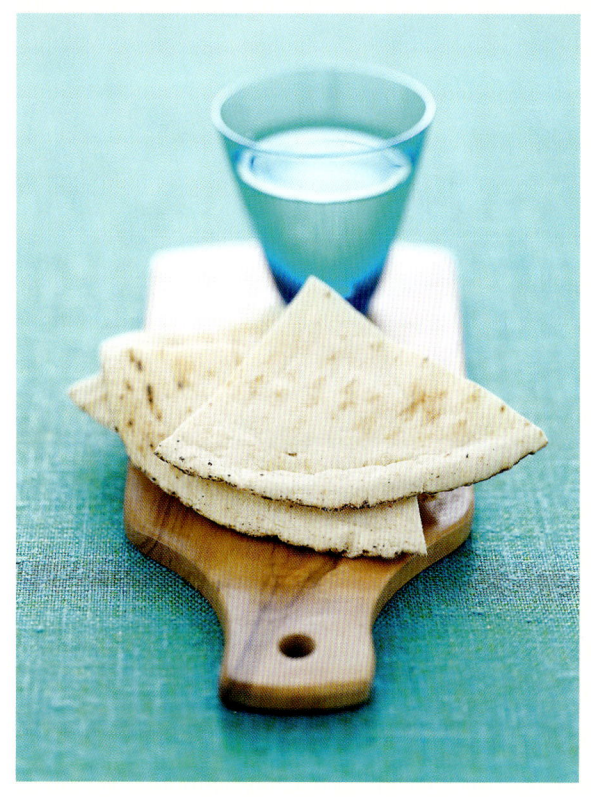

1. Der helfende Cracker

Vor dem Schlafengehen und vor dem Aufstehen aß ich einfache, salzige Cracker, die direkt neben meinem Bett deponiert waren. Einige Freundinnen aßen trockenes Müsli, andere Reiscracker – suchen Sie sich etwas aus. Es sind die Kohlenhydrate, die Ihren Blutzuckerspiegel nur langsam absinken lassen und das hilft gegen Übelkeit. Auch langsames Aufstehen ist wirklich hilfreich und häufige Nickerchen, denn Müdigkeit macht Übelkeit nur noch schlimmer.

2. Öfter kleine Mengen essen

So bleibt der Blutzuckerspiegel konstant, auch das hilft gegen Übelkeit. Nie aß ich mehr Frühstücke oder Snacks als Hauptgericht, denn sie sind schnell zubereitet (z. B. die Israelische Frühstücksplatte auf Seite 29 oder das Griechische Salatsandwich auf Seite 36) und kommen ohne die Zubereitung von rohem Fisch oder Fleisch aus.

3. Viel trinken

Viel Flüssigkeit bewahrt vor übelkeitsbedingter Dehydration und Verstopfung. Mein Favorit war Gersten-Zitronen-Wasser, hergestellt aus 750 Milliliter Wasser, ¼ Tasse abgespülter Perlgraupen und fein geriebene Schale einer großen Zitrone. Alles aufkochen und 10 Minuten köcheln. Durch ein Sieb gießen, den Saft der Zitrone und 2–3 Esslöffel Zucker zugeben und unter Rühren auflösen. Davon nippte ich den Tag über und hielt so die Übelkeit in Schach. Manchmal kochte ich einige Scheiben Ingwer mit auf.

4. Gedünstetes Gemüse

Eins der besten Mittel gegen Übelkeit war gedünstetes Gemüse wie Brokkoliröschen, Zuckerschoten, grüne Bohnen, Erbsen oder Süßkartoffeln. Nehmen Sie, was Ihnen schmeckt und geben Sie zum Beispiel die Tamari-Mandel-Mischung von Seite 107, das Tahindressing von Seite 133 oder die Salsa Verde von Seite 108 dazu.

5. Hühnersuppe mit Reis und Zitrone

Zitronensaft wird mit dem Wohlfühlfaktor Reis in dieser fantastischen Hühnersuppe kombiniert. Einige Esslöffel Rundkornreis in selbst gemachter Hühnerbrühe (siehe Seite 56) weich kochen. In einer kleinen Schüssel 1 Ei mit 70 Millilitern Zitronensaft verquirlen und unter Rühren in die Suppe geben. Mit Meersalz und frisch gemahlenem schwarzen Pfeffer abschmecken. Eine wärmende Wohltat.

6. Japanischer Reis mit Hühnchen und Ei

Zwiebelringe anbraten, fertige Brühe mit Shoyu (milder Sojasauce) zugeben und aufkochen. Mundgerechte Stücke Hühnchenfleisch zugeben und gar köcheln. Ein leicht verquirltes Ei zugeben und garen, dann mit Frühlingszwiebelringen garnieren. Die Mischung mit gekochtem Reis servieren. Mit dem Hühnchen können Sie einige frische, mundgerecht geteilte Shiitakepilze garen.

7. Ingwer, Ingwer, Ingwer

Vielleicht liegt es an meiner chinesischen Mutter, aber kein Gericht half mir besser wieder auf die Beine als ihr Ingwer-Hühnchen-Congee: Ingwer und die weißen Teile von Frühlingszwiebeln fein hacken, in Sonnenblumenöl anbraten. Einige Esslöffel Langkornreis und 1 Liter selbst gemachte Hühnerbrühe (siehe Seite 56) zugeben und aufkochen. Die Hitze reduzieren und den Reis in der Brühe weich garen. In etwas Brühe separat mit einigen schwarzen Pfefferkörnern und einigen dicken Scheiben Ingwer 1 Hähnchenbrustfilet garen. Das gegarte Fleisch in mundgerechte Stücke teilen, mit der Reissuppe und etwas Sojasauce in eine Schüssel geben. Mit den gehackten grünen Teilen der Frühlingszwiebeln garnieren und mit frisch gemahlenem weißen Pfeffer servieren.

Ingwer hilft gut gegen Übelkeit, sowohl roh gekaut, als auch gekocht. Außerdem sorgt er für eine gute Bekömmlichkeit und Verdauung von Gerichten, was der Übelkeit auch auf indirekter Weise entgegenwirkt. Da dem Ingwer zudem wehenfördernde Eigenschaften zugeschrieben werden, sollte er im letzten Drittel der Schwangerschaft gemieden werden. Wenn Sie unsicher sind, sprechen Sie dazu auch mit Ihrem Arzt oder Ihrer Hebamme.

8. Reissuppe mit Spinat und Tomaten

Gehackte Zwiebeln und Knoblauch in Olivenöl anbraten, je 250 Milliliter Tomatenpassata und Hühnerbrühe (siehe Seite 56) zugeben. Aufkochen, 1–2 Esslöffel Arborio-Reis und 2 Esslöffel Tomatenmark hineingeben. Die Hitze reduzieren, den Reis weich kochen. Gehackte Spinatblätter zugeben und zusammenfallen lassen. Mit Meersalz und frisch gemahlenem schwarzen Pfeffer abschmecken und mit geriebenem Parmesan servieren. Ein pochiertes Ei passt als Krönung obendrauf.

9. Japanische Ramen-Nudelsuppe mit Buttermais

Sehr schnell, sehr lecker. Hühnerbrühe (siehe Seite 56) oder Misosuppe erhitzen (siehe Seite 42). Inzwischen 1 Teelöffel Butter zerlassen, etwas gehackten Knoblauch und Ingwer zugeben und dünsten. Maiskörner aus der Dose und geröstete Sesamsamen zugeben und mit Meersalz abschmecken. Japanische Ramen-Nudeln al dente kochen, abgießen und in eine große Schüssel geben. Die heiße Brühe und den Mais über die Nudeln geben und mit fein gehackten Frühlingszwiebeln garnieren.

10. Geschmorter Tofu mit Gemüse

Wenn ich Proteine brauchte, aber kein Fleisch essen mochte, war dieses Gericht meine Rettung. Festen, abgetropften Tofu in Rechtecke schneiden, mit gewürztem Vollkornmehl panieren und im Wok anbraten. Den Tofu herausnehmen und verschiedene Gemüse wie Brokkoliröschen, Zuckerschoten, Chinakohl, Karotten oder Mais in kleinen Mengen im Wok dünsten. Alle Gemüse und den Tofu in den Wok geben und eine Sauce aus einigen Esslöffeln Austernpilzsauce, Sojasauce und Hühnerbrühe (siehe Seite 56) zugeben. Alles zusammen erhitzen und mit Jasmin- oder Naturreis servieren.

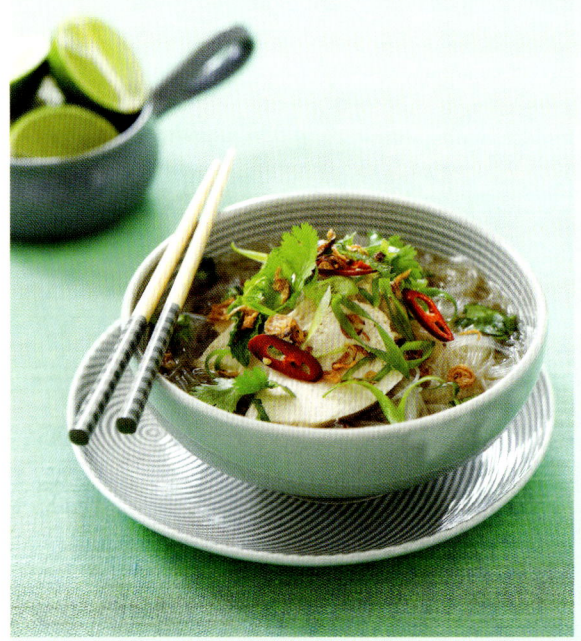

Meine Schwangerschafts-Einkaufsliste

Ich fand die Informationen über diverse Lebensmittelgruppen und die geforderte tägliche Anzahl der Mahlzeiten aus jeder Gruppe unüberschaubar, besonders in Verbindung mit der jeweils entsprechenden Gewichtszunahme. Die Ratschläge waren einfach zu umfangreich und ich scherzte mit meiner ebenfalls schwangeren Kollegin Christine, dass wir unseren Beruf aufgeben müssten, um uns ganz dem Vollzeitjob der korrekten Nahrungsaufnahme zu widmen. Außerdem missfiel mir die Idee, das Kochen und Essen (sicher eine der größten Freuden im Leben) zu einer Matheaufgabe zu machen. Stattdessen erstellte ich eine Liste von "Superfutter" für Schwangere, also Lebensmitteln, die reich an Folsäure (Folat) und anderen Vitaminen, aber auch Proteinen, Eisen, Kalzium und Jod sind. Diese Lebensmittel wurden die Basis meines wöchentlichen Einkaufs während der ersten Schwangerschaft. Während der zweiten ergänzte ich sie um saisonale Aspekte. Die Liste ist nicht vollständig, aber ich wollte kein Drama um das Essen machen und aß einfach wichtige Zutaten jeden Tag. Ich war sicher, solange ich mich ausgewogen mit Proteinen, Kohlenhydraten, gesunden Fetten und "5 am Tag" (insgesamt fünf Portionen Obst und Gemüse am Tag) ernährte, hätte ich die wichtigsten Bausteine abgedeckt.

Die Einkaufsliste

Mandeln (vor allem roh) und Mandelmilch Reich an Proteinen, Zink, Vitamin E, Magnesium sowie Kalzium. Zink ist Bestandteil zahlreicher Enzyme; ein Mangel hat zahlreiche Auswirkungen auf die Entwicklung des Ungeborenen. Rohe Mandeln gibt es in Reform- und Bioläden.

Bananen Wichtige Quelle für Jod, Folsäure (Folat), B-Vitamine, Vitamin C und Kalium. Da sie reich an Kohlenhydraten sind, sind Bananen ein unkomplizierter Energielieferant.

Hülsenfrüchte (besonders Kichererbsen, Linsen, Cannellinibohnen, Wachsbohnen und Kidneybohnen) Liefern Folsäure (Folat), Eisen, Kalzium, Zink, Kalium und Ballaststoffe; sie sind außerdem eine hervorragende Quelle für pflanzliche Proteine. Hülsenfrüchte helfen gegen Verstopfung, liefern essenzielle Nährstoffe für das Zellwachstum des Babys und stabilisieren den Blutzuckerspiegel. Eisen ist wichtig, weil Ihr Baby Ihnen Eisen entzieht, um die ersten sechs Monate nach der Geburt zu überbrücken (siehe auch unter Blaubeeren und mageres Fleisch).

Blaubeeren und andere Beeren Reich an Vitamin C, Folsäure (Folat) und Ballaststoffen, sind Beeren ein Kraftwerk für die Schwangerschaft. Vitamin C unterstützt die Eisenaufnahme, was besonders wichtig ist, wenn Sie auf Eisen aus pflanzlichen Lebensmitteln angewiesen sind. Dieses Eisen ist nämlich schlechter verfügbar, als solches aus tierischen Produkten.

Brokkoli, Blumenkohl und andere Kohlgewächse (einschließlich einiger asiatischer Gemüse)
Eine gute Quelle für Folsäure (Folat), Kalzium, Ballaststoffen, Magnesium und Kalium.

Getrocknete Aprikosen Sie enthalten neben Eisen auch reichlich Kalzium und Magnesium, sind unkomplizierte Energielieferanten und gut gegen Verstopfung.

Eier Diese nährstoffreichen Kraftpakete liefern Protein und Aminosäuren, die Sie selbst und Ihr Kind jetzt benötigen. Eine ganze Reihe an Vitaminen, darunter B_{12}, unterstützen den Aufbau der Nervenzellen und viele Stoffwechselfunktionen.

Mageres Fleisch Die beste Eisenquelle überhaupt hilft die Risiken von Eisenmangel und Müdigkeit zu senken, speziell im letzten Drittel der Schwangerschaft. Da Ihre Blutmenge während der Schwangerschaft steigt, ist eine ausreichende Zufuhr von Eisen nötig. Es ist Bestandteil des Hämoglobins, das den Sauerstoff im Körper verteilt. Ihr Baby muss Eisen anreichern, um die ersten Monate nach der Geburt ausreichend versorgt zu sein. Aminosäuren, aus denen Proteine bestehen, sind Grundbausteine für die Körperzellen. Sie dienen zum Beispiel dem Aufbau von Muskulatur und Bindegewebe. Aber auch im Gehirn und in den Nervenbahnen sowie beim Sauerstofftransport übernehmen sie wichtige Funktionen.

Hafer und anderes Getreide Liefert Ballaststoffe zur Vorbeugung von Verstopfung, gibt die Energie langsam ab und hält den Blutzuckerspiegel konstant. Enthält außerdem B-Vitamine, Kalium, Magnesium und Eisen.

Orangen und andere Zitrusfrüchte Enthalten sehr viel Vitamin C, das das Immunsystem sowie die Knochen- und Zahnentwicklung stärkt und die Eisenaufnahme verbessert. Essen Sie Zitrusfrüchte oder trinken Sie ein Glas Orangensaft zu eisenhaltigen Speisen (siehe auch unter Blaubeeren).

Lachs und anderer fettreicher Fisch Enthält Omega-3-Fettsäuren. Sie verringern das Risiko von Frühgeburten, erhöhen das Geburtsgewicht. Sie sind wichtig für die Entwicklung von Gehirn, Zentralnervensystem und die Netzhaut des Babys. Studien haben auch postnatale Depression mit geringer Zufuhr von Omega-3-Fettsäuren in Zusammenhang gebracht. Fettreicher Fisch ist reich an Vitaminen der B-Gruppe.

Algen und Seegras Reich an Jod, das für die Entwicklung des Gehirns wichtig ist. Im ersten Drittel nimmt das Baby Ihre Schilddrüsenhormone auf, aber danach benötigt es Jod, um diese selbst herzustellen.

Sesamsamen Gute pflanzliche Quelle für Omega-3-Fettsäuren sowie Kalzium, Kalium, Zink und Eisen.

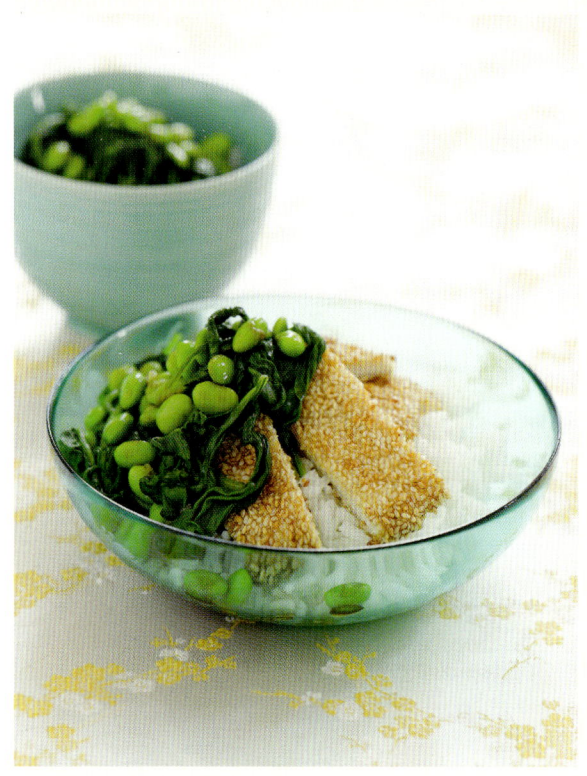

Tofu Gute pflanzliche Proteinquelle und reich an Omega-3-Fettsäuren, Eisen und Magnesium.

Spinat und andere Blattgemüse Reichlich Folsäure (Folat); hilft Neuralrohrdefekte zu verhindern und fördert die Entwicklung des zentralen Nervensystems. Außerdem reich an Kalzium, Kalium, Magnesium und eine gute pflanzliche Eisenquelle.

Süßkartoffel Hervorragende Quelle für Kalium, Folsäure (Folat), Ballaststoffe und Vitamin C. Enthält außerdem viel Betacarotin, die Vorstufe von Vitamin A, das die Entwicklung von Augen, Zähnen, Haut und Haar des Babys fördert. Vitamin A ist auch in der Schwangerschaft wichtig, zu viel kann allerdings schaden, daher sollten Sie keine Leber, kein zusätzliches Fischöl oder Vitamin-A-Ergänzungsmittel zu sich nehmen.

Walnüsse Liefern Omega-3-Fettsäuren sowie Kalium, einige B-Vitamine und Folsäure (Folat).

Joghurt Reich an Proteinen und Kalzium. Ausreichende Einnahme von Kalzium kann helfen, das Risiko einer Präeklampsie zu mindern. Außerdem unterstützt es die Bildung von Knochen und Zähnen, besonders im letzten Drittel der Schwangerschaft.

Das sollten Sie meiden

Obgleich japanische Frauen auch während der Schwangerschaft Sushi essen und französische Frauen sicher nicht auf Brie, Camembert oder Blauschimmelkäse aus Rohmilchkäse verzichten, habe ich beschlossen, den offiziellen Empfehlungen bezüglich Speisen, die während der Schwangerschaft zu meiden sind, zu folgen. Da ich mich auf die große Menge der Lebensmittel konzentriert habe, die ich weiterhin essen darf, erschien mir die Verbotsliste völlig unproblematisch – zumal sie einige Speisen enthielt, die ich sowieso nie essen würde, wie beispielsweise Softeis. Es ist jedoch wichtig, die speziellen Risiken zu kennen und sich entsprechend zu verhalten.

Listerien sind Bakterien vieler Nutztiere, die vor allem durch rohes Fleisch, Rohmilch und Rohmilchprodukte oder rohe Eier übertragen werden. Eine Infektion kann aber auch, durch das Ausbringen von Mist auf Feldern, über Pflanzen erfolgen. Während der Schwangerschaft kann eine Listerieninfektion zu Fehl- oder Frühgeburten führen.

Toxoplasmose ist eine parasitäre Erkrankung, die durch Katzenkot, damit belastetes Gemüse und Obst, aber auch über Fleisch, vor allem von Rind und Schaf, übertragen werden kann. Über die Plazenta kann auch das Ungeborene infiziert werden, das kann zu Fehlgeburten und zu Entwicklungsstörungen führen. Wer einmal infiziert war, braucht sich um sich und das Baby keine Sorgen mehr zu machen, daher wird in der Schwangerschaft mehrmals auf Toxoplasmose-Antikörper getestet.

Um sich vor beiden Infektionen zu schützen, sollten neben guter Küchenhygiene außerdem einige Lebensmittel vermieden werden. Also: Hände waschen (auch zwischen verschiedenen Arbeitsschritten), getrennte Arbeitsflächen, sorgfältig gereinigte Küchengeräte, sorgfältiges Reinigen von Obst, Gemüse und vor allem Salat. Außerdem folgende Lebensmittel meiden:

- Wurstsorten wie rohe Streichwurst (Mettwurst, Teewurst) und rohe Pökelfleischerzeugnisse (Lachsschinken, Parmaschinken, Räucherspeck, Serranoschinken)
- Rohes oder nicht ganz durchgegartes Fleisch (Tatar, Carpaccio, Mett, nicht durchgeratenes Steak etc.)
- Rohmilch und Rohmilchprodukte wie Frisch- und Weichkäse sowie Blauschimmelkäse (Käse aus pasteurisierter Milch oder im Gericht gekocht und kochend heiß serviert sind unbedenklich. Rohmilcherzeugnisse sind als solche gekennzeichnet.)
- Weichkäse mit Rotschmiere wie Romadur, Limburger
- Sauermilchkäse (Harzer, Mainzer, Handkäse)
- Milchmischgetränke mit ungereinigten und nicht erhitzten Fruchtsäften
- Ungewaschenes Obst, Gemüse und Salat
- Fleisch- und Feinkostsalate ohne Konservierungsstoffe, auch fertig zubereitete, gekaufte Sandwiches
- Länger als 24 Stunden aufbewahrte, gekochte Speisen
- Roher Fisch und Meeresfrüchte wie Austern und Sushi
- Ungeräucherte, kalt geräucherte oder gesäuerte Fischprodukte (Graved Lachs, Räucherlachs, Anchovis, Rollmops)
- Vorgefertigte Schnitt- und Rohkostsalate
- Unerhitzte Sprossen und Keimlinge, rohes Getreide
- Ungewaschenes Obst und Gemüse
- Rohe oder nicht durchgegarte Eier und Produkte daraus (Mayonnaise, Tiramisu)
- Softeis

Vitamin A ist für das Ungeborene essenziell, zu viel Vitamin A kann es aber schädigen. Vermeiden Sie daher:

- Leber und Leberprodukte
- Lebertran und Vitamin-A-Ergänzungsmittel

Hohe Quecksilberbelastungen können Entwicklungsschäden beim Ungeborenen verursachen. Daher sollten folgende Fische nicht regelmäßig und in größeren Mengen verzehrt werden (ältere Tiere haben übrigens höhere Quecksilberwerte als junge):

- Schwertfische, Hai, Rotbarsch, Seeteufel, Thunfisch

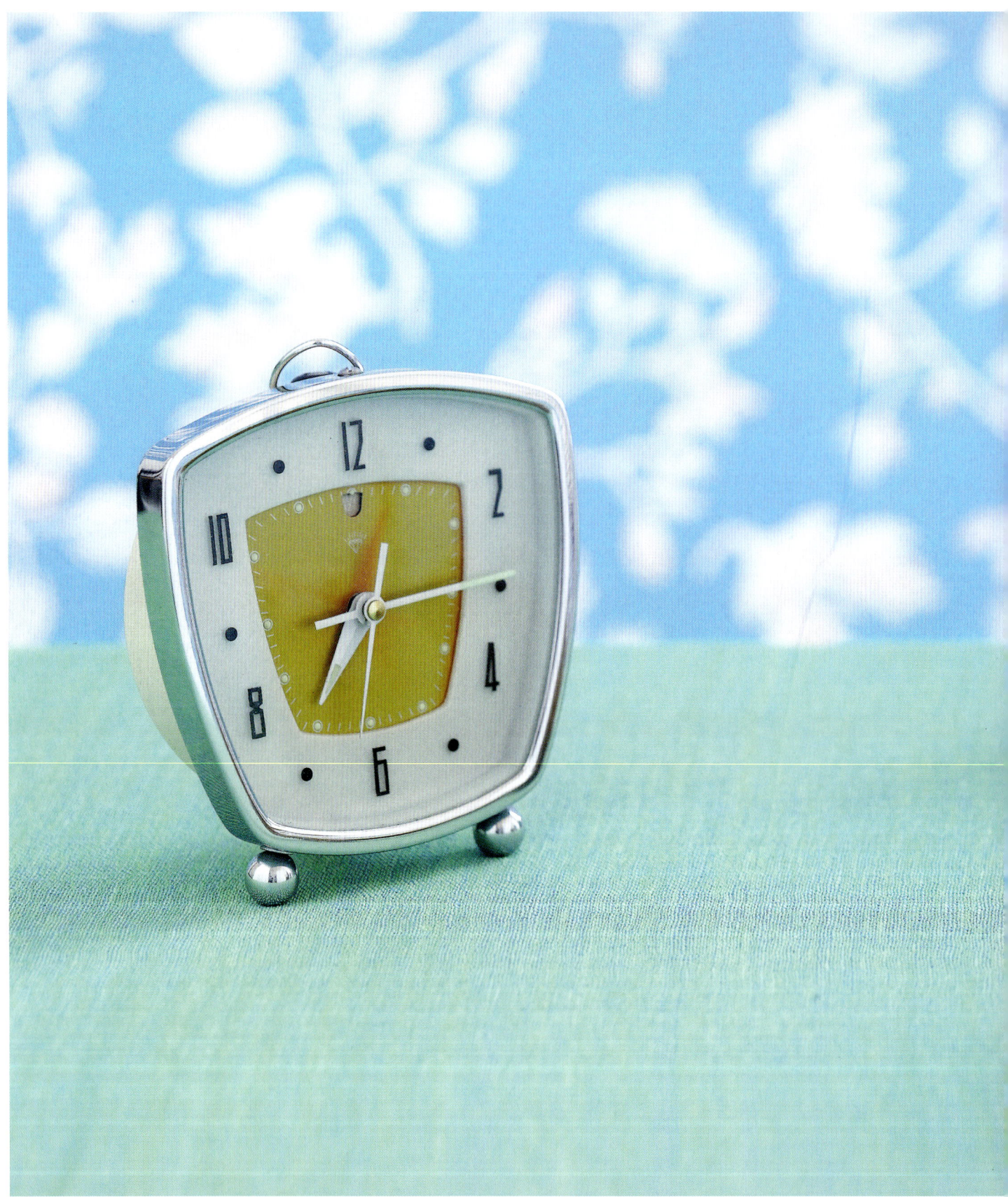

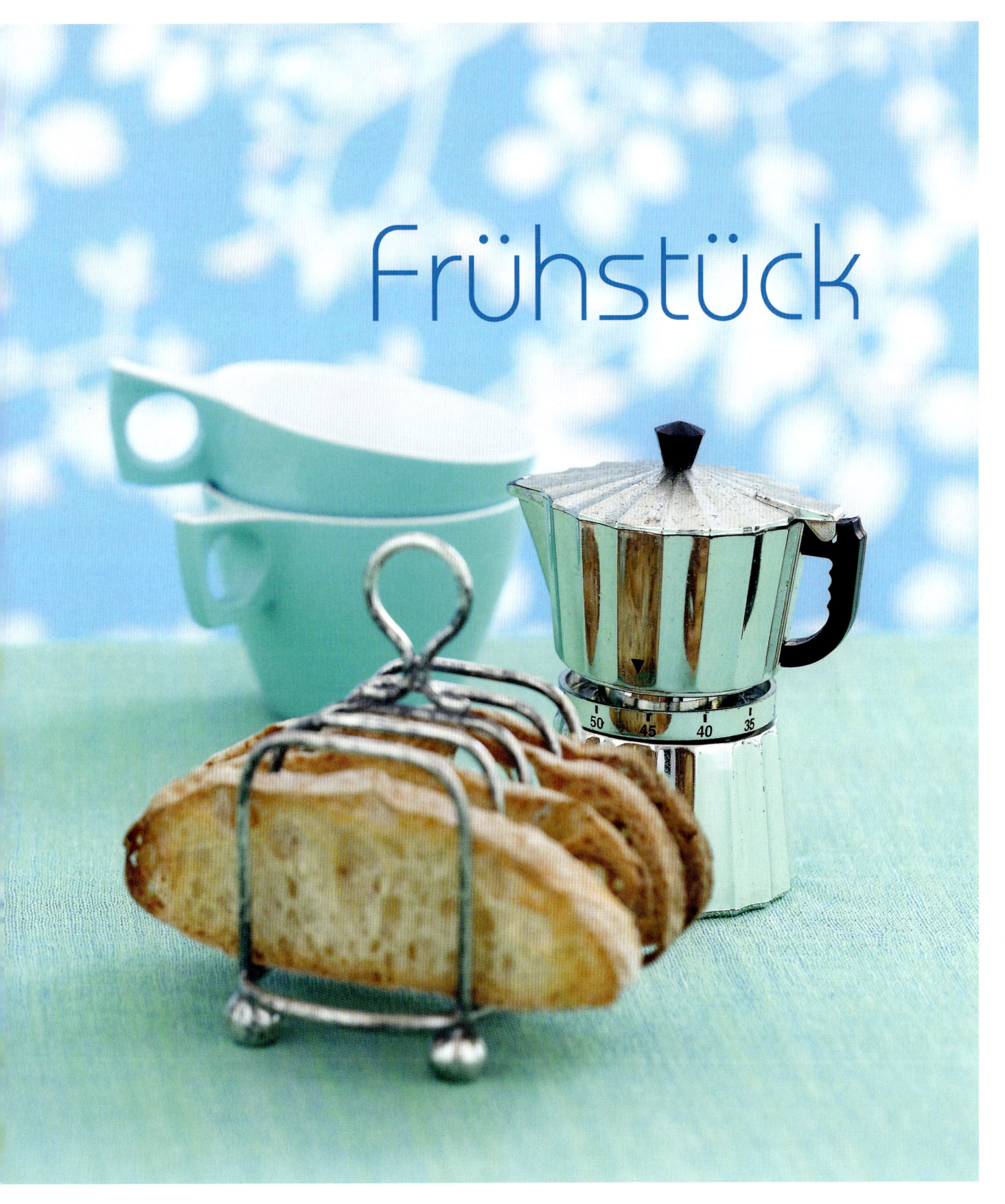

Frühstück

Haferbrei mit Vanille und glasierten Zimtäpfeln

Ergibt 2 Portionen

Haferbrei

1 Vanilleschote
250 ml Milch
70 g Haferflocken
1 Prise Salz
Ahornsirup zum Servieren

Zimtäpfel

20 g geklärte Butter
2 kleine Äpfel (Pink Lady oder
  Golden Delicious)
1½ TL weicher brauner Zucker
¼ TL gemahlener Zimt

Dieser cremige Haferbrei war das perfekte Frühstück für kalte Tage während der schier endlosen Zeit der morgendlichen Übelkeit. Die Verbindung von Hafer, Äpfeln und Vanille tut einfach gut. Darüber hinaus enthalten Haferflocken reichlich Nährstoffe (Proteine, B-Vitamine, Niacin und Eisen, außerdem Ballaststoffe). Eine schöne Variation (und das Lieblingsfrühstück meiner Kinder im Winter) ist der Ersatz der Zimtäpfel durch gehackte Banane, geriebene Muskatnuss und Vanilleextrakt.

Vanilleschote halbieren, zur Milch geben, diese bei geringer Hitze langsam aufkochen. Die Vanilleschote herausnehmen und das Mark in die Milch kratzen. Die Milch warmhalten.

Die Haferflocken und 300 Milliliter kochendes Wasser in einen Topf mit dickem Boden geben, umrühren und 10 Minuten quellen lassen. Die warme Vanillemilch und das Salz zu den Haferflocken geben und bei mittlerer Hitze aufkochen.

Die Hitze reduzieren und 6–8 Minuten unter Rühren köcheln lassen. Vom Herd nehmen und zugedeckt 3 Minuten beiseitestellen.

In der Zwischenzeit die Butter in einer Pfanne bei mittlerer Hitze zerlassen. Die Äpfel entkernen und in Spalten schneiden, in die Pfanne geben, mit Zucker und Zimt bestreuen und 2–3 Minuten leicht karamellisieren lassen. Die Apfelspalten vorsichtig wenden und noch 1 Minute zart dünsten.

Den Haferbrei in zwei Schüsseln geben und die glasierten Zimtäpfel darauf verteilen. Mit Ahornsirup servieren.

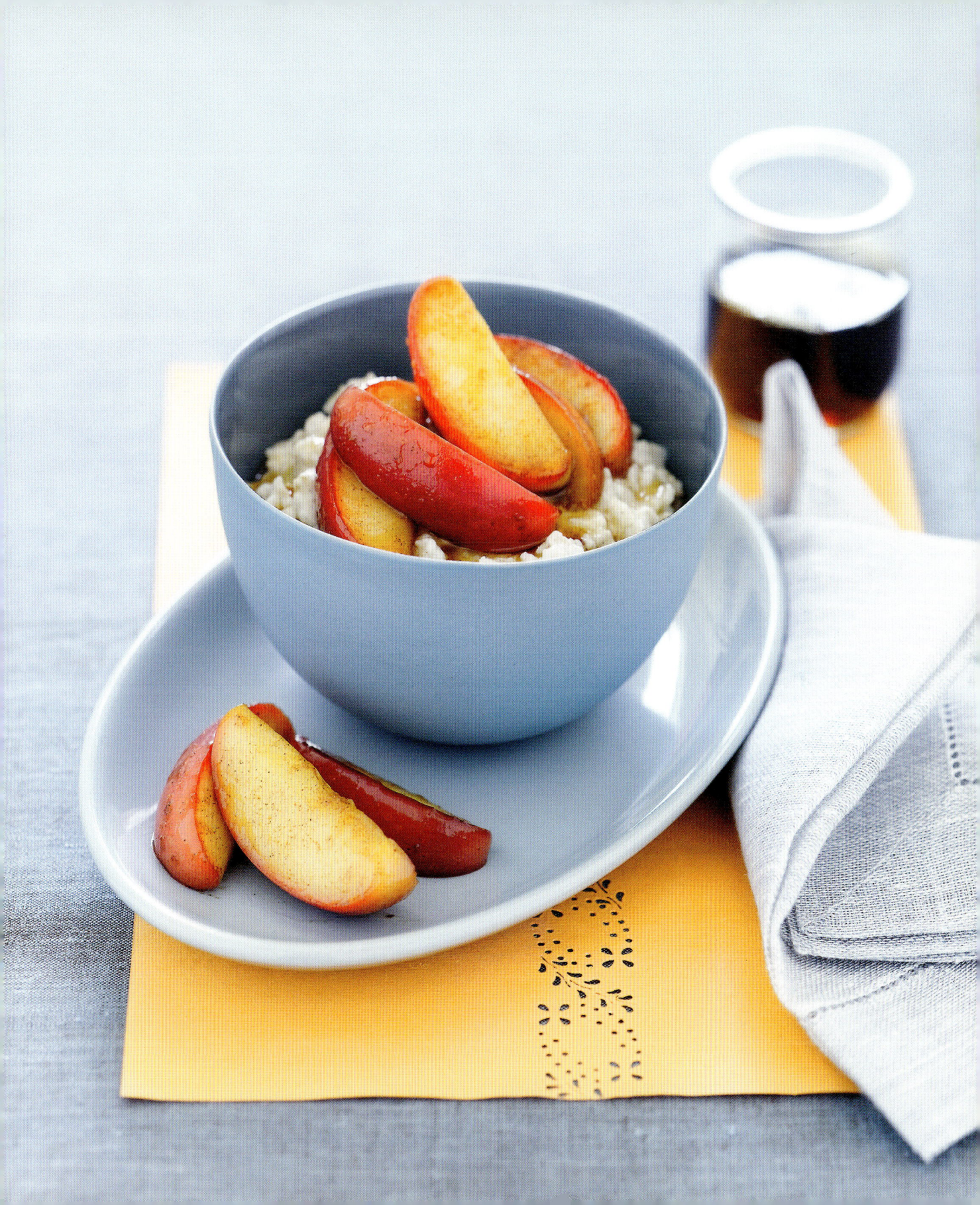

Grundrezept Wohlfühlmüsli

Ergibt ca. 900 Gramm

60 g getrocknete Aprikosen
30 g getrocknete Apfelringe
2 Trockenpflaumen
4 frische, entsteinte Datteln
40 g rohe Mandeln
500 g Haferflocken
200 g Sultaninen
40 g Leinsamen
2 EL Sonnenblumenkerne

Eine große Schüssel Müsli mit Trockenfrüchten ist mein ideales Frühstück. Während meiner Schwangerschaft fügte ich Trockenpflaumen (wegen der Ballaststoffe), rohe Mandeln (extra Kalzium), Leinsamen (pflanzliche Omega-3-Fettsäuren) und Sonnenblumenkerne (Vitamin E) hinzu, um den Tag mit einem reichen Angebot dieser wichtigen Nährstoffe zu beginnen – umso wichtiger, wenn ein hektischer Arbeitstag später die guten Vorsätze dahinrafft. Machen Sie eine große Menge des Müslis, damit es immer griffbereit ist. Nicht nur zum Frühstück, sondern als Basis für Birchermüesli, Plätzchen, Muffins und Desserts.

Die Trockenfrüchte, Datteln und Mandeln grob hacken, mit den restlichen Zutaten mischen und in einen luftdichten Behälter füllen, in dem sie sich 1 Monat halten (wenn dann noch etwas davon da ist).

Birchermüesli **Ergibt 2 große Portionen** 100 Gramm Wohlfühlmüsli mit
75 Millilitern Aprikosennektar, dem Fruchtfleisch von 1 Papaya und 2 Esslöffeln festem Joghurt (10% Fett) mischen. Mit Frischhaltefolie abdecken und über Nacht kalt stellen (hält sich maximal 24 Stunden). Kurz vor dem Servieren frisches Obst zugeben: im Winter geriebene Äpfel oder Birnen, im Sommer Blaubeeren und halbierte Erdbeeren oder gehackte Pfirsiche oder Nektarinen. Mit gemahlenem Zimt bestreuen und sofort servieren.

Müsli-Macadamia-Plätzchen **Ergibt ca. 15 Stück** Den Ofen
auf 180 °C vorheizen und zwei Backbleche mit Backpapier auslegen. 100 Gramm Vollkornmehl mit 1 Teelöffel Backpulver, 1 Teelöffel Natron und ½ Teelöffel Salz mischen. 60 Gramm Butter in Stücken, 90 Gramm weichen braunen Zucker, 1 großes Ei, 1 Teelöffel Vanilleextrakt, 450 Gramm Wohlfühlmüsli und 40 Gramm gehackte Macadamianüsse zugeben und zu einem festen Teig verkneten. 10 Minuten zugedeckt kalt stellen. Mit einem Esslöffel Teighäufchen in 4 Zentimeter Abstand auf die Backbleche setzen. Jedes Blech 10 Minuten für weiche oder 15 Minuten für knusprige Plätzchen backen. Auf einem Gitter auskühlen lassen und in einem luftdichten Behälter bis zu 3 Tage aufbewahren.

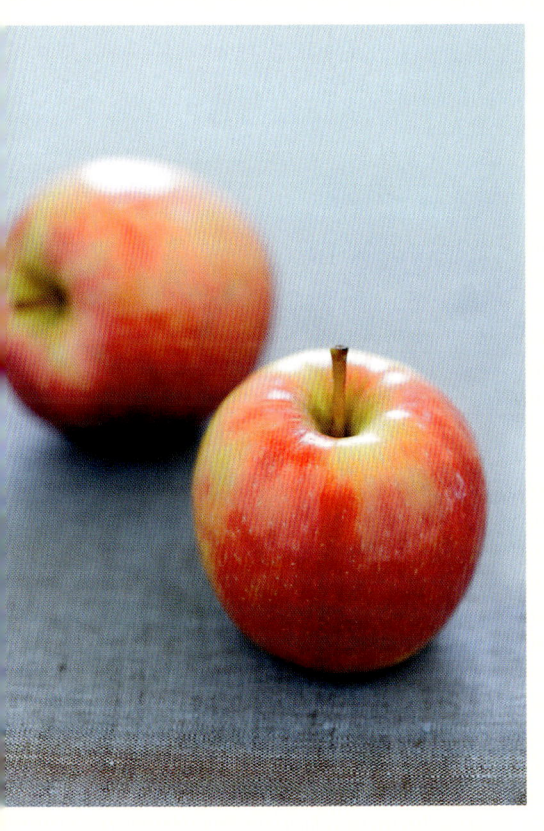

Müsli-Vanille-Plätzchen **Ergibt ca. 15 Stück** 100 Gramm Vollkornmehl mit 1 Teelöffel Backpulver, ½ Teelöffel Natron und ½ Teelöffel Salz mischen. Mit einem Handrührer 40 Gramm Butter und 90 Gramm weichen braunen Zucker verrühren, 1 großes Ei, 1 Teelöffel Vanilleextrakt und 100 Gramm Apfelmus zugeben und untermischen. Die Mehlmischung und 500 Gramm Wohlfühlmüsli dazugeben und gut verrühren. Zugedeckt 1 Stunde kalt stellen. Den Ofen auf 180 °C vorheizen und zwei Backbleche mit Backpapier auslegen. Mit einem Esslöffel Teighäufchen in 4 Zentimeter Abstand auf die Backbleche setzen und mit einer Gabel etwas flach drücken. 10–12 Minuten backen. Die Plätzchen sollen außen trocken, aber innen weich und saftig sein. Für krosse Plätzchen einige Minuten länger backen, bis sie goldbraun sind. Auf einem Gitter auskühlen lassen und in einem luftdichten Behälter bis zu 3 Tage aufbewahren.

Müslimuffins **Ergibt ca. 12 Stück** 300 Gramm Wohlfühlmüsli mit 250 Millilitern Buttermilch mischen und 30 Minuten ruhen lassen. Den Ofen auf 190 °C vorheizen und 12 Muffinförmchen fetten. 1 verquirltes Ei, 60 Gramm weichen braunen Zucker und 125 Gramm zerlassene, abgekühlte Butter zur Müslimischung geben und verrühren. In einer anderen Schüssel 150 Gramm Vollkornmehl, ¼ Teelöffel Salz, 1 Teelöffel Backpulver, ½ Teelöffel Natron, 1 Teelöffel gemahlenen Zimt und ¼ Teelöffel gemahlenen Kardamom miteinander vermischen. Zur Müslimischung geben und kurz unterrühren – zu viel Rühren macht die Muffins hart. 80 Gramm getrocknete Cranberrys unterheben. Den Teig in die Muffinförmchen geben und 18–20 Minuten backen. Ein hineingestecktes Holzstäbchen sollte sauber wieder herauskommen. Warm oder bei Zimmertemperatur genießen. Übrig gebliebene Muffins halten sich luftdicht verschlossen 1 Tag oder tiefgekühlt 1 Monat.

Müsliauflauf **Ergibt 2 Portionen** Den Ofen auf 190 °C vorheizen. 2 Esslöffel weichen braunen Zucker mit 3 Esslöffeln Mehl und ½ Teelöffel Backpulver mischen. 40 Gramm Butter in Stückchen unterkneten, dann 150 Gramm Wohlfühlmüsli untermischen. In einer Auflaufform über Apfelspalten oder gedünstete Birnen oder Steinobst verteilen und in 30–35 Minuten goldbraun backen.

Couscous mit Trockenfrüchten und Nüssen

Mandeln sind jederzeit ein großartiger Snack, nicht nur in der Schwangerschaft. Sie sind reich an Kalzium, Ballaststoffen, Proteinen und einfach ungesättigten Fettsäuren und liefern auch Kalium, Magnesium, Phosphor und Vitamin E. Ein Kraftpaket für Mutter und Kind. Hier verwende ich ganze Mandeln und Mandelmilch, die Zubereitung ist einfach und schnell.

Ergibt 2 Portionen

½ Tasse Mandelmilch (oder Wasser mit
    einigen Tropfen Mandelextrakt)
1 Zimtstange
40 g Butter
½ Tasse Couscous
50 g Korinthen
2 EL enthäutete Mandeln
10 getrocknete Aprikosen
3 frische Datteln
1 EL grob gehackte Pistazien

Die Mandelmilch mit der Zimtstange und der Hälfte der Butter bei geringer Hitze erhitzen.
Den Couscous in einer feuerfesten Schüssel mit der heißen Mandelmilch übergießen. Zugedeckt 10 Minuten stehen lassen. Die Korinthen in kochendem Wasser 10 Minuten einweichen, dann abgießen und beiseitestellen. Die restliche Butter bei mittlerer Hitze zerlassen und die Mandeln darin 2–3 Minuten goldbraun rösten.
Die Aprikosen in Streifen schneiden, die Datteln entsteinen und ebenfalls in Streifen schneiden. Den Couscous mit einer Gabel auflockern, die Früchte zugeben und untermischen. Den Couscous auf zwei Schüsseln verteilen, mit den Mandeln und Pistazien bestreuen und sofort servieren.

› Nektarinen-Bruschetta

Dieses Frühstücksgericht beschert Ihnen im Sommer eine Extraportion Obst. Steinobst ist reich an sekundären Pflanzenstoffen, Vitamin A, Eisen und Kalium. Die Nektarinen kombiniere ich hier mit eisen-, zink- und kalziumreichen Walnüssen sowie Doppelrahmfrischkäse, der mit seinen Proteinen für einen guten Start in den Tag sorgt. Statt des Frischkäses schmeckt das Bruschetta auch mit frischem Ricotta.

Ergibt 2 Portionen

4 EL Doppelrahmfrischkäse
2 TL fein abgeriebene Orangenschale
¼ TL Vanilleextrakt
1 EL Puderzucker zzgl. etwas zum Bestäuben
4 Nektarinen
1½ EL weicher brauner Zucker
1 Handvoll Walnusskerne
¼ TL gemahlener Zimt zzgl. etwas zum Bestäuben
4 dicke Scheiben Walnussbrot oder Brioche
20 g Butter

Den Frischkäse mit der Orangenschale, der Vanille und dem Puderzucker mischen und beiseitestellen. Die Nektarinen halbieren und entsteinen.
Den braunen Zucker mit dem Zimt mischen und über die Schnittflächen der Nektarinen geben. 5–6 Minuten unter dem vorgeheizten Backofengrill erhitzen, bis der Zucker karamellisiert ist und die Nektarinen warm sind.
Währenddessen die Walnusskerne hacken und in einer Pfanne ohne Öl etwas rösten. Die Brotscheiben kross toasten und mit der Butter bestreichen.
Je 1 Esslöffel der Frischkäsemischung auf die Brotscheiben streichen und mit je 2 Nektarinenhälften belegen.
Mit Puderzucker und Zimt bestäuben, mit den Walnüssen bestreuen und sofort servieren.

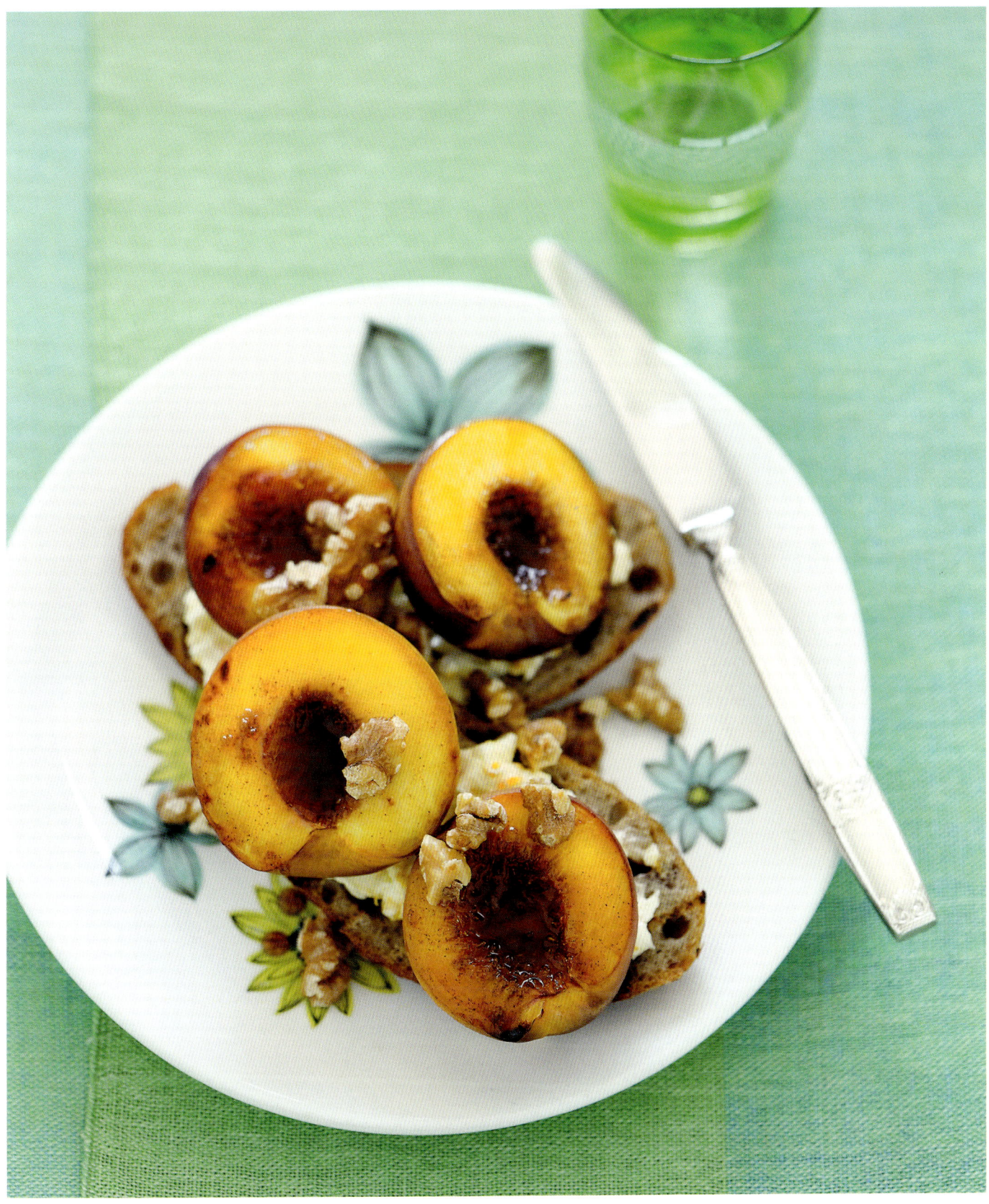

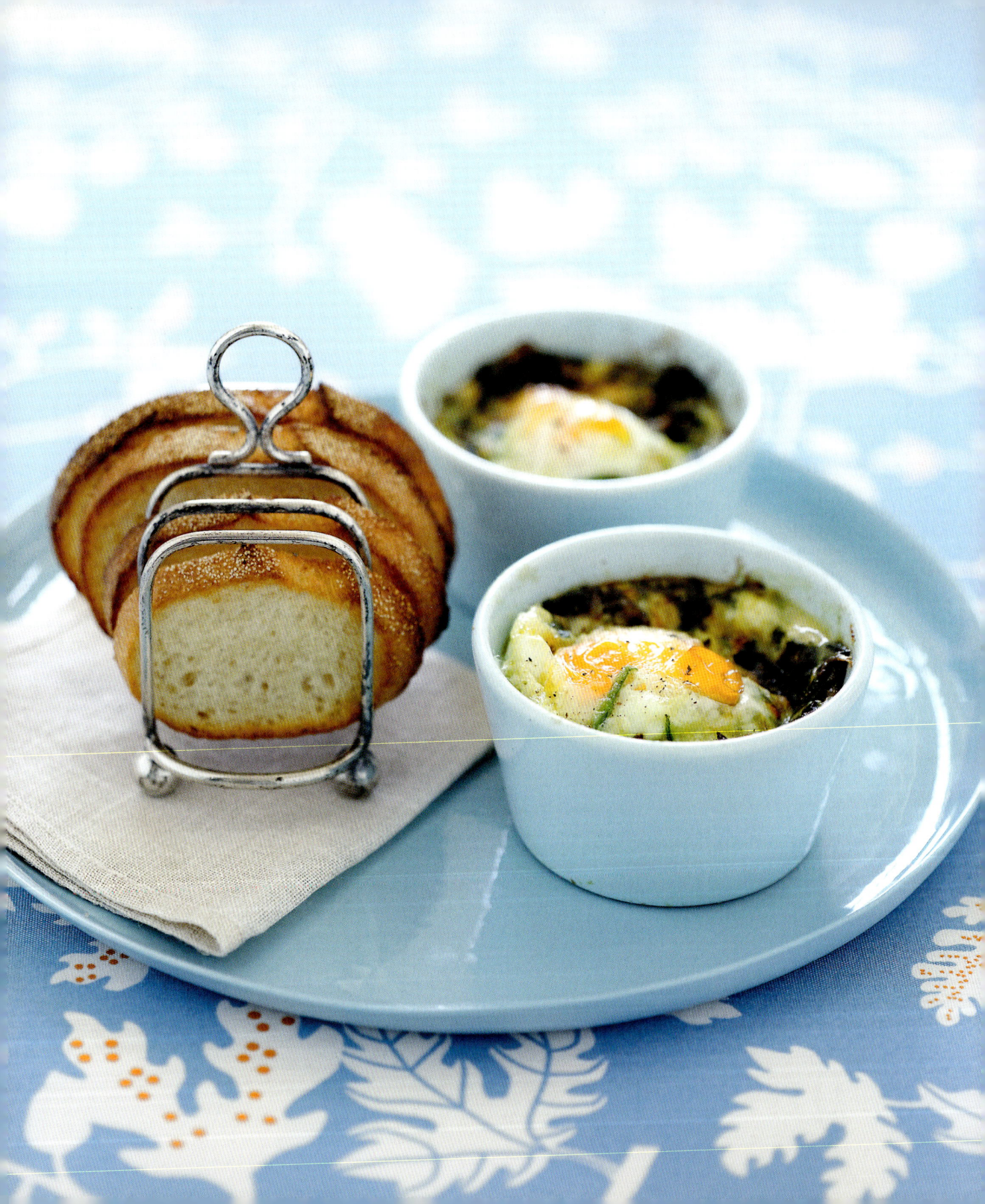

‹ Florentiner Eier mit Ciabatta

Die klassische Kombination von Eiern, Spinat und Käse ist perfekt für das erste Schwangerschaftsdrittel. Spinat und Eier liefern reichlich Folsäure (Folate), der Käse Kalzium und die Eier tragen außerdem Proteine, Vitamin A und B-Vitamine bei. Dieses Gericht war neben der Piperade eine der wenigen Zubereitungsarten, in der ich Eier anders als klassisch hart gekocht essen konnte.

Ergibt 2 Portionen

1 gelbe Schalotte

1 kleine Knoblauchzehe

1 EL Olivenöl extra vergine

20 g Butter

100 g Baby-Spinat

2 EL Sahne

1 Prise gemahlene Muskatnuss

2 EL geriebener Parmesan

2 Eier

Meersalz, frisch gemahlener schwarzer Pfeffer

Ciabatta oder Sauerteigbrot als Beilage

Den Ofen auf 180 °C vorheizen. Die Schalotte und den Knoblauch fein hacken und in Öl und Butter bei mittlerer Hitze dünsten. Den Spinat waschen und putzen, in die Pfanne geben und zusammenfallen lassen. Sahne dazugeben und mit Muskat, Salz und Pfeffer abschmecken. Vom Herd nehmen und den Parmesan einrühren.
Die Spinatmischung in zwei kleine ofenfeste Förmchen füllen und mit einem Löffel in der Mitte eine Vertiefung für das Ei machen. Je ein Ei in die Vertiefung gleiten lassen und 20–25 Minuten im Ofen backen, die Eier sollen ganz gar sein. Mit dem Brot servieren.

Piperade

Ich liebe Spiegeleier mit weichem, zerfließendem Eigelb, aber während der Schwangerschaft war das nicht ratsam. Die beiden Gerichte auf dieser Seite lösen das Problem: Die Eier werden mit köstlichen Zutaten vollständig gegart, ohne dabei das klassische Aroma hart gekochter Eier zu bekommen. Tomaten und Paprika liefern bei der baskisch inspirierten Piperade außerdem die Vitamine A und C, Betacarotin und Ballaststoffe.

Ergibt 2 Portionen

1 kleine rote Zwiebel

1 EL Olivenöl extra vergine

1 Knoblauchzehe

2 Eiertomaten

½ TL fein gehackter Thymian

2 in Öl eingelegte Piquillo-Peppers oder
  1 geröstete rote Chilischote

4 Eier

Meersalz, frisch gemahlener schwarzer Pfeffer

getoastetes dunkles Brot als Beilage

Die Zwiebel längs halbieren, in feine Scheiben schneiden und im Öl bei mittlerer Hitze glasig dünsten. Den Knoblauch fein hacken, dazugeben und 30 Sekunden mitrösten. Die Tomaten entkernen, grob hacken und mit dem Thymian und den eingelegten oder frischen Chilis zugeben. Alles 5 Minuten dünsten.
Die Eier verquirlen, zum Gemüse geben und unter Rühren 2–3 Minuten stocken lassen. Die Eier müssen ganz gar und mit den anderen Zutaten gut vermischt sein. Mit Salz und Pfeffer abschmecken und mit getoastetem Brot servieren.

Griechische Wachsbohnen

Dieses Bohnengericht ist superschnell zubereitet. Die delikaten Gewürze verbinden sich mit den Proteinen und den Ballaststoffen zu einem genussvollen und gesunden Start in den Tag und ersparen Ihnen das Braten von fettigen Würstchen oder Speck.

Ergibt 4 Portionen (lässt sich gut einfrieren)

1 kleine Zwiebel
2 Knoblauchzehen
1 EL Olivenöl extra vergine
400 g Wachsbohnen aus der Dose
400 g stückige Tomaten aus der Dose
1 Lorbeerblatt
¼ TL griechischer Oregano
½ TL gemahlenes Piment
1 großzügige Prise gemahlener Zimt
Meersalz, frisch gemahlener schwarzer Pfeffer
getoastetes dunkles Brot als Beilage

Zwiebel und Knoblauch fein hacken und in Öl bei mittlerer Hitze glasig dünsten. Die Bohnen abgießen und abtropfen lassen und mit den Tomaten, den Kräutern und Gewürzen zu den Zwiebeln geben. Gut vermischen, bei starker Hitze aufkochen, anschließend die Hitze reduzieren und die Bohnen ohne Deckel in 20 Minuten weich kochen. Die Sauce dickt dabei ein. Mit Salz und Pfeffer abschmecken und mit heißem, gebuttertem Brot servieren.

› Pilz-Käse-Sandwich mit Rucola

Anstelle von Eiern mit Speck habe ich oft dieses einfache aber sättigende Sandwich gegessen. Die Pilze bieten nicht nur Ballaststoffe, sondern auch Folsäure (Folate), B-Vitamine, Eisen und Kalium. Verwenden Sie reifen Fontina, einen Kuhmilchkäse aus dem Aostatal. Ein schweizer Gruyère oder ein Cheddar passen aber auch gut dazu.

Ergibt 2 Portionen

1 große Knoblauchzehe
1 EL Olivenöl extra vergine
   zzgl. etwas zum Bestreichen
20 g Butter
2 Portobello-Pilze oder Wiesenchampignons
1 TL fein gehackter Thymian
1 TL fein abgeriebene Zitronenschale
4 dicke Scheiben dunkles Brot
4 Scheiben Fontina (Käse aus pasteurisierter Milch)
25 g Rucola
Meersalz, frisch gemahlener schwarzer Pfeffer

Den Knoblauch fein hacken und in Öl und Butter bei mittlerer Hitze glasig dünsten. Die Pilze putzen, im Ganzen dazugeben und auf der einen Seite 4–5 Minuten goldbraun braten. Mit dem Thymian und der Zitronenschale bestreuen, dann die Pilze wenden und weitere 2–3 Minuten garen.
In der Zwischenzeit das Brot mit etwas Olivenöl bestreichen und bei starker Hitze in einer Grillpfanne rösten (falls Sie in Eile sind, toasten Sie das Brot, danach mit Olivenöl bestreichen).
Zwei Scheiben Brot mit dem Käse belegen, die Pilze daraufsetzen. Den Rucola über die Pilze geben und mit Salz und Pfeffer würzen. Die restlichen Brotscheiben oben auflegen und sofort servieren.

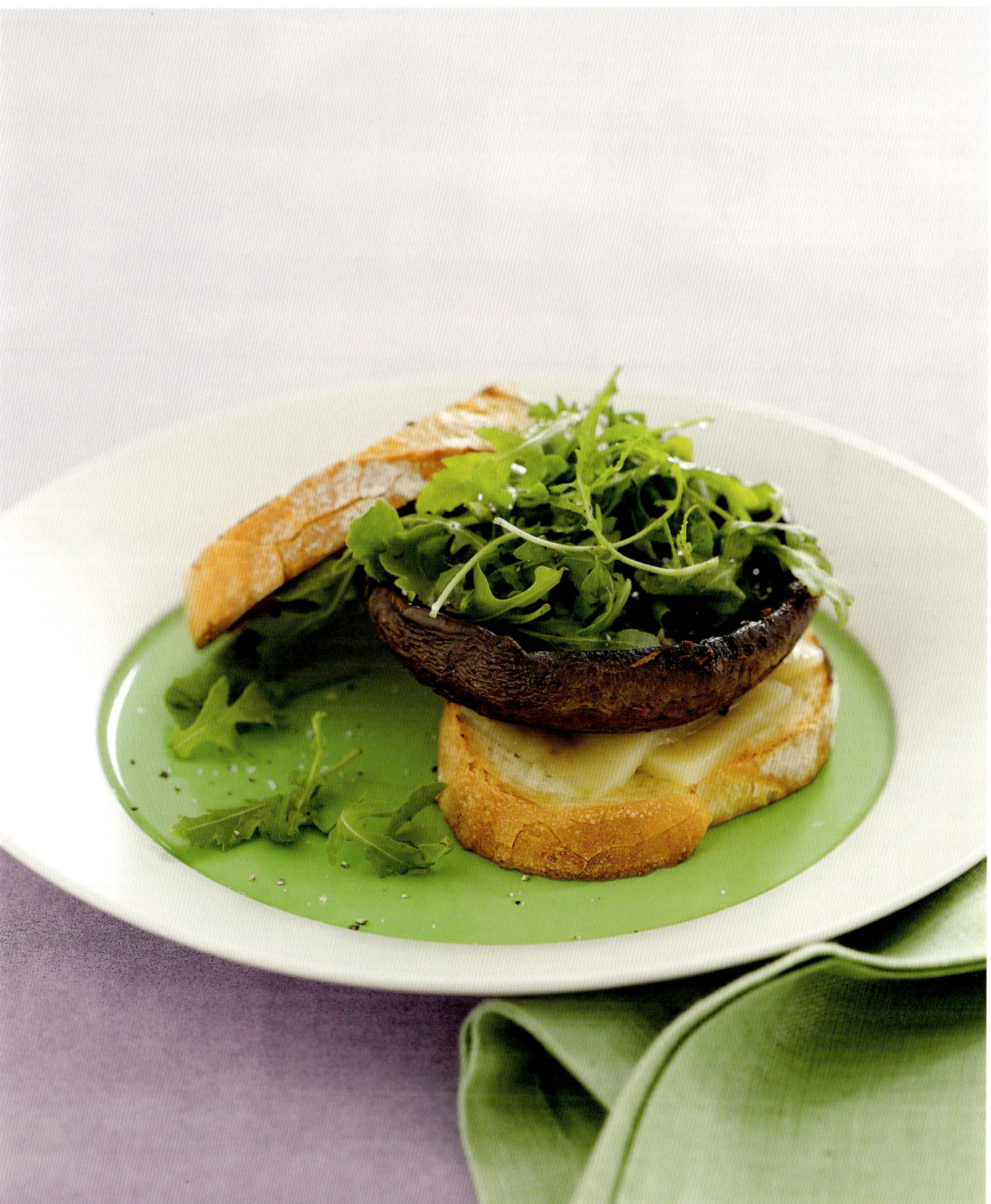

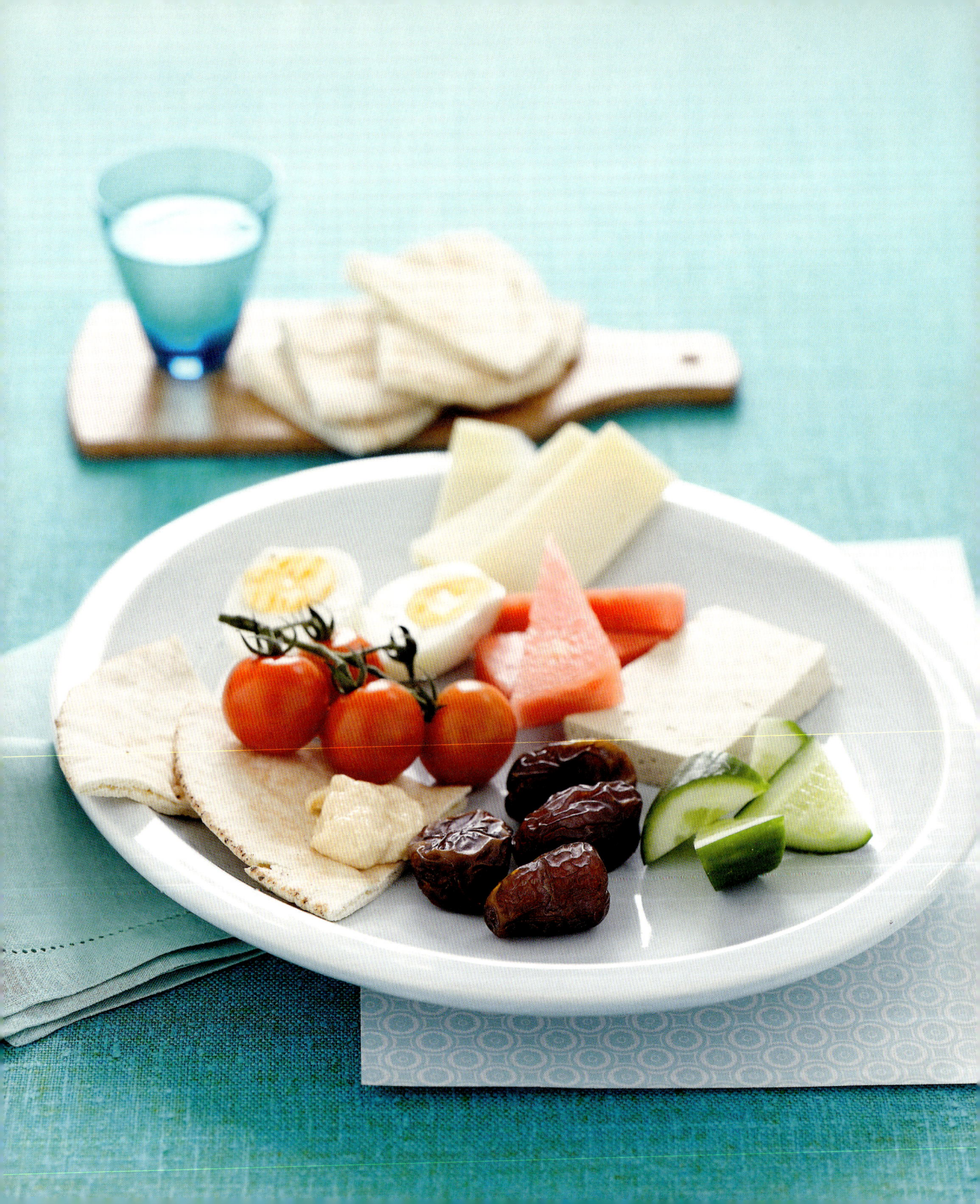

Israelische Frühstücksplatte

Diese tolle Zusammenstellung habe ich zum Frühstück, Mittag- oder Abendessen genossen, wenn ich zu müde zum Kochen war. Die Auswahl an frischen, erstklassigen Zutaten ist ideal für die Heißhungerattacken in der Schwangerschaft.

Ergibt 1 Portion

1 Ei

½ kleine Gurke

1 Fleischtomate oder 1 Rispe Kirschtomaten

1 Scheibe Wassermelone ohne Schale

50 g Hartkäse (z. B. Cheddar, Jarlsberg, Edamer oder Havarti)

2 EL Humus

4 frische Datteln

1 Stück Halva

1 kleines, rundes Fladenbrot

Das Ei in einem kleinen Topf mit kaltem Wasser bedecken, langsam aufkochen, 9 Minuten garen, dann herausnehmen, in kaltem Wasser abkühlen lassen, anschließend pellen und halbieren.

Die Gurke längs halbieren und in mundgerechte Stücke schneiden. Die Fleischtomate vierteln, die Kirschtomaten ganz lassen, die Wassermelone in mundgerechte Stücke schneiden.

Alle Zutaten auf einem Teller anrichten und mit Fladenbrot servieren.

Orientalisches Kompott aus Trockenfrüchten

Ich liebe die einfachen Aromen in diesem Gericht, das durch das Einweichen der Früchte sehr bekömmlich wird. Das Kompott ist reich an Ballaststoffen und wird mit Vanillejoghurt oder Sahne auch zu einem guten, nicht allzu süßen Dessert. Rohe Mandeln gibt es im Bioladen oder Reformhaus.

Ergibt 4 Portionen

500 g gemischte Trockenfrüchte (z. B. Aprikosen, Birnen, Pfirsich und Pflaumen)

2 breite Streifen Orangenschale

1 Zimtstange

2 EL aromatischer Honig (z. B. Kastanienhonig)

2 EL rohe Mandeln

2 EL Vanillejoghurt oder fester Joghurt (10 % Fett)

Die Trockenfrüchte in 1 Liter kochendes Wasser geben und mindestens 2 Stunden, am besten aber über Nacht einweichen. Abgießen, dabei 750 Milliliter der Einweichflüssigkeit aufbewahren.

Die abgetropften Früchte, Orangenschale, Gewürze und Honig mit der Einweichflüssigkeit aufkochen und 20 Minuten köcheln lassen, bis die Früchte weich sind. Den Topf vom Herd nehmen, die Orangenschale und die Zimtstange entfernen, die Mandeln einrühren.

Das Kompott warm oder bei Zimmertemperatur mit einem großzügigen Klecks Joghurt servieren.

Zehn schnelle Frühstücksideen

1. Fladenbrot mit Humus, Tomate und Gurke
Das Fladenbrot toasten, großzügig mit Humus bestreichen, dicke Tomaten- und Gurkenscheiben auflegen. Mit Meersalz und frisch gemahlenem schwarzen Pfeffer abschmecken.

2. Olivenbrot mit Avocado, Cherrytomaten und Ei
Getoastetes Olivenbrot mit Avocadoscheiben oder Guacamole (siehe Seite 142), frischen oder im Ofen gegrillten Cherrytomaten und hart gekochtem Ei in Scheiben belegen.

3. Bruschetta mit Pesto, Käse und Paprika
Gegrilltes Brot mit Pesto (siehe Seite 42) bestreichen, mit Fontina oder festem Mozzarella belegen und geröstete Paprika oder gegrillte Romatomaten aufsetzen. Unter dem heißen Grill nach Belieben gratinieren.

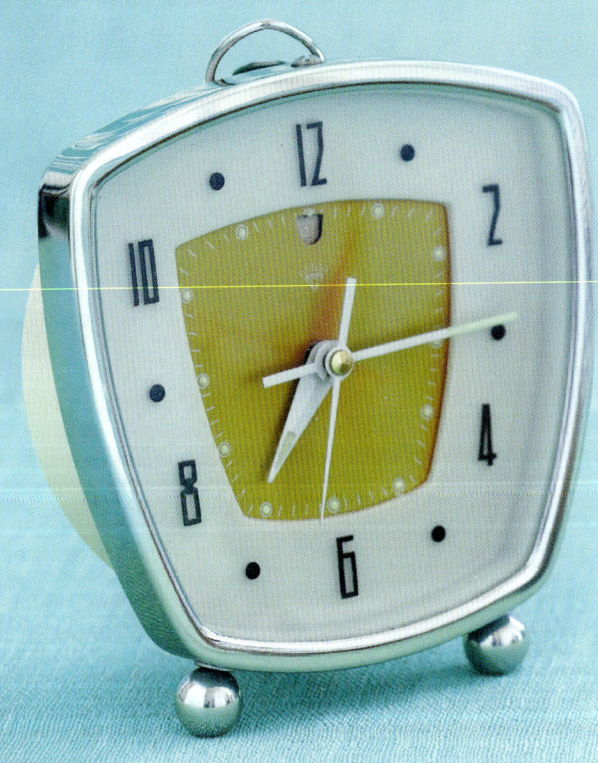

4. Rührei griechische Art

Geben Sie 1 großzügige Prise Kreuzkümmel zu Öl oder Butter, bevor Sie 2 verquirlte Eier in die Pfanne geben. Mit etwas geriebenem Halloumi lässt sich die Eierspeise nach Belieben verfeinern.

5. Grießbrei mit Gewürzen

300 Milliliter Milch mit einigen zerstoßenen Kardamomkapseln, 1 Prise Zimt, 1 Esslöffel Honig und 1 Esslöffel fein geriebener Orangenschale zum Sieden bringen. 1 ½ Esslöffel Grieß einstreuen und 5 Minuten unter Rühren eindicken. Etwas Butter einrühren und mit Zimt bestreuen. Einige Mandeln (z. B. die Buttermandeln von Seite 22) oder gehackte Pistazien aufstreuen und heiß servieren.

6. Spargel mit Halloumi, Ei und Fladenbrot

Dicke Spargelstangen grillen oder dünsten und mit gebratenem Halloumi, 1 kross gebratenen Ei und Fladenbrot servieren. Das Brot mit Olivenöl extra vergine bestreichen und mit der Gewürzmischung Zatar bestreuen. Für die italienische Variante den Spargel mit 1 pochierten Ei, gehobeltem Parmesan und getoastetem Ciabatta servieren.

7. »Griechischer Ritter«

Während beider Schwangerschaften wohnten wir nahe Marrickville in Sydney, sodass ich viele tolle griechische Bäckereien in der Nähe hatte. Ich kaufte also Tsoureki (die mit Mahlep gewürzte griechische Variante der französischen Brioche), um »griechischen Ritter« zu machen. Dazu einfach einige Eier mit etwas Milch, Vanilleextrakt und gemahlenem Zimt verquirlen, Brotscheiben in der Eiermischung wenden und in Butter braten. Heiß servieren.

8. Kleine Mandel-Blaubeer-Küchlein

Ergibt 12 Stück 100 Gramm Mehl mit 2 Esslöffeln gemahlenen Mandeln, ½ Teelöffel Backpulver, 1 Esslöffel Zucker, ¼ Teelöffel gemahlenem Zimt, 175 Millilitern Milch, 1 Spritzer Vanilleextrakt und 1 leicht verquirlten, kleinen Ei mischen. 80 Gramm Blaubeeren unterheben und ca. 20 Minuten kalt stellen. Den Teig portionsweise in Butter (am besten geklärter Butter) backen, bis die Oberfläche Blasen wirft, dann wenden und die zweite Seite goldgelb backen. Mit zusätzlichen Blaubeeren belegen und mit Zucker und Zimt bestreuen.

9. Melonensalat

Cantaloupe-, Honig- und Wassermelonenstücke mit mundgerechten Stücken reifer, roter Papaya und rosa Grapefruitfilets mischen. Mit wenig gehackter Minze ein leichter und leckerer Start in den Tag.

10. Buttermilchshake

250 Milliliter Buttermilch mit frischen oder tiefgekühlten Himbeeren, Erdbeeren oder anderem Obst nach Geschmack und Jahreszeit sämig pürieren. Mit etwas Mineralwasser oder Fruchtsaft mischen.

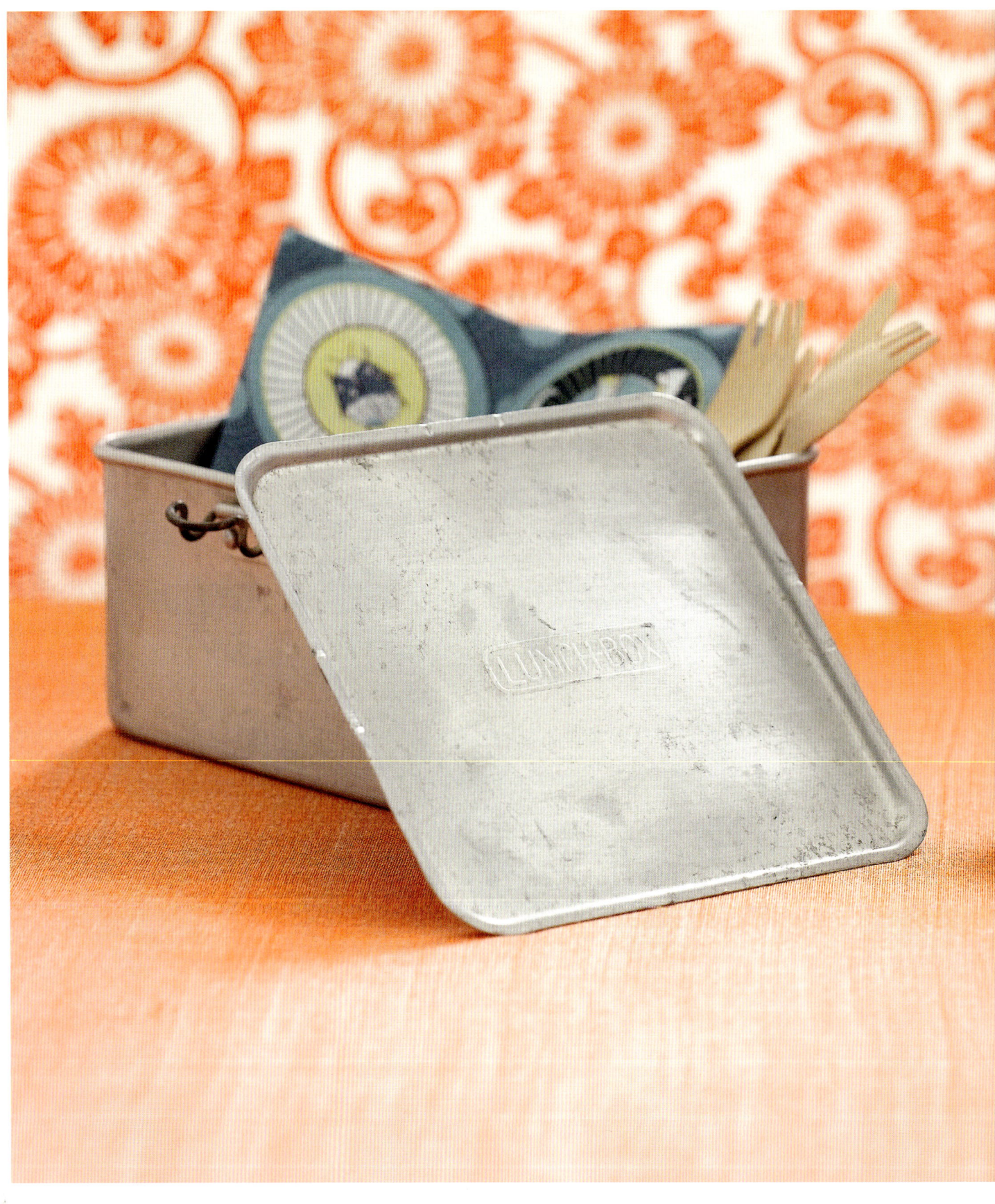

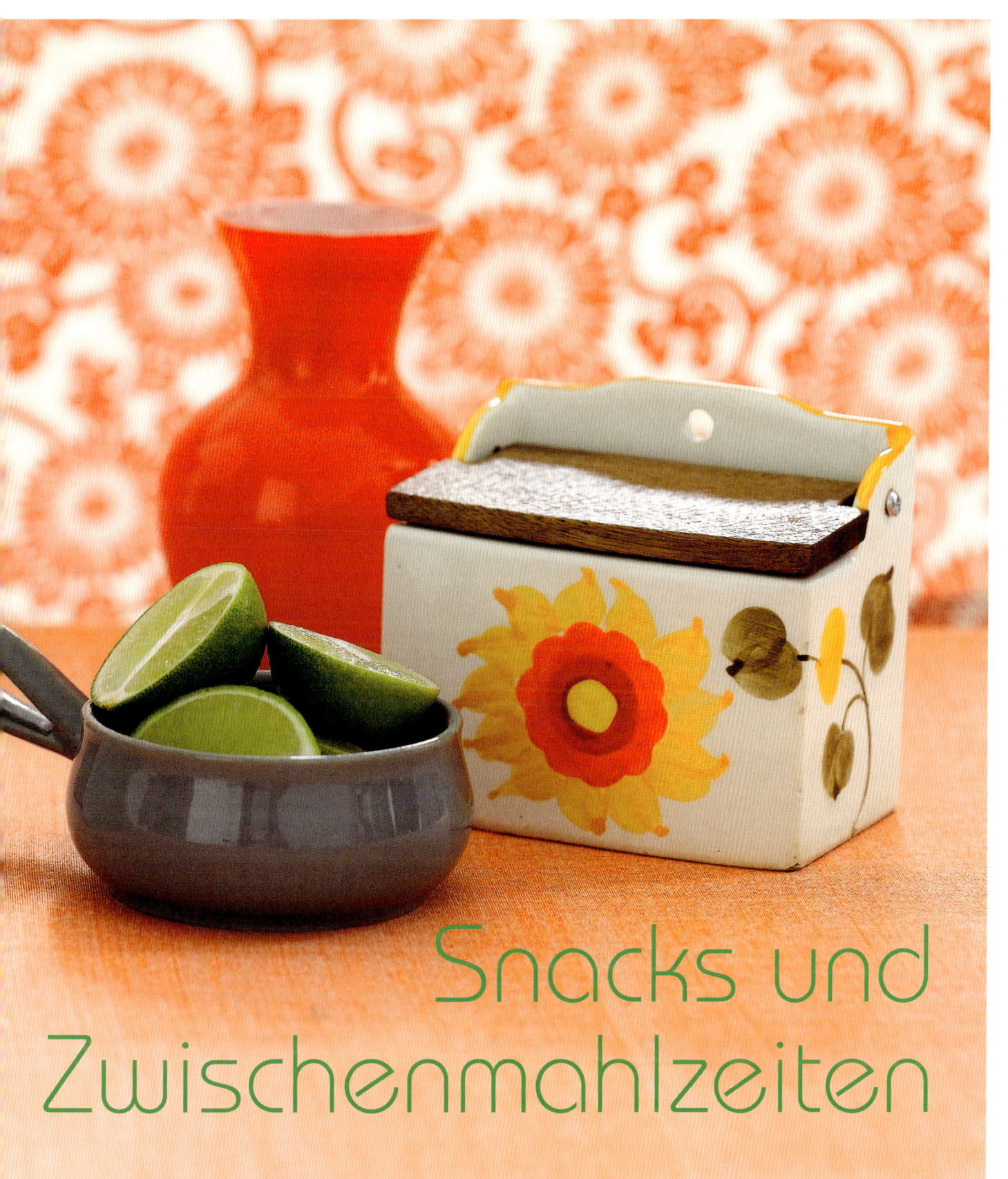

Snacks und
Zwischenmahlzeiten

Sandwich mit Hühner-Kräuter-Creme

Pochiertes Huhn

2 gelbe Schalotten
4 schwarze Pfefferkörner
2 Stängel glatte Petersilie
500 ml Hühnerbrühe (siehe
    Seite 56)
1 Hähnchenbrustfilet

Creme

60 ml Sahne
2 EL Crème fraîche
½–1 TL Dijonsenf
½ TL Zitronensaft
1 EL fein gehackter Estragon
2 EL fein gehacktes Basilikum
1 Selleriestange
Meersalz, frisch gemahlener
    schwarzer Pfeffer

Sandwich

1 TL Butter
4 Scheiben Leinsamenbrot
1 Avocado
1 Handvoll Rucola oder
    Friséesalat

Selbst gemachte Mayonnaise aus frischem, rohem Eigelb ist ein Genuss – und die Vorstellung, 9 Monate darauf verzichten zu müssen, brachte mich zur Suche nach Alternativen, denn die pasteurisierten Vollei-Mayonnaisen aus dem Supermarkt sind einfach nicht so lecker. Schließlich gefiel mir diese Kräutercreme am besten, denn sie ist cremig und kräftig im Geschmack wie richtige Mayonnaise. Ich pochiere das Hühnchen, aber Sie können es auch grillen, wenn Sie mögen.

Die Schalotten in dünne Streifen schneiden, mit den Pfefferkörnern und der Petersilie in die Brühe geben, aufkochen und 5 Minuten köcheln lassen. Die Hitze reduzieren, das Hähnchenbrustfilet dazugeben und in 10 Minuten zart garen.
Vom Herd nehmen und zugedeckt 15 Minuten ruhen lassen.
Das Hühnchenfleisch mit einem Schaumlöffel aus der Brühe nehmen, etwas abkühlen lassen und in mundgerechte Stücke zerteilen. Die Brühe durch ein Sieb geben und für ein anderes Gericht aufbewahren oder einfrieren.
Die Sahne mit der Crème fraîche, dem Senf und dem Zitronensaft mischen und mit Salz und Pfeffer abschmecken. Kräftig schlagen, dann die Kräuter untermischen.
Den Sellerie fein würfeln und mit dem Hühnchenfleisch unter die Creme heben.
Das Brot buttern. Die Avocado entsteinen, schälen, in Scheiben schneiden und 2 Scheiben Brot damit belegen. Die Hühner-Kräuter-Creme daraufstreichen, mit Rucola oder Friséesalat belegen, die beiden restlichen Brotscheiben obenauf legen und sofort servieren.

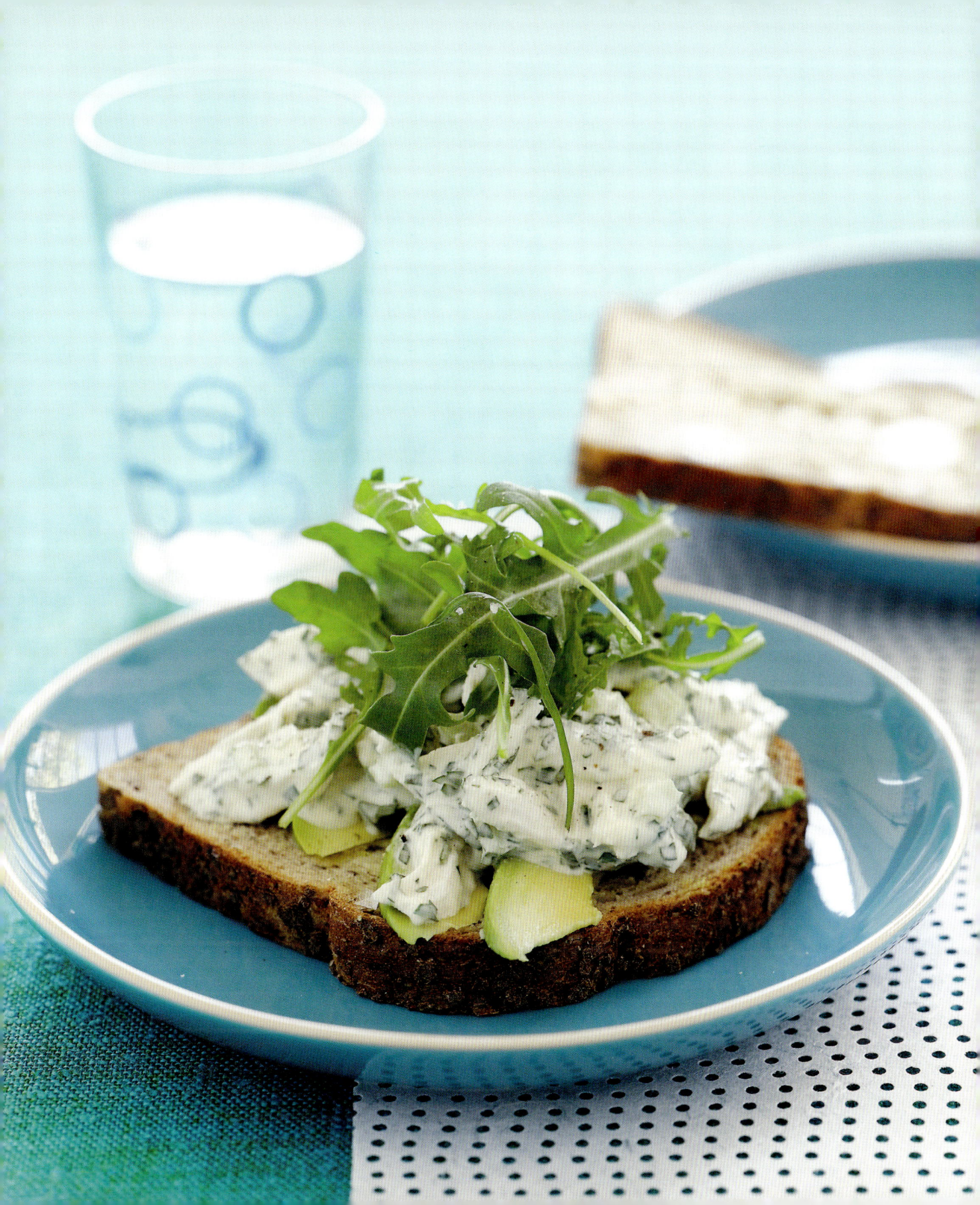

Japanischer Nori-Reis-Salat

Diese nicht gerollte Sushivariante ist einfach herzustellen und weist alle Vorzüge einer normale Sushirolle auf, aber ohne das mögliche Risiko einer Listerieninfektion durch rohen Fisch. Nori ist reich an Jod, das für die Knochenbildung und Gehirnentwicklung des Babys wichtig ist, besonders im letzten Schwangerschaftsdrittel muss die werdende Mutter auf eine ausreichende Jodversorgung achten.

Ergibt 2 Portionen

100 g Naturreis
1½ EL Reisessig
1 EL Zucker
1 kleine Karotte
1 kleine Gurke
60 g Zuckerschoten
50 g Mizunablätter (japanischer Rübstiel)
2 Frühlingszwiebeln
1 Noriblatt (getrocknete Alge)
1 EL Sesamsamen
1½ EL Tamari (kräftige Sojasauce)
½ TL Sesamöl
1 Avocado

Den Reis mit 400 Millilitern Wasser aufkochen. Bei geringer Hitze 35–40 Minuten köcheln lassen, bis der Reis das Wasser aufgenommen hat und weich ist. Den Reisessig mit dem Zucker mischen und unter den Reis rühren. Leicht abkühlen lassen.
Die Karotte reiben, die Gurke längs vierteln und in dünne Scheiben schneiden. Die Zuckerschoten diagonal in feine Streifen schneiden, die Mizunablätter waschen und trocken tupfen, die Frühlingszwiebeln in feine Streifen schneiden. Alles zum Reis geben und gut vermengen.
Das Noriblatt in einer Pfanne ohne Öl rösten, anschließend in feine Streifen schneiden und zum Reis geben. Den Sesamsamen ebenfalls in einer Pfanne ohne Öl rösten, mit dem Tamari und dem Sesamöl zum Reis geben und unterrühren. Die Avocado entsteinen, schälen und in dicke Scheiben schneiden. Den Reis mit den Avocadoscheiben garnieren und sofort servieren.

Griechisches Salatsandwich

Mit Tomaten, Gurken, Oliven, Salat und Käse ist diese klassische griechische Kombination ebenso erfrischend wie sättigend. Außerdem liefern Ihnen das Gemüse, der Käse und das Getreide die volle Palette gesunder Nährstoffe.

Ergibt 2 Portionen

125 g Halloumi
1 EL Vollkornmehl
1 TL Olivenöl extra vergine
1 EL Zitronensaft
1 reife Tomate
1 kleine Gurke
2 EL Tapenade aus schwarzen Oliven
4 dicke Scheiben Olivenbrot
4 Blätter Romanasalat
Minzblättchen zum Garnieren
Meersalz, frisch gemahlener schwarzer Pfeffer

Den Halloumi in 1 Zentimeter dicke Scheiben schneiden, leicht salzen, pfeffern und in Mehl wenden. In wenig Olivenöl von jeder Seite 1 Minute braten, nicht länger, sonst wird er zäh. Auf Küchenpapier abtropfen lassen, anschließend mit etwas Zitronensaft würzen.
Die Tomate in dicke, die Gurke in dünne Scheiben schneiden. Die Tapenade auf zwei Brotscheiben streichen, Salatblätter darauf verteilen und mit Tomate, Gurke und Halloumi belegen. Mit Minzblättchen bestreuen und mit Pfeffer würzen. Die restlichen Brotscheiben auflegen und sofort servieren.

Vietnamesisches Baguette mit Hühnchen

"Echte" vietnamesische Baguettes sind mit ihrem knusprigen Äußeren und der exotischen Füllung aus Schweinehack, Pickles und Kräutern einfach fantastisch. Hier kombiniere ich Huhn mit knackigem Gemüse und frischen Aromen. Gewürzter Reisessig gibt einen zusätzlichen Aromaschub, aber normaler Reisessig mit etwas extra Zucker tut es auch.

Die Karotte in Julienne schneiden, den Rotkohl fein reiben und mit den restlichen Zutaten für die Pickles vermischen. Zugedeckt kalt stellen.

Den weißen Teil des Zitronengrases fein hacken, mit den Pfefferkörnern in die Brühe geben, aufkochen und 5 Minuten köcheln lassen. Die Hitze reduzieren, das Hähnchenbrustfilet dazugeben und in 10 Minuten zart garen. Vom Herd nehmen und zugedeckt 15 Minuten ruhen lassen.

Das Hühnchenfleisch mit einem Schaumlöffel aus der Brühe nehmen, etwas abkühlen lassen und in mundgerechte Stücke zerteilen. Die Brühe durch ein Sieb geben und für ein anderes Gericht aufbewahren oder einfrieren.

Die Gurke längs in dünne Scheiben schneiden. Das Baguette oder die Baguettebrötchen längs halbieren und buttern. Das Hühnchenfleisch darauf verteilen und mit den Pickles, dem Salat und der Gurke belegen. Mit Koriander und Minze bestreuen, mit Salz und Pfeffer abschmecken und sofort servieren.

Ergibt 2 Portionen

Karotten-Rotkohl-Pickles
1 kleine Karotte
100 g Rotkohl
1 EL gewürzter Reisessig
2 TL Fischsauce
2 TL Zucker
1 Prise Salz

Pochiertes Huhn
1 Stängel Zitronengras
4 schwarze Pfefferkörner
500 ml Hühnerbrühe (siehe
   Seite 56)
1 Hähnchenbrustfilet

Baguette
1 kleine Gurke
1 Baguette oder
   2 Baguettebrötchen
1 TL Butter
4 kleine Salatblätter
Koriander- und Minzblättchen
   zum Garnieren
Meersalz, frisch gemahlener
   schwarzer Pfeffer

Thunfisch-Tramezzini mit Kapern

Eine Dose mit gutem Thunfisch hat mir in der Schwangerschaft oft aus der Klemme geholfen. Und weil ich Thunfisch sehr gern esse, habe ich ihn mit vielen Aromen und Produkten ausprobiert. Diese Kombination hier ist einer meiner Favoriten: Köstliche Tramezzini. Die wunderbaren Sandwiches bekommt man in Italien wirklich fast überall, hier bei uns macht man sie einfach selbst.

Ergibt 2 Portionen
1 Dose Thunfisch in Öl
40 g weiche Butter
1 TL fein abgeriebene Zitronenschale
1 TL Zitronensaft
2 TL gesalzene, kleine Kapern
2 EL grob gehackte glatte Petersilie
6 Scheiben Vollkorntoast

Den Thunfisch abgießen und mit der Butter, der Zitronenschale und dem Zitronensaft im Mixer pürieren. Die Kapern abgießen, abspülen, auf Küchenpapier trocken tupfen, mit der Petersilie in die Thunfischcreme geben und gut verrühren. Die Thunfischcreme großzügig auf die Hälfte des Brots streichen, mit den restlichen Brotscheiben belegen. Jedes Sandwich in vier Dreiecke schneiden und sofort servieren.

› Thunfisch-Ei-Brötchen

Frischer Thunfisch sollte während der Schwangerschaft nicht zu oft verzehrt werden, da ausgewachsener Thun viele Schwermetalle enthält. Ab und an eine Dose Thunfisch ist jedoch erlaubt. Guter Thunfisch in Olivenöl ist zu jeder Zeit einer meiner Speisekammerfavoriten.

Ergibt 2 Portionen
2 Eier
1 Dose Thunfisch in Öl
2 Frühlingszwiebeln
1 EL gesalzene Kapern
2 TL gereifter Weißweinessig
2 Brötchen oder Piadini
2 EL Tapenade aus schwarzen Oliven
1 TL Olivenöl extra vergine
2 reife Tomate
2 Kopfsalatblätter
Meersalz, frisch gemahlener schwarzer Pfeffer

Die Eier in einem kleinen Topf mit kaltem Wasser bedecken, langsam aufkochen, dann 9 Minuten garen. Herausnehmen, in kaltem Wasser abkühlen lassen, die Eier anschließend pellen und längs in dicke Scheiben schneiden.
Den Thunfisch abgießen und die Frühlingszwiebeln fein hacken. Thunfisch, Frühlingszwiebeln, Kapern und Essig mischen und mit Salz und Pfeffer würzen.
Die Brötchen aufschneiden. Die beiden unteren Hälften mit Tapenade bestreichen, die oberen mit Olivenöl beträufeln. Die Tomate in dicke Scheiben schneiden. Die unteren Brötchenhälften mit Salatblättern, Tomaten- und Eierscheiben belegen, die Thunfischmischung daraufgeben und die oberen Brötchenhälften aufsetzen. Sofort servieren.

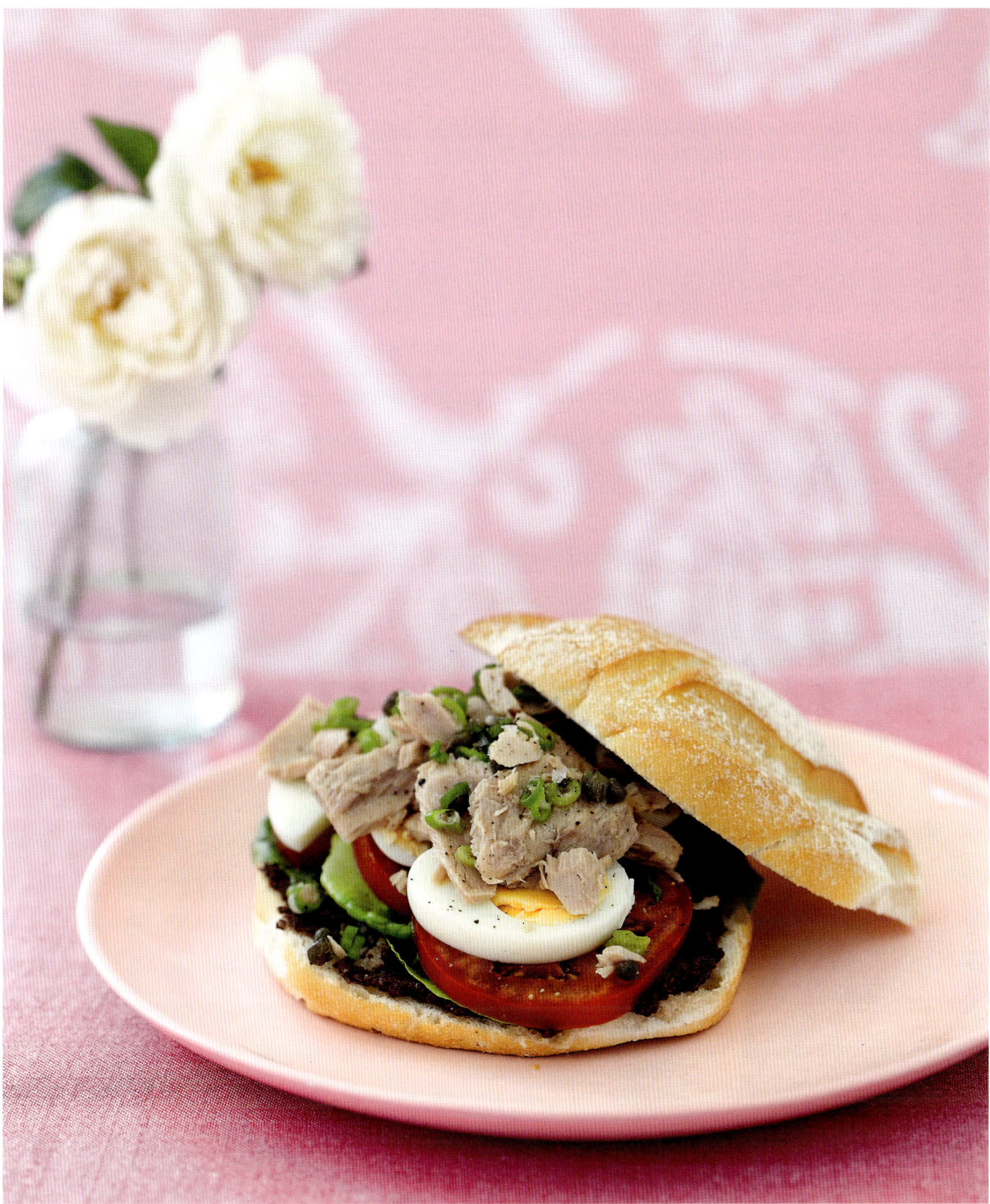

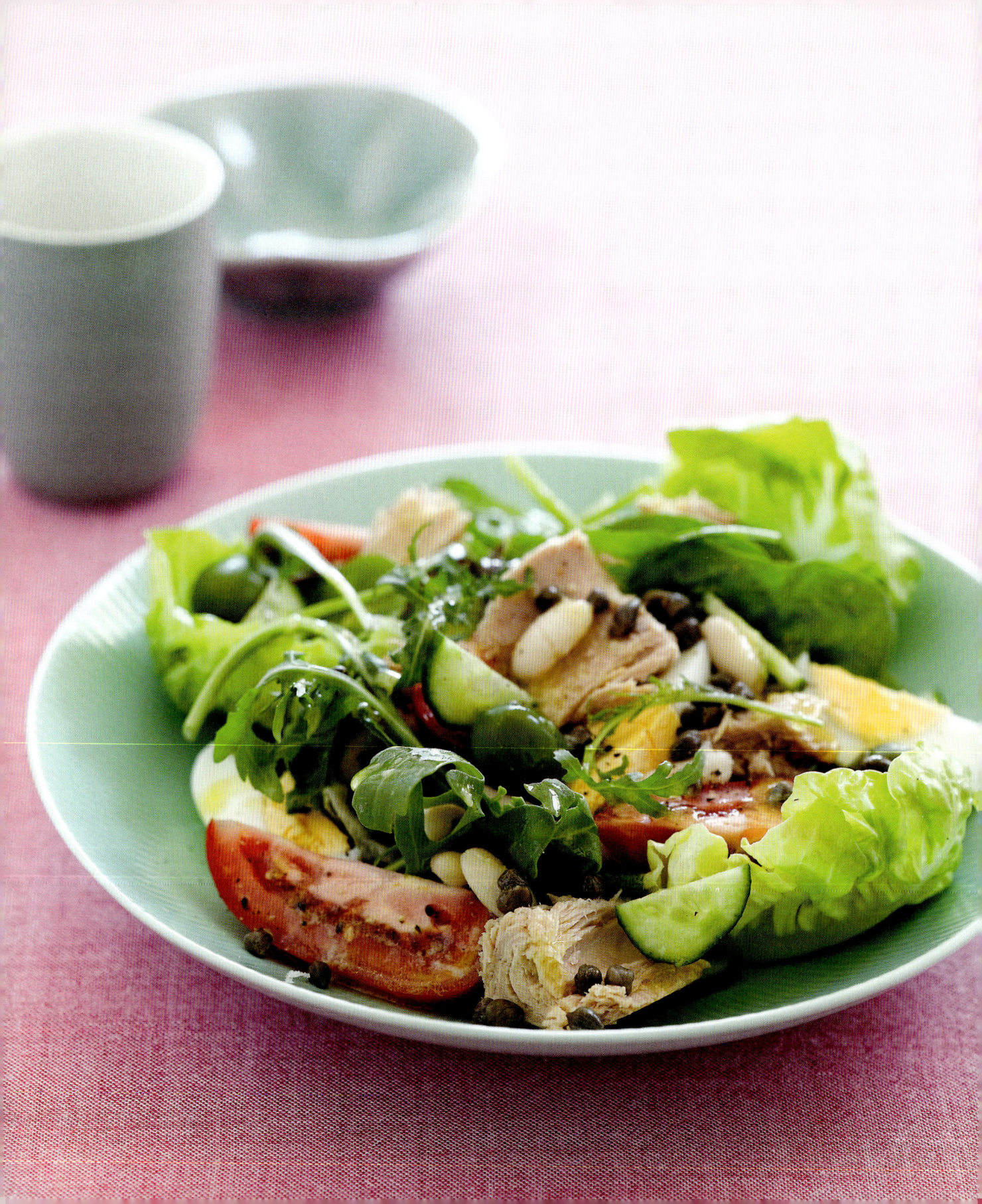

‹ Energiesalat

Dieser tolle Salat erfüllt alle Schwangerschaftsanforderungen: Er ist schnell zubereitet, enthält reichlich Proteine und Kohlenhydrate und außerdem wichtige sekundäre Pflanzenstoffe aus den verschiedensten Gemüsesorten. Er lässt sich zudem gut für ein Lunchpaket vorbereiten. Das Dressing dafür am Vorabend zubereiten und die Eier am Morgen, während Sie unter der Dusche stehen, kochen.

Ergibt 2 Portionen
½ Knoblauchzehe
¼ TL Dijonsenf
1 Prise Salz
2 TL Zitronensaft oder gereifter Rotweinessig
2 EL Olivenöl extra vergine
4 Eier
100 g Mini-Romanasalat
400 g Cannellinibohnen aus der Dose
1 Romatomate
1 kleine Gurke
50 g Rucola
50 g junger Spinat
8 sizilianische grüne Oliven
1 Dose Thunfisch in Öl (siehe auch Seite 38)
2 TL gesalzene Kapern
Meersalz, frisch gemahlener schwarzer Pfeffer

Für das Dressing den Knoblauch fein hacken und mit dem Senf und dem Salz verrühren. Den Zitronensaft und das Olivenöl langsam unter Rühren zugeben und vollständig vermischen.
Die Eier in einem kleinen Topf mit kaltem Wasser bedecken, langsam aufkochen, dann 9 Minuten garen. Herausnehmen, in kaltem Wasser abkühlen lassen, die Eier anschließend pellen und vierteln.
Romana in mundgerechte Stücke zupfen, Cannellinibohnen abgießen und abtropfen lassen, Tomaten vierteln, Gurke längs halbieren und in dünne Scheiben schneiden. Romana, Rucola, Spinat, Bohnen, Tomaten, Gurken und Oliven in eine Schüssel geben, das Dressing zugießen, vorsichtig mischen und mit Salz und Pfeffer abschmecken. Den Thunfisch abgießen, in mundgerechte Stücke zerteilen und mit den Eiern auf dem Salat anrichten. Mit Kapern garnieren und sofort servieren.

Couscoussalat mit Zitrusfrüchten

Couscous ist ein Klassiker, der während meiner Schwangerschaften zu neuen Ehren kam. Selbst wenn ich mich von Sodbrennen oder Übelkeit benommen fühlte, konnte ich mich an die einfache Regel erinnern, den Couscous in der gleichen Menge heißer Flüssigkeit 10 Minuten quellen zu lassen. In diesem Rezept geben der Orangensaft und der Kreuzkümmel dem Couscous ein lieblich duftendes Aroma.

Ergibt 2 Portionen
¾ Tasse Couscous
¼ Tasse Orangensaft
fein abgeriebene Schale von 1 Orange
½ Tasse Hühnerbrühe (siehe Seite 56)
¼ TL gemahlener Kreuzkümmel
¼ TL Meersalz
20 g Butter
400 g Kichererbsen aus der Dose
1 kleine Zucchini
1 reife Tomate
2 EL Pinienkerne
1 Handvoll glatte Petersilie
2 EL Minze
1 EL Zitronensaft
1 EL Olivenöl extra vergine
Meersalz, frisch gemahlener schwarzer Pfeffer

Den Couscous in eine hitzebeständige Schüssel geben. Den Orangensaft mit der abgeriebenen Schale, der Hühnerbrühe, dem Kreuzkümmel, dem Salz und der Butter aufkochen. Die Flüssigkeit über den Couscous gießen und gut verrühren. Die Schüssel mit Frischhaltefolie abdecken und 10 Minuten ruhen lassen, bis die Flüssigkeit aufgenommen und der Couscous weich ist. Mit einer Gabel auflockern. Kichererbsen abgießen und abtropfen lassen, Zucchini in feine Würfel schneiden, Tomate entkernen und fein würfeln. Die Pinienkerne in einer Pfanne ohne Öl anrösten, die glatte Petersilie grob hacken und die Minze in feine Streifen schneiden. Zitronensaft und Olivenöl über den Couscous träufeln, die restlichen Zutaten dazugeben und alles gut miteinander vermengen. Mit Salz und Pfeffer abschmecken und servieren.

Miso mit Soba-Nudeln, Seidentofu und Wakame

Auf der Suche nach ausreichend Jod für mich und das Baby wandte ich mich den zahlreichen japanischen Gerichten mit Seegras zu. Dieses hier ist wegen des Fischsuds nicht rein vegetarisch, liefert aber doch gute Proteine, wenn mir nicht danach war, Fleisch zuzubereiten.

Ergibt 2 Portionen

10 g getrocknete Wakame (japanische Braunalge)
100 g Soba-Nudeln (japanische Buchweizennudeln)
1 TL Instant-Dashi (japanischer Fischsud)
2 EL weißes Miso (Sojapaste)
1 TL Shoyu (milde Sojasauce)
100 g Seidentofu
1 Frühlingszwiebel

Wakame mit kochendem Wasser bedecken und 20 Minuten einweichen. Anschließend abgießen, den harten Stiel in der Mitte entfernen und in mundgerechte Stücke schneiden.
In der Zwischenzeit die Nudeln in einen großen Topf mit kochendem Wasser geben und rühren, damit sie nicht zusammenkleben. Das Wasser erneut aufkochen. Sobald es kocht, 250 Milliliter kaltes Wasser zugeben. Wieder aufkochen und 250 Milliliter kaltes Wasser dazugeben. Dies noch zweimal wiederholen. Die Soba-Nudeln auf diese Weise bissfest garen. Dann abgießen und beiseitestellen.
Für den Fischsud 750 Milliliter Wasser aufkochen. Die Hitze reduzieren, den Instant-Dashi zugeben und unter Rühren auflösen. Den Sud vom Herd nehmen.
Das Miso mit 60 Millilitern des Fischsuds verquirlen und unter den restlichen Sud rühren. Shoyu und Wakame zugeben, wieder auf den Herd geben und unter Rühren 1 Minute vorsichtig erwärmen.
Den Tofu in 1 Zentimeter große Würfel schneiden, die Frühlingszwiebel diagonal in feine Streifen schneiden. Die Nudeln, den Tofu und die Frühlingszwiebeln auf zwei Schüsseln verteilen. Den Fischsud darübergeben und sofort servieren.

› Trofie mit Pesto

Pesto lässt sich leicht und schnell in größeren Mengen zubereiten. Es hält sich im Kühlschrank mindestens 1 Monat, wenn man eine Schicht Olivenöl auf die Oberfläche gibt. Ich ging während der Schwangerschaften auf Nummer sicher und fror es ein, womit sich die Haltbarkeit auf 3 Monate verlängert.

Ergibt 2 Portionen

2 EL Pinienkerne
1 große Knoblauchzehe
1 Handvoll Basilikumblätter
75 ml Olivenöl extra vergine
50 g Parmesan
30 g Pecorino
4 kleine festkochende Kartoffeln
180 g Trofie oder andere kurze, dünne Nudeln
80 g junge grüne Bohnen ohne Stielansätze
Meersalz, frisch gemahlener schwarzer Pfeffer

Den Ofen auf 180 °C vorheizen. Die Pinienkerne im Ofen 5 Minuten goldgelb rösten und abkühlen lassen. Den Knoblauch grob zerdrücken und mit dem Basilikum, den Pinienkernen und 1 Prise Salz im Mixer fein pürieren. Das Olivenöl in einem dünnen, stetigen Strahl zugießen, dabei weitermixen, bis eine schöne, cremige Masse entsteht. Mit Pfeffer abschmecken, in eine Schüssel umfüllen, den Käse reiben und unterheben.
Die Kartoffeln in Salzwasser 20 Minuten gar kochen, anschließend abgießen, sofort pellen und längs in drei Scheiben schneiden, diese zugedeckt warm halten.
Die grünen Bohnen in Salzwasser 10 Minuten bissfest garen und abgießen. Die Nudeln nach den Packungsangaben in Salzwasser al dente kochen und abgießen.
Die warmen Kartoffelscheiben, Nudeln und Bohnen mischen und mit 2–3 Esslöffeln Pesto verrühren. Abschmecken und sofort servieren.

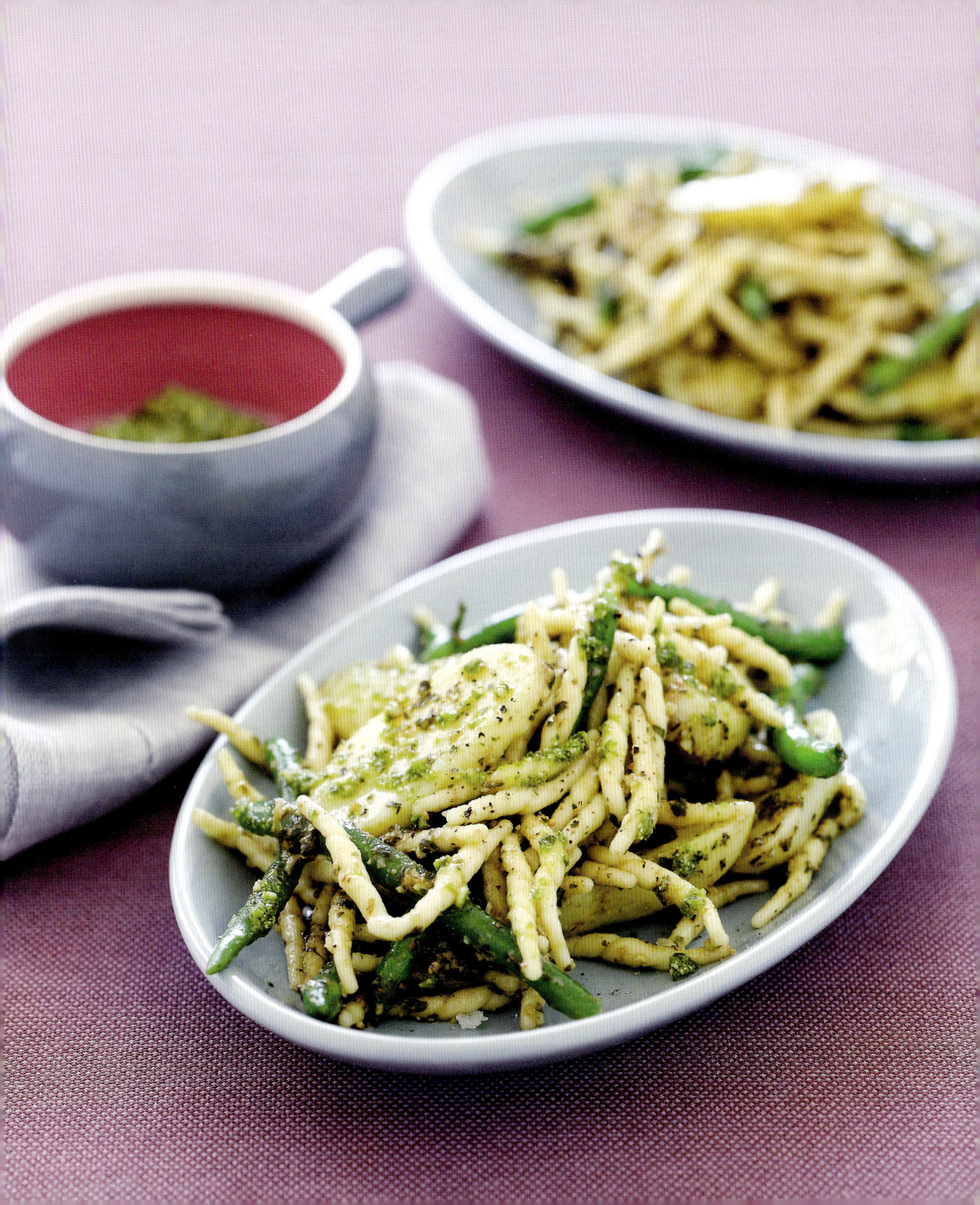

Marokkanische Kürbissuppe

Die schlichte Eleganz einer traditionellen Kürbissuppe ist das, was sie so beliebt macht. Hier jedoch habe ich eine nordafrikanische Variante mit Zimt und anderen Gewürzen gewählt – für ein Aroma so leuchtend wie die Farbe des Kürbisses. Kürbis ist eine gute Quelle für Vitamin C, Vitamin A, Betacarotin und Kalium. Außerdem enthält er Folsäure (Folat) und Eisen – ein Universalgenie für Schwangere! Der Reis ist das i-Tüpfelchen, das die Suppe cremig macht und Kohlenhydrate für das Wohlbefinden beisteuert.

Ergibt 2 Portionen (und 2 weitere zum Einfrieren)

1 kg Hokkaidokürbis
1 große Süßkartoffel
1 Zwiebel
1 große Knoblauchzehe
2 cm Ingwer
1 EL Olivenöl extra vergine
1 TL gemahlener Kreuzkümmel
1 TL gemahlener Koriander
1 TL gemahlener Ingwer
½ TL gemahlener Zimt
1 l Hühnerbrühe (siehe Seite 56)
50 g Milchreis oder Arborio-Reis
Meersalz, frisch gemahlener schwarzer Pfeffer

Den Kürbis schälen, entkernen und in 2 Zentimeter große Würfel schneiden. Die Süßkartoffel ebenfalls in 2 Zentimeter große Würfel schneiden.
Zwiebel und Knoblauch fein hacken. Den Ingwer fein reiben. Das Öl erhitzen und die Zwiebel bei mittlerer Hitze darin glasig dünsten. Knoblauch, Ingwer und die gemahlenen Gewürze dazugeben und 1 Minute mitdünsten.
Den Kürbis und die Süßkartoffel untermischen, dann die Brühe angießen und bei starker Hitze aufkochen lassen.
Den Reis zugeben und bei geringer Hitze in etwa 30 Minuten gar köcheln lassen.
Die Suppe mit einem Stabmixer pürieren und in einem sauberen Topf noch einmal erhitzen. Abschmecken und sofort servieren.

› Frühlings-Minestrone

Mit dem Reis und den fünf frischen Frühlingsgemüsen setzt sich diese Suppe erfrischend von der nudelreichen Variante der Winter-Minestrone ab. Mit einem Klecks Pesto (siehe Seite 42): einfach köstlich!

Ergibt 2 Portionen (und 2 weitere zum Einfrieren)

1 Porreestange, nur der weiße Teil
1 Stelleriestange
1 Karotte
100 g Pancetta
2 Knoblauchzehen
1 EL Olivenöl extra vergine
400 g stückige Tomaten aus der Dose
1¼ l Hühnerbrühe (siehe Seite 56)
100 g Arborio- oder Carnaroli-Reis
400 g Borlottibohnen
500 g grüner Spargel
60 g junge grüne Bohnen
50 g gefrorene oder frische, enthülste Erbsen
2 kleine Zucchini
200 g Baby-Spinat
Minze- und Basilikumblättchen zum Garnieren
geriebener Parmesan zum Garnieren
Meersalz, frisch gemahlener schwarzer Pfeffer

Lauch und Sellerie in feine Streifen schneiden, Karotten und Pancetta fein hacken, alles im erhitzten Öl bei mittlerer Hitze 8–10 Minuten dünsten. Den Knoblauch fein hacken und dazugeben, 30 Sekunden mitdünsten. Tomaten, Brühe, Reis und Borlottibohnen zugeben und aufkochen lassen.
Bei geringer Hitze zugedeckt 20–25 Minuten köcheln, bis der Reis weich ist.
Spargel gegebenenfalls schälen. Die Spitzen abschneiden und beiseitelegen, den Rest in mundgerechte Scheiben schneiden. Die Zucchini vierteln und in dünne Scheibchen schneiden. Grüne Bohnen in mundgerechte Stücke zerteilen, zum Reis geben, 5 Minuten kochen. Dann Spargel, Zucchini und Erbsen zugeben und in weiteren 5 Minuten zart garen.
Den Spinat fein hacken, dazugeben und alles mit Salz und Pfeffer abschmecken. Auf Suppenteller verteilen und mit Minze, Basilikum und Parmesan bestreuen.

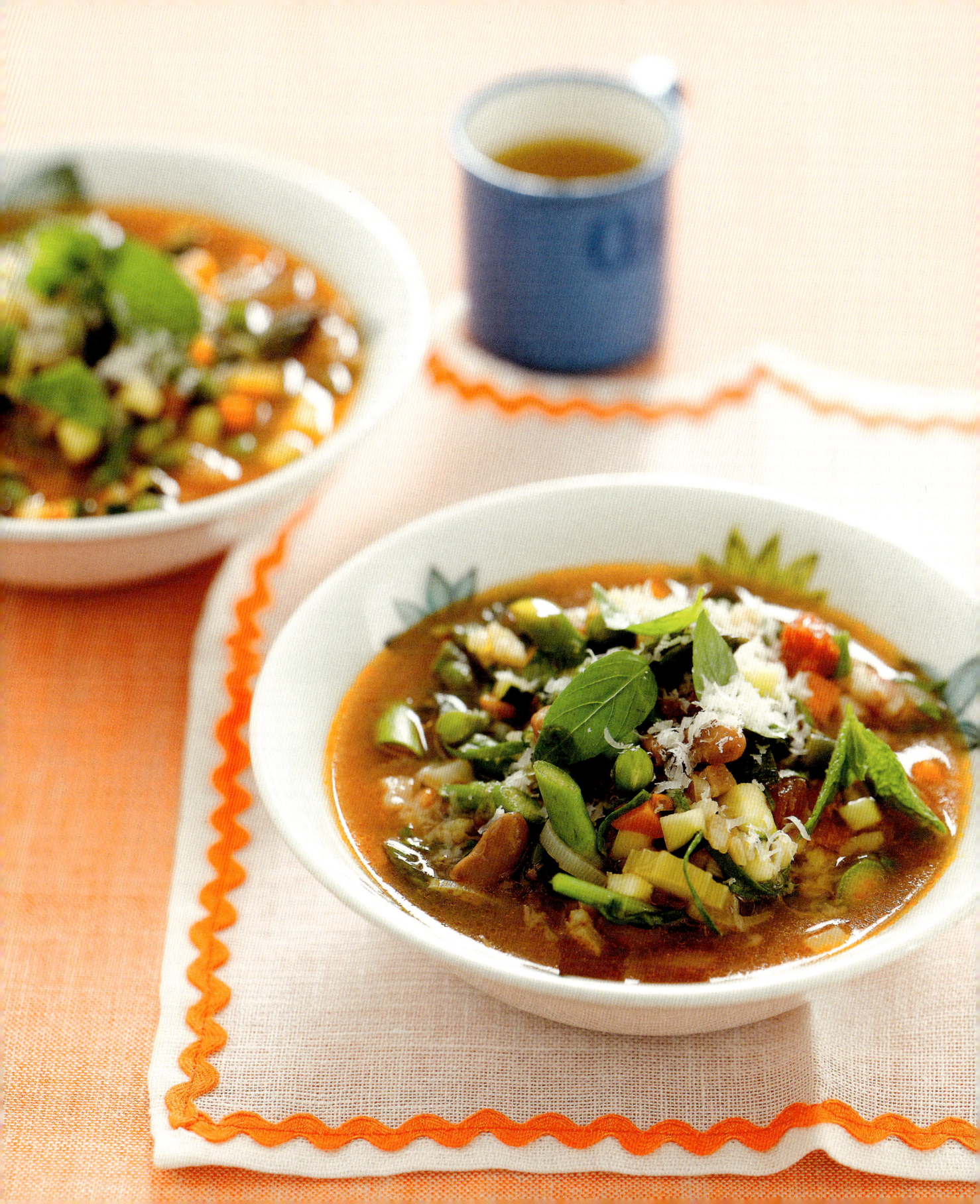

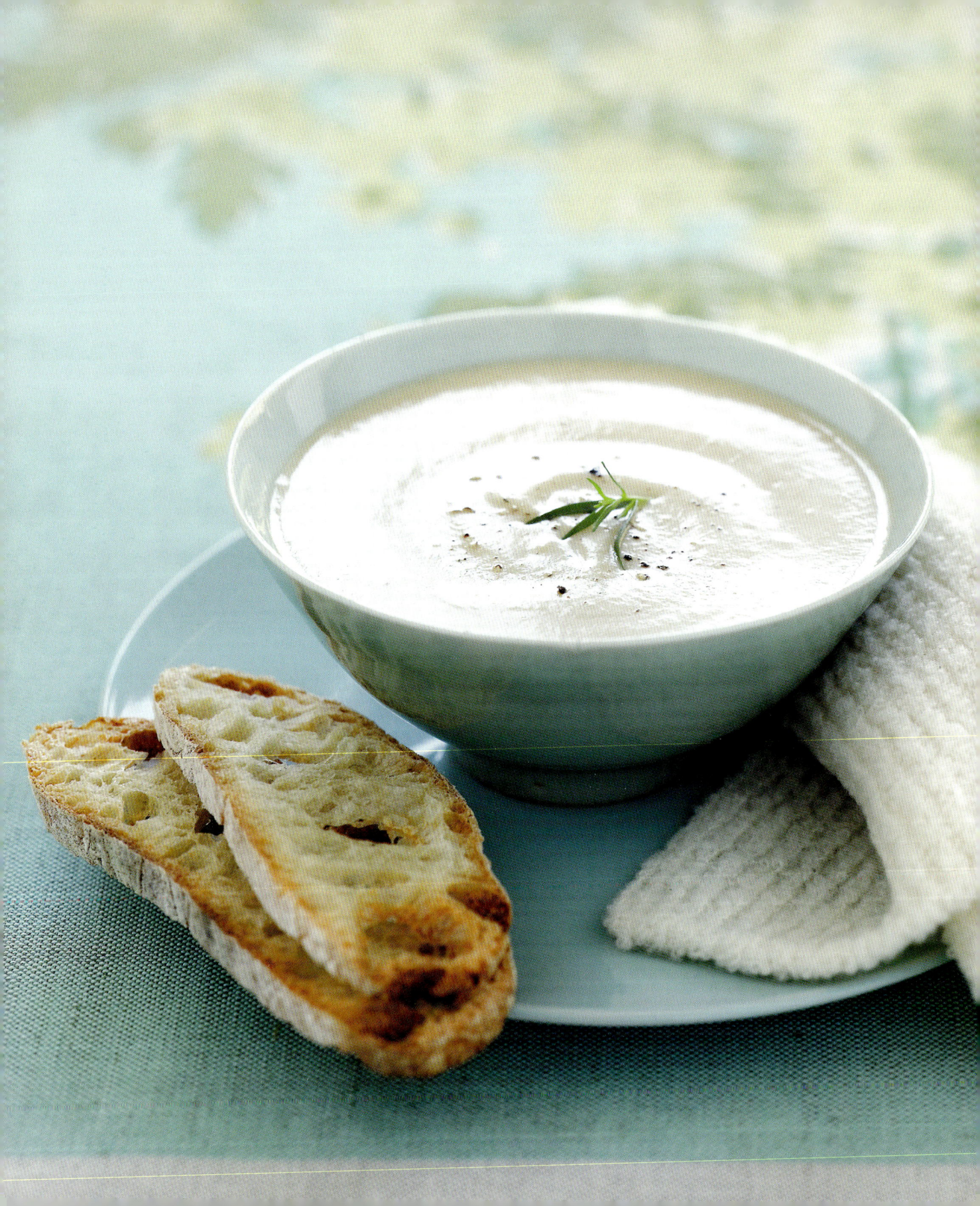

‹ Blumenkohlsuppe mit Kreuzkümmel und gerösteten Mandeln

Mandeln liefern Kalzium und eine ordentliche Portion Zink. Neben dem Naschen roher Mandeln (die mir endlose Nachmittage im Büro überstehen halfen), suchte ich daher Wege, sie in viele Gerichte einzubinden. Hier machen sie die Suppe anstelle von Sahne cremig und tragen zum orientalischen Charme bei.

Ergibt 2 Portionen (und 2 weitere zum Einfrieren)

60 g abgezogene Mandeln
1 kleiner Blumenkohl (ca. 700 g)
1 große mehligkochende Kartoffel
1 EL Olivenöl extra vergine
1 Porreestange, nur der weiße Teil
1 große Knoblauchzehe
1 TL gemahlener Kreuzkümmel
1 l Hühnerbrühe (siehe Seite 56)
Estragon zum Garnieren
Meersalz, frisch gemahlener schwarzer Pfeffer
Ciabatta oder dunkles Brot als Beilage

Den Ofen auf 180 °C vorheizen. Die Mandeln darin 6–8 Minuten goldgelb rösten, anschließend abkühlen lassen. Währenddessen den Blumenkohl in Röschen zerteilen, die Kartoffel schälen, in grobe Würfel schneiden und beides beiseitestellen.
Den Porree in feine Würfel schneiden und in Öl bei mittlerer Hitze 6–8 Minuten glasig dünsten. Den Knoblauch fein hacken und mit dem Kreuzkümmel dazugeben. Etwa 30 Sekunden mitdünsten, dann den Blumenkohl, die Kartoffeln und die Brühe zugeben und einmal aufkochen. Die Hitze reduzieren und die Suppe zugedeckt 20 Minuten köcheln lassen. Vom Herd nehmen, die Mandeln einrühren und zugedeckt 5 Minuten ruhen lassen.
Schließlich mit einem Stabmixer pürieren und mit Salz und Pfeffer abschmecken. Die Suppe in tiefe Teller oder Schüsseln geben und mit Estragon und frisch gemahlenem schwarzen Pfeffer garnieren, dazu getoastetes Brot servieren.

Brokkoli-Kartoffel-Suppe mit Cheddar

Diese Suppe ist in den ersten 3 Monaten besonders gut. Der Brokkoli enthält viel Folsäure (Folat), die Kartoffeln viel Vitamin C, das die Eisenaufnahme aus pflanzlichen Lebensmittel deutlich verbessert. Obwohl es auch ohne geht, bringt der Cheddar doch ein rundes Aroma und eine gute Dosis Kalzium mit. Wenn Sie 1 Jahr weiterdenken und die Chilischote weglassen, ist diese Suppe hervorragend geeignet, um Ihr Baby an feste Nahrung heranzuführen.

Ergibt 2 Portionen (und 2 weitere zum Einfrieren)

400 g mehligkochende Kartoffeln
1 EL Olivenöl extra vergine
1 Porreestange, nur der weiße Teil
2 Knoblauchzehen
1 rote Chilischote
375 ml Hühnerbrühe (siehe Seite 56)
200 g Brokkoli
50 g Farmhouse-Cheddar oder alter Gouda
Meersalz, frisch gemahlener schwarzer Pfeffer

Die Kartoffeln schälen, in grobe Würfel schneiden und beiseitestellen. Den Porree in feine Würfel schneiden und in Öl bei mittlerer Hitze 6–8 Minuten glasig dünsten. Den Knoblauch fein hacken, die Chili halbieren und entkernen, beides dazugeben und weitere 30 Sekunden dünsten.
Die Kartoffeln und die Brühe zugeben und einmal aufkochen. Die Hitze reduzieren und zugedeckt 20–25 Minuten köcheln lassen, bis die Kartoffeln weich sind. Mit Salz und Pfeffer abschmecken. Den Brokkoli in Röschen zerteilen, zugeben und zugedeckt in etwa 5 Minuten gar kochen.
Die Chili entfernen (oder nicht, falls Sie es sehr scharf mögen) und die Suppe mit einem Stabmixer pürieren. Den Käse reiben und die Hälfte einrühren. Die Suppe in flache Teller oder Schüsseln geben und mit dem restlichen Käse bestreuen. Die Teller 1–2 Minuten unter dem Grill überbacken, bis der Käse goldbraune Blasen wirft. Sofort servieren.

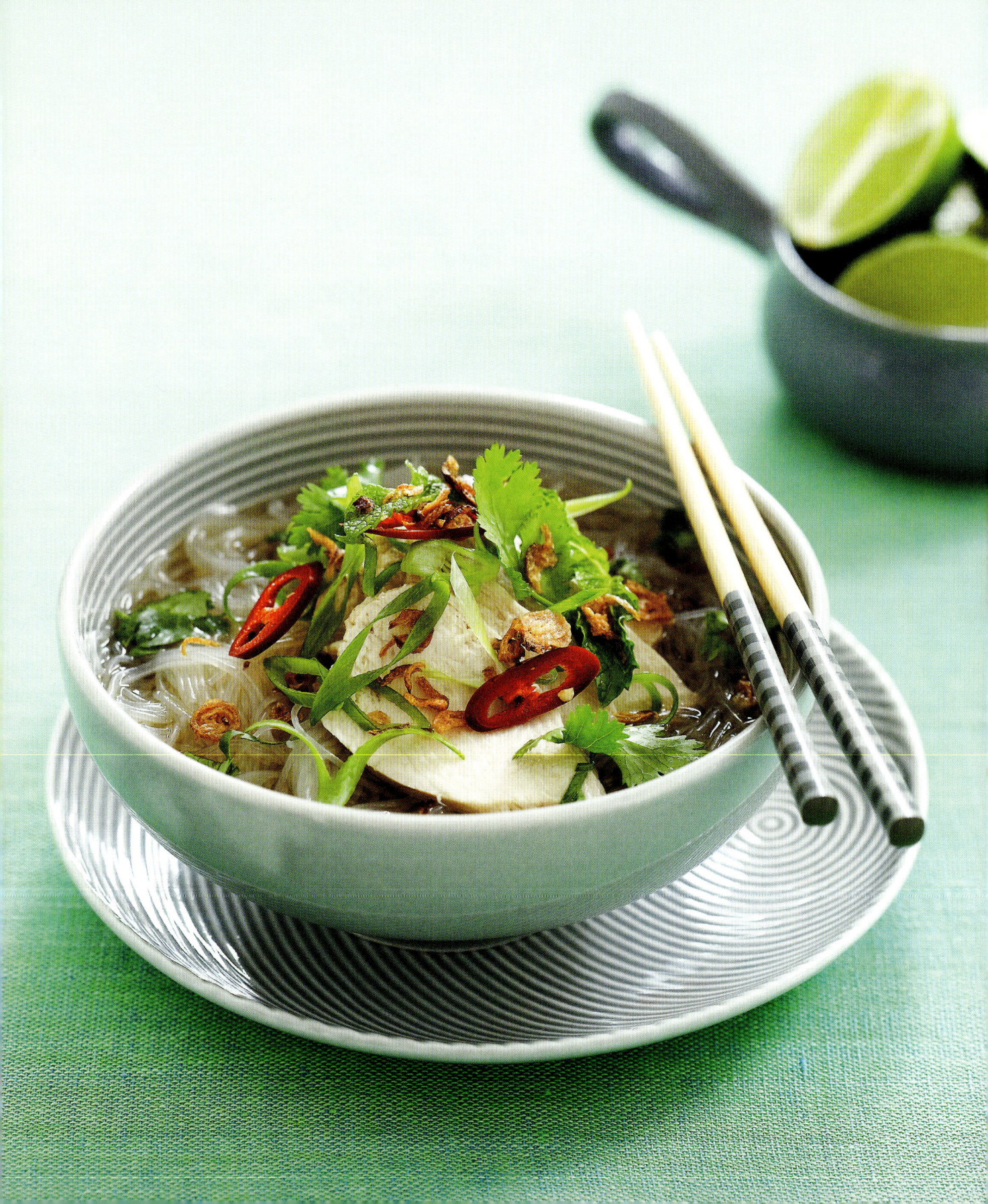

Vietnamesische Hühner-Nudel-Suppe

Während beider Schwangerschaften liebte ich die Leichtigkeit und Frische der vietnamesischen Küche besonders. Diese leicht abgewandelte, vereinfachte Version der berühmten "Chicken Pho" wurde eine meiner Lieblingsspeisen. Besonders zu Beginn fand ich die Verbindung von Ingwerbrühe und Nudeln sehr beruhigend. Frittierte Zwiebelringe werden aus feinst geschnittenen Schalotten gemacht und selbst kleinste Mengen tragen zu einem tollen Aroma bei. Sie sind in Asialäden erhältlich und halten sich ewig.

Ingwer schälen und in feine Scheiben schneiden. Den weißen Teil der Frühlingszwiebeln zerdrücken, den Rest ebenfalls in feine Scheiben schneiden. Den Knoblauch zerdrücken. Die Brühe mit Pfefferkörnern, Ingwer, Knoblauch, frittierten Zwiebelringen, Fisch- und Sojasauce und den weißen Teilen der Frühlingszwiebeln bei mittlerer Hitze einmal aufkochen, die Hitze reduzieren und 5 Minuten leicht köcheln lassen. Das Hähnchenbrustfilet zugeben und 12–15 Minuten in der Brühe garen. Das Fleisch herausnehmen, etwas abkühlen lassen, in mundgerechte Stücke teilen und beiseitestellen.

Die Brühe durch ein Sieb in einen frischen Topf gießen, abschmecken und bei mittlerer Hitze zum Kochen bringen.

Währenddessen die Vermicelli in kochendem Wasser 2 Minuten fast gar kochen, dann abgießen. Die Nudeln auf tiefe Teller oder Suppenschüsseln verteilen, die Hühnchenstücke dazugeben und mit den gehackten Kräutern bestreuen. Die Brühe darübergießen und mit dem Grün der Frühlingszwiebeln, den Korianderblättchen und einigen frittierten Zwiebelringen garnieren. Die Chili in Ringe schneiden und ebenfalls über die Suppe geben. Mit Limettenspalten servieren.

Ergibt 2 Portionen

2 cm Ingwer
2 Frühlingszwiebeln
1 kleine Knoblauchzehe
1 l Hühnerbrühe (siehe Seite 56)
4 schwarze Pfefferkörner
2 TL frittierte Zwiebelringe zzgl. einige zum Garnieren
2 TL Fischsauce
2 TL leichte Sojasauce
1 Hähnchenbrustfilet
200 g Reis-Vermicelli
2 EL gehackte Minze
1 EL gehackter Koriander
rote Chilischote, Koriander und Limettenspalten zum Garnieren
Meersalz, frisch gemahlener schwarzer Pfeffer

Zehn schnelle Snacks und Zwischenmahlzeiten

1. Sandwich Caprese Gegrillte Ciabattascheiben mit Pesto (siehe Seite 42) bestreichen und mit Scheiben von reifen Tomaten und Mozzarella belegen. Mit frischem Basilikum bestreuen, mit Meersalz und frisch gemahlenem schwarzen Pfeffer abschmecken und eine zweite Scheibe Brot auflegen.

2. Thunfisch-Oliven-Tramezzini Thunfisch aus der Dose (siehe Seite 38) mitsamt dem Öl im Mixer zusammen mit entsteinten sizilianischen grünen Oliven, gehacktem Knollenfenchel, fein geriebener Zitronenschale und Mandelblättchen pürieren. Etwas gehackte Blattpetersilie unterrühren. Auf ein gebuttertes Brot streichen, eine weitere Scheibe auflegen und in Dreiecke teilen.

3. Falscher Caesar Salad Bereiten Sie einen Salat aus gegrilltem Hähnchenbrustfilet, Spargel, Romanasalatherzen und dem Sardellen-Parmesan-Dressing von Seite 60 zu. Einige Croûtons und Viertel von 1 hart gekochten Ei dürfen nicht fehlen.

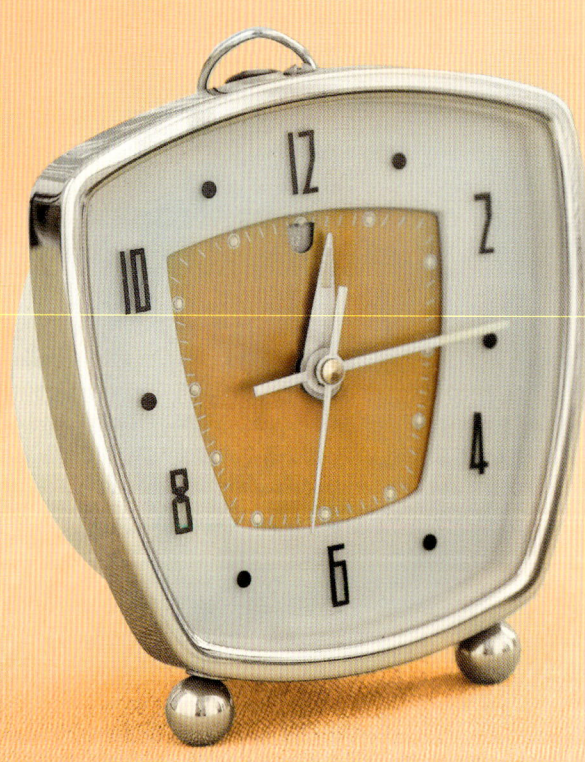

4. Gerolltes Spargel-Ei-Sandwich

Perfekt zum Mitnehmen: Weiches Toastbrot buttern und mit je 1 gedünsteten Spargelstange und 1 gehackten, hart gekochten Ei belegen. Mit Meersalz und schwarzem Pfeffer würzen. Die Brotrinden abschneiden und das Brot aufrollen.

5. Hühnchenbaguette mit Mandelpaste

Für die Mandelpaste 90 Gramm geröstete, geschälte Haselnüsse, 60 Gramm geröstete, abgezogene Mandeln und 60 Milliliter Hühnerbrühe (siehe Seite 56) im Mixer pürieren. Bei laufendem Motor weitere 75–125 Milliliter Brühe, eine zerstoßene Knoblauchzehe, eine Scheibe kräftiges Holzofenbrot (eingeweicht und ausgedrückt), 1 Esslöffel Olivenöl und 3 Teelöffel Sherryessig zugeben. Abschmecken und 1 Esslöffel gehackte Kapern unterrühren.
Ein Stück Baguette oder ein Baguettebrötchen mit pochiertem und zerpflücktem Hähnchenbrustfilet belegen, mit Mandelpaste bestreichen, Salatblätter (Feldsalat, Frisée oder Kopfsalat) auflegen.

6. Mangold-Ricotta-Frittata

In einer ofenfesten Pfanne Frühlingszwiebeln und Knoblauch anbraten. Grob gehackten Mangold oder Schwarzkohl zugeben und unter Rühren zusammenfallen lassen. 4 Eier mit 100 Gramm frischem Ricotta und etwas geriebenem Pecorino verquirlen und in die Pfanne gießen. Im vorgeheizten Ofen bei 200 °C 15 Minuten backen, bis die Eier in der Mitte gerade fest sind.

7. Hähnchen-Avocado-Salat mit Sellerie

Pochiertes und zerpflücktes Hähnchenbrustfilet mit Friséesalat, Avocadospalten, Kopfsalat, dünn gehobeltem Sellerieherz (Ansatz der Selleriestangen) und in Stücke geschnittenen, gedünstetem Spargel mischen. Die Kräutercreme von Seite 34 darübergeben – nach Geschmack kann der Estragon durch Basilikum ersetzt werden.

8. Bunter Bohnensalat

Eine Dose Kichererbsen abspülen, abtropfen und mit Rucola, halbierten Rispentomaten, Gurkenstücken und gedünsteten jungen grünen Bohnen mischen. Mit einer klassischen Vinaigrette mit Dijonsenf, zerstoßenem Knoblauch, gutem Rotweinessig und Olivenöl extra vergine anmachen. Nach Belieben 1 hartgekochtes, gevierteltes Ei zugeben.

9. Skandinavischer Forellensalat

Filets von der Regenbogenforelle oder vom Lachs dünsten und in Stücke teilen. Mit geriebener Gurke, feinen Apfelscheiben, Brunnenkresse und Dill mischen und mit Zitronensaft und Olivenöl anmachen. Etwas Crème fraîche, groben Senf, Schnittlauchröllchen, Meersalz und frisch gemahlenen schwarzen Pfeffer mischen und auf den Salat geben.

10. Tortilla mit Brokkolini und Ziegenkäse

Einen halben Brokkolini (Kreuzung zwischen Gai-Lan und Brokkoli) bzw. Spargelbrokkoli säubern, blanchieren und abgießen. In einer ofenfesten Pfanne etwas Butter zerlassen, den Brokkolini zugeben und mit etwas zerdrücktem Ziegenkäse bestreuen. Mit frisch gemahlenem schwarzen Pfeffer mischen und erhitzen, bis die Butter zischt. 6 Eier darüberschlagen und im vorgeheizten Ofen bei 200 °C 8 Minuten backen, bis die Eier in der Mitte gerade fest sind. Nach Belieben kann der Brokkolini durch Zucchini ersetzt und mit etwas Basilikum verfeinert werden.

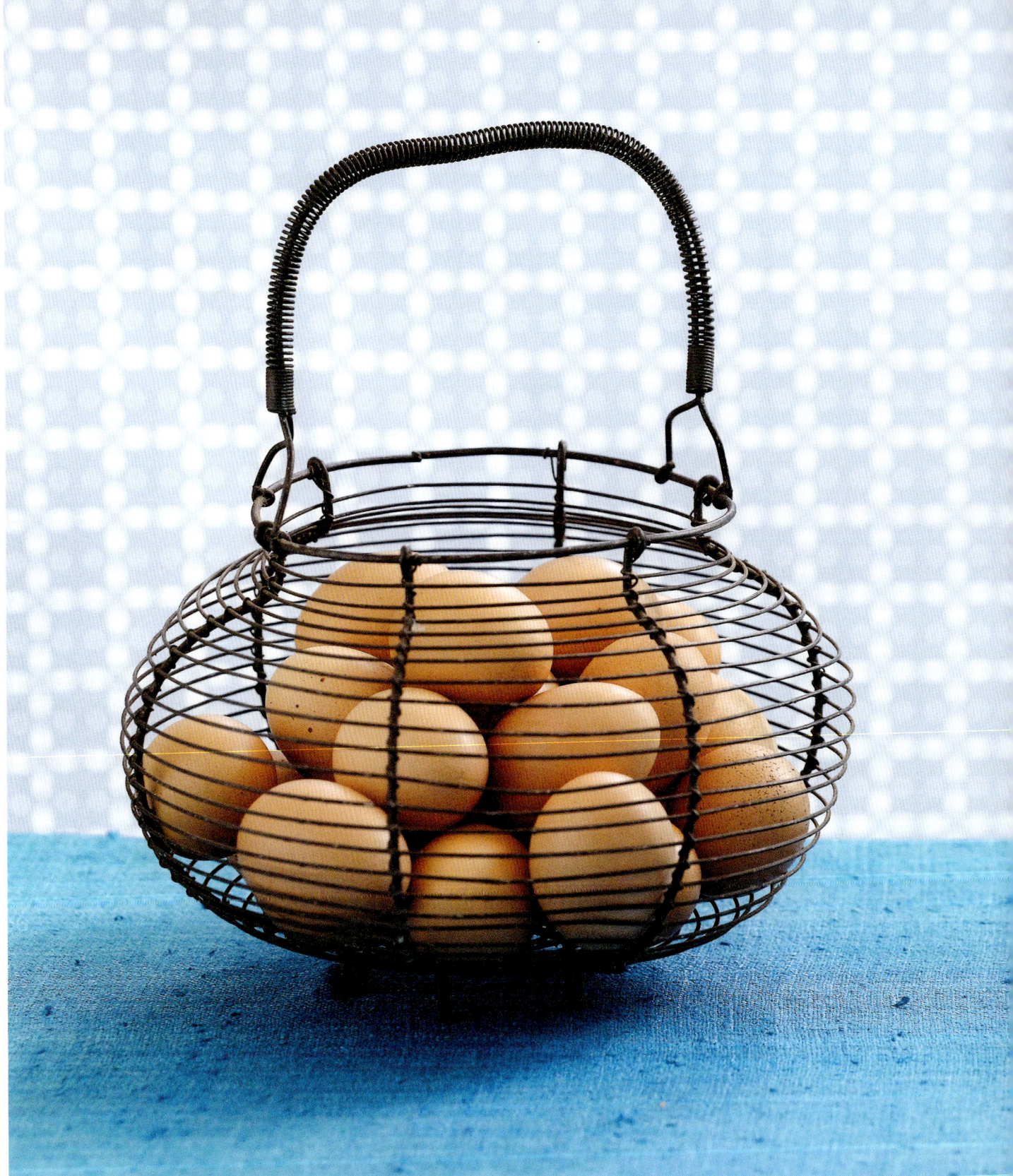

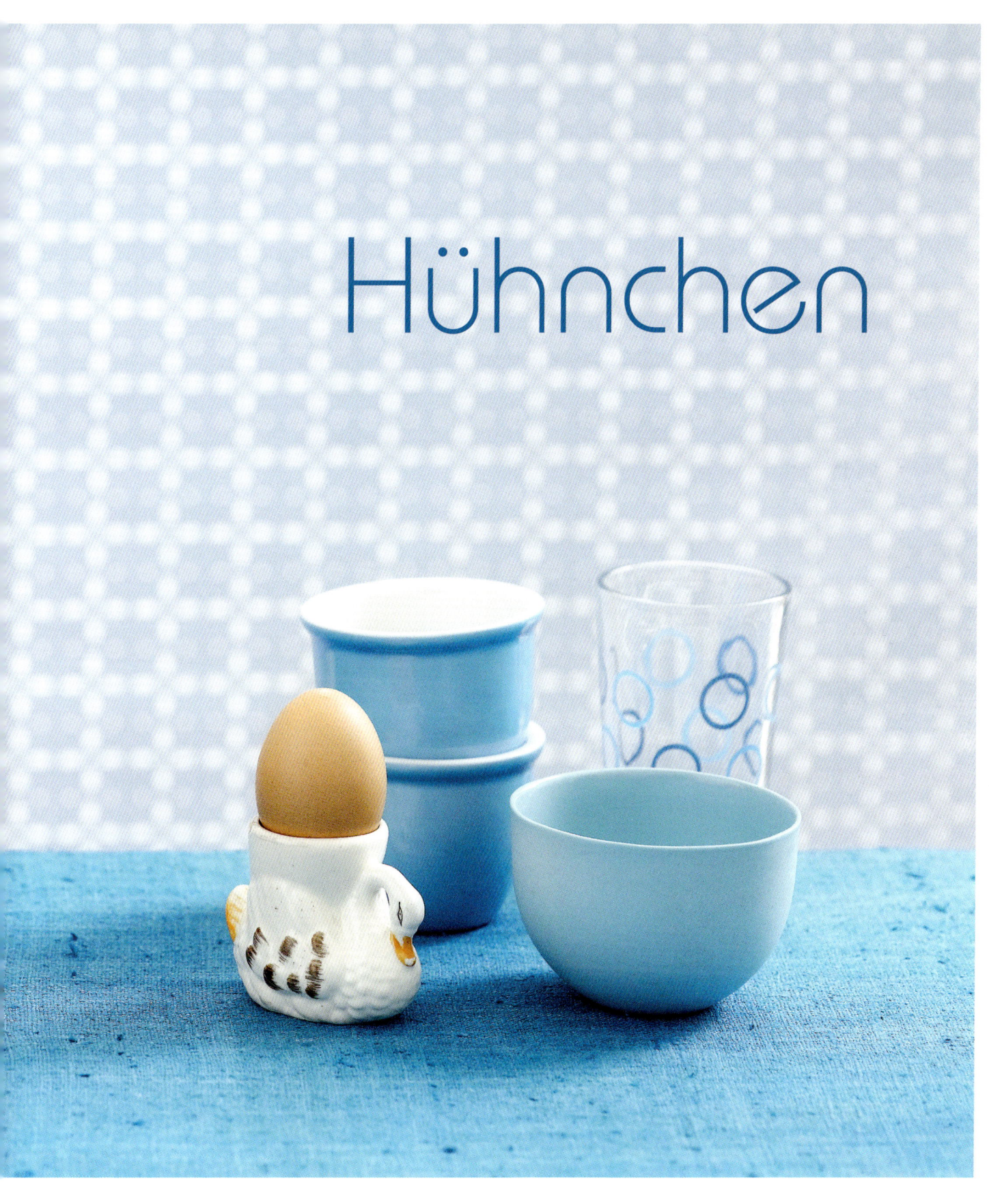

Hühnchen

Hähnchenbrustfilet mit Sesamkruste und Spinatsalat

Ergibt 2 Portionen

Spinatsalat
200 g Baby-Spinat
100 g tiefgekühlte,
   küchenfertige Edamame
1 EL Sesamöl
60 ml Shoyu (milde Sojasauce)
1 EL Zitronensaft

Hähnchenbrustfilet
400 g Hähnchenbrustfilet
2 EL Vollkornmehl
1 Ei
1 EL Milch
200 g Sesamsamen
1 EL Sonnenblumenöl
20 g Butter in Stückchen
Meersalz, frisch gemahlener
   schwarzer Pfeffer
gedämpfter Reis als Beilage

In Japan werden ganze, junge Sojabohnen Edamame genannt. Diese habe ich hier mit Baby-Spinat und paniertem Hähnchenbrustfilet kombiniert. Die Sesamkruste ist mit Kalzium, Eisen und Magnesium allerdings gesünder als die klassische Panade mit Semmelbröseln. Edamame sind reich an Ballaststoffen, Proteine, Omega-3-Fettsäuren, Kalzium und B-Vitaminen. Man kauft sie meist tiefgekühlt in großen Asialäden, in der Hülse oder küchenfertig. In Salzwasser gekocht werden die restlichen Bohnen zur schnellen Zwischenmahlzeit.

Die Filets horizontal halbieren, mit Backpapier abdecken und mit einem Nudelholz oder einem Fleischklopfer auf 5 Millimeter Dicke klopfen bzw. ausrollen.
Ein Backblech mit Backpapier auslegen. Das Mehl in einer Schüssel mit Salz und Pfeffer würzen. Das Ei mit der Milch in einer zweiten Schüssel gut verquirlen und die Sesamsamen in eine dritte Schüssel geben. Die Hühnchenstücke erst im Mehl, dann im Ei und anschließend in den Sesamsamen wälzen, die Panade andrücken. Dann auf das Backblech legen, mit Frischhaltefolie abdecken und kalt stellen.
Den Spinat waschen und in wenig Wasser bei mittlerer Hitze zusammenfallen lassen. Abgießen, fest ausdrücken und beiseitestellen. Die Edamame in kochendem Wasser ca. 3 Minuten gar kochen, abgießen und zum Spinat geben. Mit Sesamöl beträufeln und beiseitestellen.
Shoyu und Zitronensaft mischen, 1 Esslöffel über den Spinatsalat geben und den Rest in einem Schüsselchen zum Salat servieren.
Das Sonnenblumenöl mit der Butter stark erhitzen. Die Hähnchenbrustfilets hineingeben und von jeder Seite 4 Minuten goldbraun braten. Sie müssen ganz durchgegart sein. Auf Küchenpapier abtropfen lassen und in breite Streifen schneiden.
Die Fleischstücke mit dem gedämpften Reis, dem Salat und dem zusätzlichen Dressing servieren.

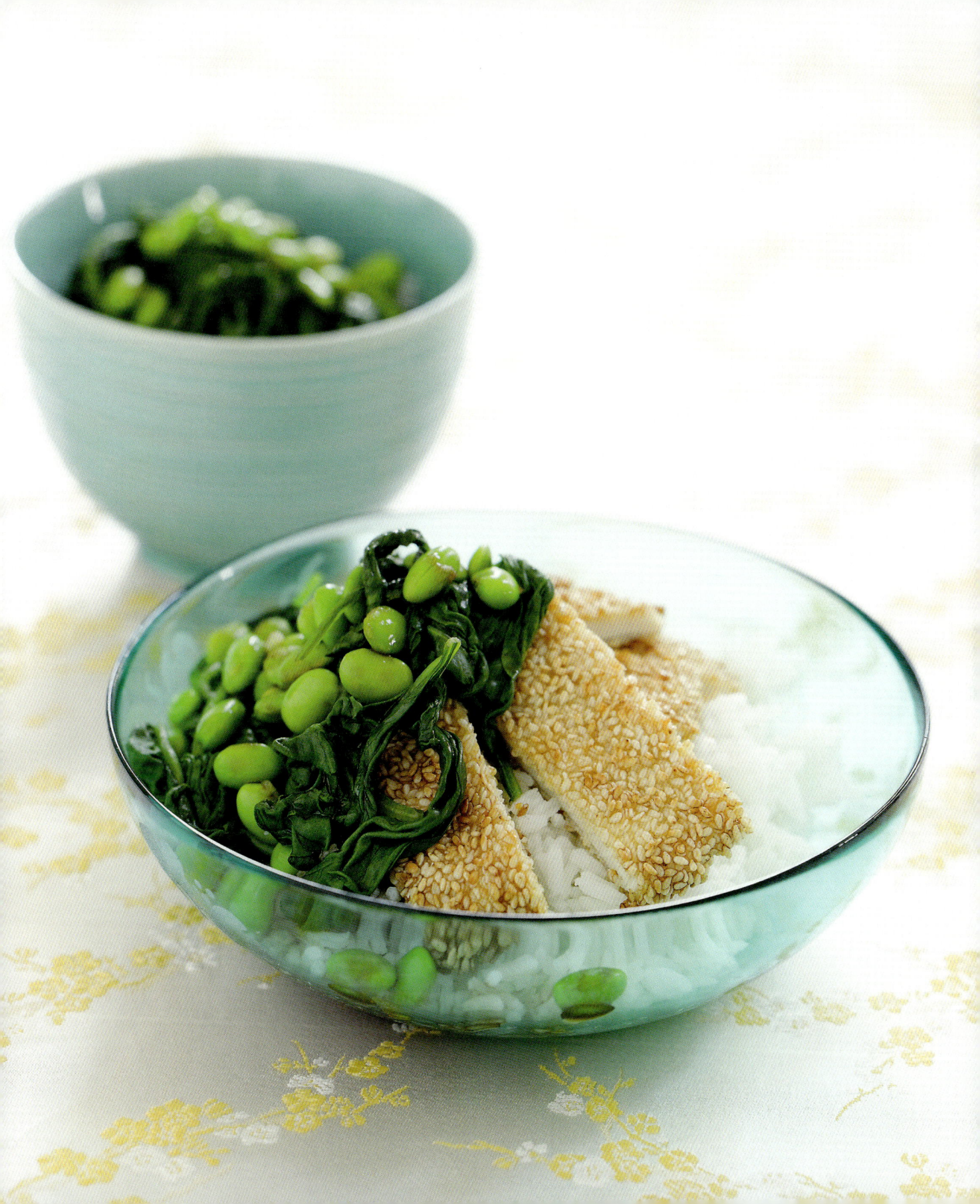

Hähnchenbrustfilets, Pak Choi und Shanghai-Nudeln

Ergibt 2 Portionen

200 g Hähnchenbrustfilet
2 TL leichte Sojasauce
1 Knoblauchzehe
1 EL gesalzene schwarze
    Bohnen aus der Dose
1 EL helle Sojasauce
1 EL Austernsauce
2 EL Hühnerbrühe
200 g frische Shanghai-Nudeln
    (dicke asiatische Eiernudeln)
1 EL Sesamöl
2 EL Sonnenblumenöl
1 Bd. junge Pak-Choi-Blätter
1 Knoblauchzehe
½ TL frisch geriebener
    Ingwer
Salz

Obwohl ich fast nie Alkohol trinke (und daher das Alkoholverbot in der Schwangerschaft kaum bemerkte), koche ich oft damit. In dieses Gericht geb ich üblicherweise einen Schuss Reiswein zur Sojasauce, aber in der Schwangerschaft hab ich ihn einfach weggelassen. Dieses Gericht aus meiner Kindheit liefert eine ausgewogene Mahlzeit mit Proteinen und Kohlenhydraten aus reichlich Gemüse.

Die Filets diagonal in dünne Scheiben schneiden, mit der Sojasauce beträufeln und im Kühlschrank mindestens 20 Minuten marinieren.
Währenddessen die Bohnensauce zubereiten. Dazu den Knoblauch fein hacken und mit den schwarzen Bohnen, der Sojasauce, der Austernsauce und der Brühe im Mörser zu einer Paste verarbeiten.
Die Nudeln in Salzwasser 3–4 Minuten bissfest garen und abgießen. Unter kaltem Wasser abspülen, in den Topf zurückgeben und mit Sesamöl beträufeln. 1 Esslöffel des Sonnenblumenöls im Wok erhitzen. Die Pak-Choi-Blätter längs halbieren, dazugeben und unter Rühren 1–2 Minuten dünsten. Das Gemüse herausnehmen und beiseitestellen. Das restliche Sonnenblumenöl erhitzen und das Hühnchenfleisch 3–4 Minuten von allen Seiten braten, es muss ganz durchgegart sein. Den Knoblauch fein hacken und mit dem Ingwer zugeben, 30 Sekunden braten, dann die Bohnensauce zugeben und aufkochen. Die Nudeln und den Pak Choi in den Wok geben und alles mischen. Mit etwas Sesamöl beträufeln und sofort servieren.

Hühnerbrühe **Ergibt ca. 1¼ Liter** Etwa 1 Kilogramm gehackte Hühnerknochen mit reichlich Wasser abspülen. Die Knochen in einen großen Topf geben, 1 grob gehackte Karotte, 1 geviertelte Zwiebel, 6 schwarze Pfefferkörner, 1 Bouquet garni (1 Thymianzweig, 1 Lorbeerblatt und 1 Stängel glatte Petersilie mit Küchenfaden zusammengebunden) und 1½ Liter Wasser zugeben. Bei geringer Hitze 2 Stunden sieden, dabei häufig abschäumen. Die Brühe durch ein Sieb in eine große Schüssel gießen. Höchstens 1 Stunde abkühlen lassen (sonst entwickeln sich Bakterien), dann kalt stellen. Aus dem Kühlschrank innerhalb von 1–2 Tagen verbrauchen oder portionsweise einfrieren und innerhalb eines Monats verbrauchen. Die Brühe bei späterer Verwendung aufkochen, um Bakterienwachstum zu verhindern.

Hühnerfrikassee mit Fettuccine

Ich habe nie geglaubt, dass gesunde Ernährung geschmacklich fad oder asketisch sein muss, und dieses Rezept ist der Beweis. Es ist nicht nur kinderleicht zuzubereiten, sondern kommt mit der Zitronensauce geradezu luxuriös daher – vor allem in Verbindung mit feinstem Frühlingsgemüse. Der Verjus ist ein Saft aus unreifen, grünen Trauben, der sich super als Ersatz für Wein eignet. Er kann durch Zitronensaft oder milden Weinessig ersetzt werden.

Sonnenblumenöl und Butter in einer Pfanne mit Deckel stark erhitzen. Die Schlegel salzen und pfeffern, in die Pfanne geben und 5–6 Minuten von jeder Seite goldbraun braten. Herausnehmen und beiseitestellen.
Inzwischen die Bohnen und die Karotten jeweils separat in kochendem Wasser 1–2 Minuten blanchieren, abgießen und beiseitestellen.
Porree und Knoblauch fein hacken. Das überschüssige Fett aus der Pfanne abgießen und den Porree in 3–4 Minuten weich dünsten. Den Knoblauch zugeben und 30 Sekunden mitdünsten. Das Mehl darüberstäuben, umrühren und 2 Minuten braten. Den Verjus zugeben und die Flüssigkeit bei starker Hitze unter gelegentlichem Rühren reduzieren. Die Hähnchenschlegel und den Thymian dazugeben, die Brühe angießen und aufkochen. Die Karotten zugeben und zugedeckt bei geringer Hitze 35 Minuten gar köcheln.
Hähnchenschlegel und Karotten aus der Pfanne nehmen und beiseitestellen.
Den Sud bei starker Hitze 6 Minuten reduzieren und etwas eindicken.
Inzwischen die Nudeln nach Packungsangabe in Salzwasser al dente kochen.
Abgießen, in den Topf zurückgeben, die Butter unterrühren und beiseitestellen.
Die Sahne und die abgeriebene Zitronenschale in einem kleinen Topf aufkochen.
Bei starker Hitze 4 Minuten eindicken, 1 Spritzer Zitronensaft zugeben und mit Salz und Pfeffer abschmecken.
Die Zitronensauce unter Rühren zum Hähnchensud geben, Schlegel, Karotten und Bohnen zugeben und alles zusammen erhitzen. Mit Petersilie bestreuen und mit Fettuccine servieren.

Ergibt 2 Portionen

1 EL Olivenöl extra vergine
20 g Butter
2 Hähnchenschlegel
100 g Brechbohnen
1 Bd. Baby-Karotten
1 Porreestange, nur der
    weiße Teil
1 große Knoblauchzehe
1 EL Vollkornmehl
75 ml Verjus
1 Thymianzweig
250 ml Hühnerbrühe (siehe
    Seite 56)
200 g frische Fettuccine
20 g Butter
125 ml Sahne
abgeriebene Schale von
    1 kleinen Zitrone
Saft von ½ Zitrone
1 EL gehackte glatte Petersilie
Meersalz, frisch gemahlener
    schwarzer Pfeffer

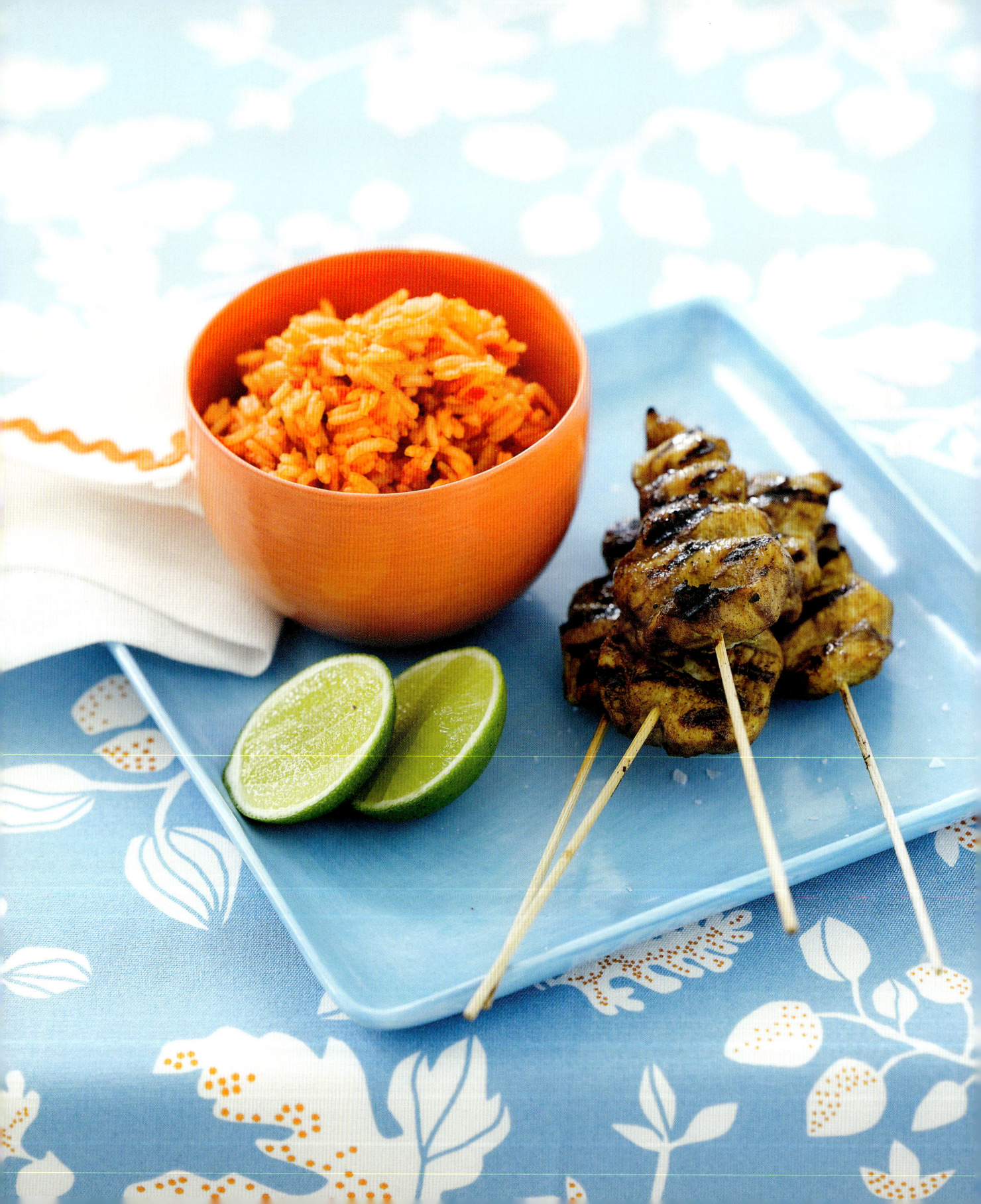

Gegrillte Hähnchenspieße mit Tomatenreis

Ich gestehe, dass Huhn außerhalb der Schwangerschaften gar nicht mein Lieblingsessen ist. Das änderte sich, als ich kein rohes Fleisch mehr verarbeiten mochte, Huhn aber wohl. Der Tomatenreis ist ein vietnamesischer Pilaw, der auch für sich allein ganz köstlich ist, aber hier ein angemessenes Bett für die Hähnchenspieße bietet. Der Reis passt auch gut zum Schweinefilet mit Zitronengras (siehe Seite 91) oder zum vietnamesischen Pfeffersteak (siehe Seite 95).

Die Bambusspieße für 30 Minuten in Wasser einlegen. Den Knoblauch fein hacken, den Anisstern zerstoßen und in einer flachen Schüssel mit der Fünf-Gewürze-Mischung, dem Kurkuma, der Sojasauce, der Austernsauce und dem Sonnenblumenöl verrühren, mit Salz und Pfeffer abschmecken. Die Filets in insgesamt 16 etwa 4 Zentimeter breite Streifen schneiden, in die Marinade geben und gut vermischen. Mit Frischhaltefolie abdecken und im Kühlschrank mindestens 20 Minuten marinieren. Anschließend je 2 Fleischstreifen s-förmig auf die Spieße stecken (nicht zu eng aneinander drücken) und zugedeckt kalt stellen.
Für den Tomatenreis die Schalotten und den Knoblauch fein hacken und 1 Minute im Sonnenblumenöl bei mittlerer Hitze anbraten. Die Tomate entkernen und fein hacken und mit dem Tomatenmark und der -sauce zu den Schalotten geben. Kurz erwärmen, gut verrühren, den Reis unterrühren, 2 Tassen Wasser dazugeben und aufkochen. Bei geringer Hitze zugedeckt 10–15 Minuten garen, bis der Reis die Flüssigkeit absorbiert hat. Den Reis mit einer Gabel auflockern und die Butter unterrühren. Zugedeckt beiseitestellen.
Eine Grillpfanne stark erhitzen. Die Pfanne leicht mit Öl bestreichen, die Hitze etwas reduzieren und die Spieße ca. 10 Minuten braten, dabei öfters wenden. Das Fleisch muss ganz durchgegart sein. Mit dem Tomatenreis und leicht gesalzenen Zitronenscheiben servieren.

Ergibt 2 Portionen

Hähnchenspieße
1 Knoblauchzehe
¾ TL Fünf-Gewürze-Mischung
¼ TL gemahlenes Kurkuma
1 Anisstern oder ¼ TL gemahlener Sternanis
1 EL helle Sojasauce
1 EL Austernsauce
1 EL Sonnenblumenöl zzgl. etwas zum Grillen
2 kleine Hähnchenbrustfilets
Zitronen- oder Limettenscheiben zum Servieren
Meersalz, frisch gemahlener schwarzer Pfeffer
8 Bambusspieße

Tomatenreis
2 rote oder gelbe Schalotten
1 Knoblauchzehe
1 EL Sonnenblumenöl
1 reife Tomate
2 EL Tomatenmark
2 EL Tomatensauce
1 Tasse Jasminreis
20 g Butter

Huhn mit Sardellen-Parmesan-Vinaigrette

Ergibt 2 Portionen

300–400 g Hähnchenbrustfilet

2 TL fein gehackter Rosmarin

1 EL Olivenöl extra vergine
   zzgl. etwas zum Braten

2 Sardellenfilets

1 Knoblauchzehe

100 g Parmesan

2 TL Dijonsenf

1½ TL alter Rotweinessig

90 ml Olivenöl extra vergine

1 Bd. grüner Spargel

1 Bd. Frühlingszwiebeln

Meersalz, frisch gemahlener
   schwarzer Pfeffer

Nennen Sie mich ruhig altmodisch, aber ich mag einen guten Caesar Salad. Leider ist der echte wegen des rohen Eigelbs in der Schwangerschaft nicht erlaubt. Eine würdige Alternative ist diese Vinaigrette mit Sardellenfilets, die nicht nur den falschen Caesar Salad von Seite 50 bereichert, sondern auch gut zu gegrilltem Hühnchen passt. Inzwischen habe ich herausgefunden, dass sie Steak, Lammfleisch und festem Fisch wie Makrele ebenfalls das gewisse Etwas gibt.

Die Hähnchenfilets mit Backpapier abdecken und mit einem Nudelholz oder einem Fleischklopfer 5 Millimeter dünn ausrollen. Das Fleisch in einer Glasschüssel mit dem Rosmarin und 1 Esslöffel des Olivenöls mischen und mit Salz und Pfeffer würzen. Gut vermischen, mit Frischhaltefolie abdecken und beiseitestellen.

Die Sardellenfilets und den Knoblauch grob hacken, den Parmesan reiben und mit Senf, Rotweinessig und Olivenöl in einem Mixer zu einer sämigen Vinaigrette pürieren. Abschmecken und beiseitestellen.

Etwas Olivenöl in einer Grillpfanne erhitzen und die Hähnchenfilets bei starker Hitze 4 Minuten von jeder Seite braten. Sie müssen vollkommen gar sein. Aus der Pfanne nehmen und warm halten.

Den Spargel gegebenenfalls schälen, die Frühlingszwiebeln in schmale Streifen schneiden. Spargel und Frühlingszwiebln mit Wasser bestreichen, salzen und in der heißen Grillpfanne 2–3 Minuten garen. Das Gemüse soll zart sein, aber nur leichte Grillmarken haben.

Das Hühnchenfleisch auf zwei Teller verteilen, das Dressing darübergeben und mit dem Gemüse servieren.

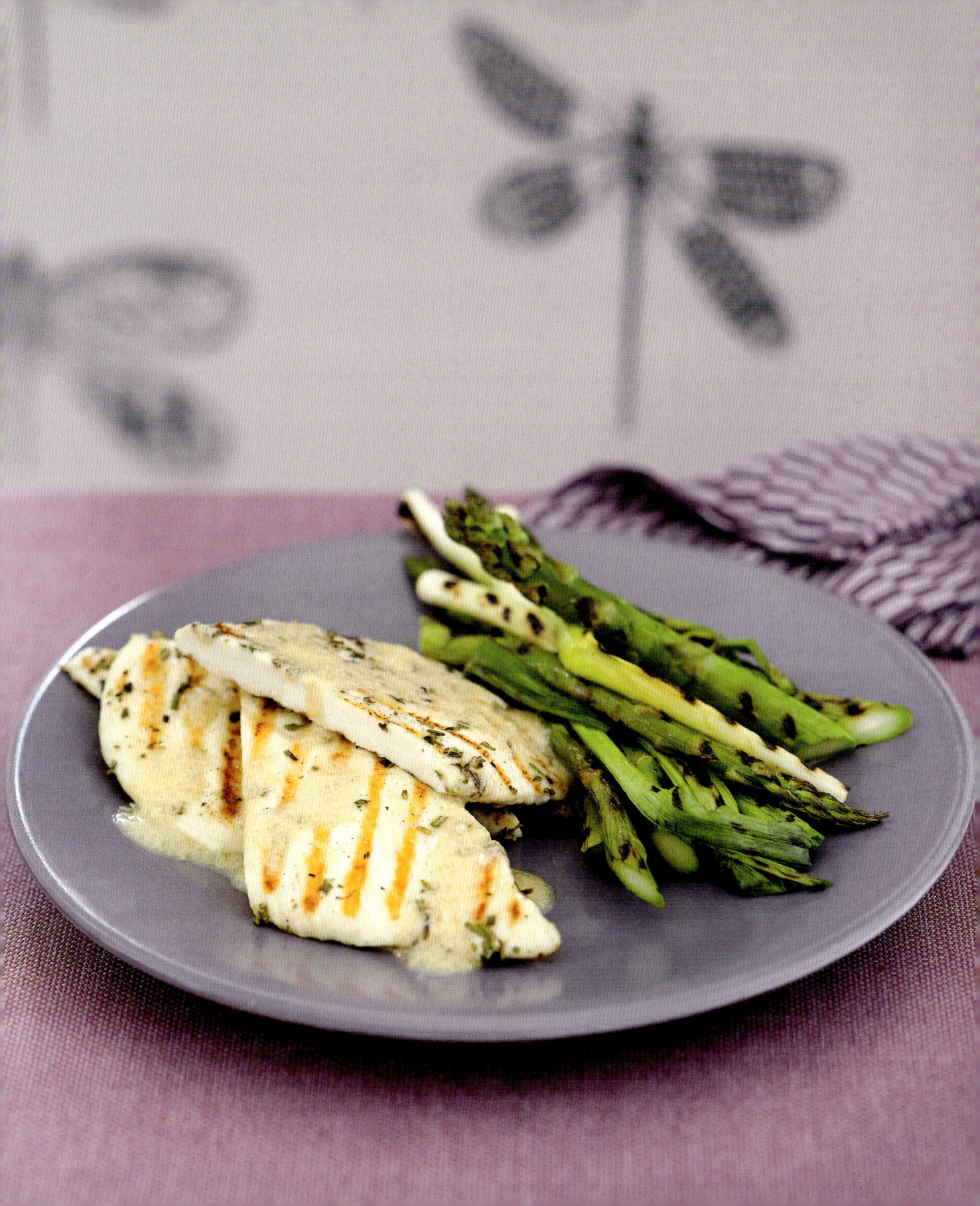

Brathähnchen Diavolo mit Zitronen-Fenchel-Kartoffeln

Ergibt 2–3 Portionen

Brathähnchen

1 Knoblauchzehe

1 frische rote Chilischote

2 TL fein gehackter Rosmarin

2 TL gehackter Oregano

2 TL gehackter Thymian

2 EL Olivenöl

1 Brathähnchen (ca. 1,2 kg),
am Rücken aufgeschnitten,
Rückgrat entfernt (das macht
auch gerne Ihr Metzger für
Sie)

Meersalz, frisch gemahlener
schwarzer Pfeffer

Rucola als Beilage

Zitronenspalten als Beilage

Zitronen-Fenchel-Kartoffeln

450 g kleine Kartoffeln

½ Fenchelknolle

1 EL Zitronensaft

½ TL getrockneter Oregano

4 Lorbeerblätter

40 ml Olivenöl extra vergine

Meersalz, frisch gemahlener
schwarzer Pfeffer

Genau wie Hühnersuppe ist auch Brathähnchen ein echtes Wohlfühlessen. Huhn ist darüber hinaus auch ein guter Eisenlieferant und die Kräuter bringen Gartenfrische in das Gericht. Falls Sie nicht gern scharf essen, lassen Sie die Chili einfach weg.

Den Knoblauch fein hacken, die Chili halbieren, entkernen und ebenfalls fein hacken. Kräuter, Knoblauch, Chili und 2 Esslöffel des Olivenöls mischen und das Hähnchen damit bestreichen. Mit Salz und Pfeffer würzen, mit Frischhaltefolie abdecken und im Kühlschrank mindestens 20 Minuten marinieren.

Den Ofen auf 200 °C vorheizen. Die Kartoffeln schälen und längs vierteln, in kochendem Salzwasser 1 Minute blanchieren, abgießen. Den Fenchel vierteln, mit den Kartoffeln, dem Zitronensaft, Oregano und Lorbeerblättern mischen. Mit Salz und Pfeffer abschmecken und alles gut vermischen.

Das Olivenöl in eine Auflaufform geben und im Ofen 2–3 Minuten erhitzen. Die Kartoffel-Fenchel-Mischung dazugeben und im Öl schwenken. Ein Kuchengitter über die Auflaufform legen. Das Hühnchen ausgebreitet mit der Haut nach oben auf das Gitter legen und mit Alufolie abdecken. Vorsichtig in den Ofen schieben und 15 Minuten garen, dann die Folie entfernen und weitere 25–30 Minuten braten. Zum Gartest ein Stäbchen in den Hähnchenschlegel stecken. Der austretende Bratensaft muss klar, nicht rosa sein. Falls kein Kuchengitter zur Verfügung steht, das Hähnchen direkt auf die Kartoffelmischung legen.

Das Hähnchen teilen und mit den Fenchelkartoffeln, etwas Rucolasalat und Zitronenspalten servieren.

Hühnerrisotto mit Verjus

Die delikaten, wohltuenden Aromen dieses Risottos sind ausgeprägt, aber nicht aufdringlich und helfen Ihnen über die Runden, wenn die Übelkeit Sie erwischt hat. Im Frühling können Sie blanchierten Spargel zugeben, und ich finde auch fein geriebene Zitronenschale sehr bereichernd. Verjus (siehe auch Seite 57) ist eins dieser Universalgenies, das in der Küche den Weißwein ersetzt – nicht nur in der Schwangerschaft, auch jetzt, wenn ich für die Kinder koche.

Die dicken Bohnen in kochendem Salzwasser 1–2 Minuten blanchieren, mit einem Schaumlöffel herausnehmen und abschrecken. Die äußere Lederhaut entfernen und beiseitestellen. Anschließende das Wasser erneut zum Kochen bringen und nacheinander die Brechbohnen und die Erbsen je 1 Minute blanchieren, herausnehmen und beiseitestellen. Das Wasser kann nun weggegossen werden.

Die Hähnchenfilets in mundgerechte Stücke schneiden und im heißen Olivenöl anbraten, anschließend das Fleisch herausnehmen, in eine Schüssel geben und beiseitestellen. Den Verjus in dem Bratöl unter Rühren 1–2 Minuten köcheln lassen, dann über das Fleisch gießen.

Die Zwiebel fein hacken. 40 Gramm der Butter in einem hohen Topf zerlassen und die Zwiebeln darin bei geringer Hitze 6–8 Minuten weich dünsten. Währenddessen die Hühnerbrühe in einem großen Topf aufkochen.

Den Reis zur Zwiebel geben und gut rühren, dann 125 Milliliter der köchelnden Brühe zugeben und rühren, bis die Flüssigkeit aufgesogen ist. Erneut 125 Milliliter Brühe zugeben und unter Rühren vom Reis aufnehmen lassen. So weiterverfahren, bis die Hälfte der Brühe aufgesogen ist, dann die Hühnerstücke mit dem Verjus zugeben, erneut etwas Brühe zugeben und vom Reis aufnehmen lassen. Die restliche Brühe auf diese Weise aufbrauchen. Der Reis sollte al dente sein, das dauert etwa 20–25 Minuten.

Den Parmesan reiben, 2 Esslöffel zum Servieren beiseitestellen, den Rest mit den dicken Bohnen, den Brechbohnen, den Erbsen und der restlichen Butter unter den Reis heben und mit Salz und Pfeffer abschmecken. Vom Herd nehmen und zugedeckt 2–3 Minuten ruhen lassen.

Mit dem restlichen Parmesan bestreuen und sofort servieren.

Ergibt 4 Portionen

250 g tiefgekühlte dicke
   Bohnen
1 Handvoll küchenfertige,
   junge Brechbohnen
50 g tiefgekühlte Erbsen
400 g Hähnchenbrustfilet
2 EL Olivenöl
125 ml Verjus
1 kleine Zwiebel
60 g Butter
1¼ l Hühnerbrühe (siehe
   Seite 56)
300 g Arborio-, Carnaroli- oder
   Vialone-Nano-Reis
50 g Parmesan
Meersalz, frisch gemahlener
   schwarzer Pfeffer

Scharf-süßes Hühnchen mit Bohnen und Mais

Ergibt 2 Portionen

1 rote oder gelbe Schalotte

2 Knoblauchzehen

2 TL Limettensaft

1 TL frisch geriebener Ingwer

60 ml Kecap Manis

2–3 EL Sonnenblumenöl

1 TL Sambal Oelek

200 g Hähnchenbrustfilet

75 g Stangenbohnen

115 g Baby-Maiskolben aus dem Glas

1 Handvoll Basilikumblätter

gedämpfter Jasminreis als Beilage

Dieses duftende Wok-Hühnchen braucht in der Zubereitung nicht länger als der Reis, den wir dazu essen. Kecap Manis, eine süße Sojasauce, verleiht dem Hühnchen eine leicht klebrige Süße, die durch den Zitronensaft gut ausbalanciert wird. In dieser Marinade lässt sich auch Grillfleisch gut einlegen. Ohne das Sambal Oelek ist die Marinade übrigens bei Kleinkindern sehr beliebt. Statt des Reis schmeckt das Gericht auch mit Eiernudeln fantastisch.

Schalotte und Knoblauch fein hacken. Limettensaft mit der Schalotte, der Hälfte des Knoblauchs, dem Ingwer, 2 Esslöffeln des Kecap Manis, 1 Esslöffel des Öls und dem Sambal Oelek mischen.

Die Hähnchenfilets in Streifen schneiden, in die Marinade geben und gut mischen. Mit Frischhaltefolie abdecken und im Kühlschrank mindestens 20 Minuten, maximal 2 Stunden marinieren.

Stangenbohnen in 5 Zentimeter lange Stücke schneiden, die Maiskölbchen längs halbieren. Etwas Öl im Wok erhitzen, Stangenbohnen und Mais portionsweise 3–4 Minuten zart garen. Den restlichen Knoblauch und Kecap Manis zugeben und 30 Sekunden braten, alles in eine Schüssel umfüllen und beiseitestellen.

Etwas Öl in den Wok geben und nun das Hähnchen 3–4 Minuten braten. Es muss ganz gar sein. Das Gemüse wieder zugeben, alles gut vermengen, den Wok vom Herd nehmen und das Basilikum zugeben. Mit Reis servieren.

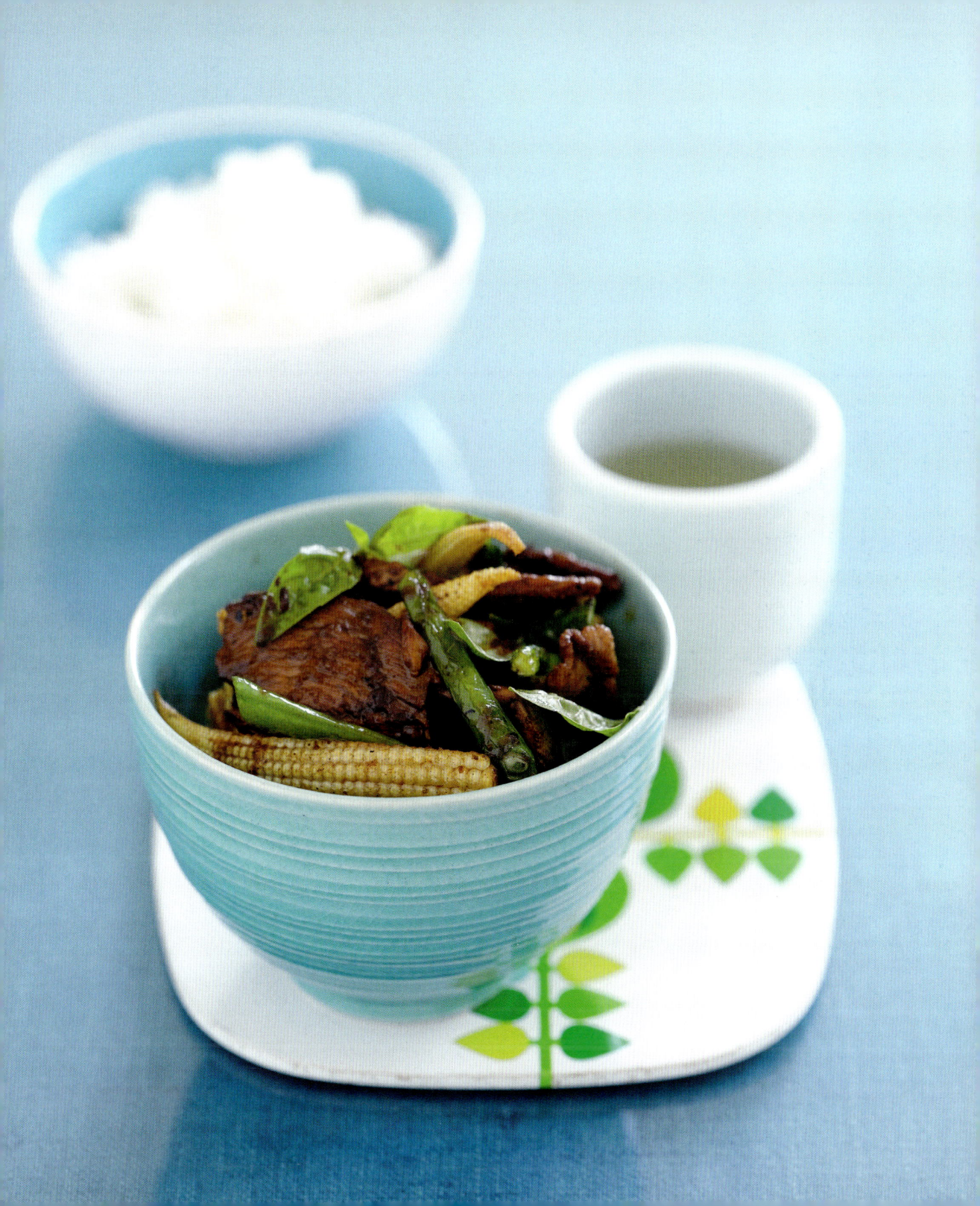

Kardamom-Hähnchen-Spieße mit Kachumber-Salat

Ergibt 2 Portionen

Hähnchenspieße

¼ TL gemahlener Kardamom

2 kleine Hähnchenbrustfilets

1 TL gemahlener Sumak

1 Prise gemahlener Zimt

½ TL frisch geriebener Ingwer

1 EL Olivenöl extra vergine
   zzgl. etwas zum Grillen

1 EL Zitronensaft

Meersalz, frisch gemahlener
   schwarzer Pfeffer

8 Bambusspieße

Kachumber

100 g Cherrytomaten

1 kleine Gurke

½ kleine rote Zwiebel

2 EL grob gehackter Koriander

¼ TL gemahlener
   Kreuzkümmel

1 Prise Chilipulver

2 TL Zitronen- oder
   Limettensaft

3 TL Olivenöl extra vergine

½ TL schwarze Senfkörner

Meersalz, frisch gemahlener
   schwarzer Pfeffer

Kachumber ist ein erfrischender indischer Salat aus Tomaten, Gurke, Zwiebeln und Koriander mit einem aromatischen Dressing. Er wird oft zu Currys gereicht, hier begleitet er ein aromatisch gewürztes Hähnchen mit Kardamom. Etliche Schwangere finden Kardamom, ähnlich wie Zitrusfrüchte und Ingwer, hilfreich gegen Übelkeit. Da dieses Gericht reich an Proteinen und Gemüse ist, ohne jedoch allzu viele Kohlenhydrate zu enthalten, ist es erste Wahl bei Schwangerschaftsdiabetes.*

Die Bambusspieße für 30 Minuten in Wasser einweichen. Hähnchenbrustfilets in mundgerechte Stücke schneiden. Kardamom, Sumak, Zimt, Ingwer und Olivenöl mischen, mit Salz und Pfeffer würzen. Die Hähnchenstücke unterrühren, mit Frischhaltefolie abdecken und im Kühlschrank mindestens 20 Minuten marinieren. Anschließend mit Zitronensaft beträufeln und die Fleischstücke auf die gewässerten Spieße stecken.

Eine Grillpfanne stark erhitzen und leicht mit Öl einstreichen. Die Hitze etwas reduzieren und die Spieße ca. 10 Minuten braten, dabei öfters wenden. Das Fleisch muss ganz durchgegart sein.

Für den Salat die Tomaten halbieren, die Gurke längs halbieren und in dünne Scheiben schneiden, die Zwiebel in Scheiben schneiden und mit dem Koriander in einer flachen Schüssel mischen. Kreuzkümmel und Chilipulver mit dem Zitronensaft und dem Öl mischen, mit Salz und Pfeffer abschmecken. Das Dressing über den Salat geben und vorsichtig vermengen. Mit den Senfkörnern bestreuen und den Salat zu den Hähnchenspießen servieren.

* Informationen über Schwangerschaftsdiabetes bekommen Sie von Ihrem Arzt oder Diabetesberater.

Hähnchenbrust in Tomatensauce mit Kartoffelpüree

Das Rezept ist einfach, die Aromen sind raffiniert. Die Verbindung der salzigen Kapern und Oliven mit der Säure des Verjus (siehe auch Seite 57) und der Süße der Tomaten ist einfach genial. Dazu grüne Bohnen und Kartoffelpüree mit Parmesan, das ist nicht nur lecker, sondern auch angenehm sättigend. Statt des Hähnchens können Sie dieses Gericht auch mit Minutensteaks zubereiten.

Die Kartoffeln schälen, vierteln und in Salzwasser 20 Minuten garen. Abgießen und wieder in den Topf geben. Bei geringer Hitze zugedeckt in 30 Sekunden die letzte Flüssigkeit verdampfen lassen. Die Kartoffeln stampfen, Milch, Butter und Parmesan dazugeben und kräftig schlagen. Mit Pfeffer abschmecken (der Parmesan bringt genug Salz mit).

In der Zwischenzeit die Hähnchenbrustfilets horizontal halbieren, mit Backpapier abdecken und mit einem Nudelholz oder einem Fleischklopfer 5 Millimeter dünn ausrollen. Den Thymian mit 1 Esslöffel des Olivenöls verrühren, auf die Schnitzel streichen und mit Salz und Pfeffer würzen.

Das restliche Öl in einer Pfanne erhitzen und die Hähnchenfilets 2–3 Minuten von jeder Seite braten, herausnehmen und beiseitestellen. Den Knoblauch in dünne Scheiben schneiden, mit den Kapern in die Pfanne geben und 1 Minute braten. Dann den Verjus angießen und unter Rühren eventuell angesetzte Bratreste vom Pfannenboden lösen. Bei starker Hitze 2–3 Minuten eindicken. Tomatenpassata, Oliven und Oregano einrühren. Das Hühnchen zugeben und 1 Minute garen. Mit dem Kartoffelpüree und grünen Bohnen oder einem grünen Salat servieren.

Ergibt 2 Portionen

Kartoffelpüree

500 g mehligkochende Kartoffeln (z.B. Nicola oder Desiree)
60 ml heiße Milch
40 g Butter in Stückchen
2 EL geriebener Parmesan
frisch gemahlener schwarzer Pfeffer

Hähnchenbrust

300–400 g Hähnchenbrustfilet
1 TL gehackter Thymian
2 EL Olivenöl extra vergine
1 Knoblauchzehe
2 TL gesalzene Kapern
60 ml Verjus
200 ml Tomatenpassata
1 Handvoll entsteinte schwarze Oliven
½ TL getrockneter Oregano
Meersalz, frisch gemahlener schwarzer Pfeffer
gedünstete grüne Bohnen oder ein großer grüner Salat als Beilage

Zehn Ideen für eine Packung Nudeln

1. Rigatoni mit rotem Pesto
Halb getrocknete Tomaten, gehackten Knoblauch, geröstete Pinienkerne, einige Blättchen Thymian, geriebenen Pecorino, etwas Rotweinessig und Olivenöl extra vergine im Mixer pürieren. Mit etwas Nudelkochwasser verrühren und mit kurzen Nudeln wie Rigatoni mischen. Eventuell noch etwas Olivenöl zugeben.

2. Capellini mit Balsamico-Tomaten-Sauce
Gehackten Knoblauch mit einer Prise Chiliflocken in Olivenöl extra vergine bei schwacher Hitze andünsten. Den Knoblauch entfernen. Cherrytomaten und 1 Prise getrockneten Oregano zugeben und dünsten, bis die Tomaten komplett erhitzt, aber noch in Form sind. Gehacktes Basilikum, Olivenöl und 1 Spritzer Balsamico zugeben, mit Meersalz und frisch gemahlenem schwarzen Pfeffer abschmecken. Mit langen Nudeln wie Capellini oder Linguine mischen und mit geriebenem Parmesan servieren. Nach Belieben Ölsardinen oder gebratene Sardinenfilets zugeben.

3. Tortiglioni mit braunen Champignons, Spinat und Zitrone
Die Pilze in viel Olivenöl mit Knoblauch und Thymian andünsten. Einige Handvoll gewaschene Baby-Spinatblätter und einige feinste Scheiben Provolone oder geräucherten Mozzarella zugeben. Zitronensaft darüberpressen, etwas geriebene Zitronenschale zugeben und mit gekochten Tortiglioni oder Lumaconi mischen. Mit Meersalz und frisch gemahlenem schwarzen Pfeffer abschmecken. Mit etwas Olivenöl und geriebenem Parmesan servieren.

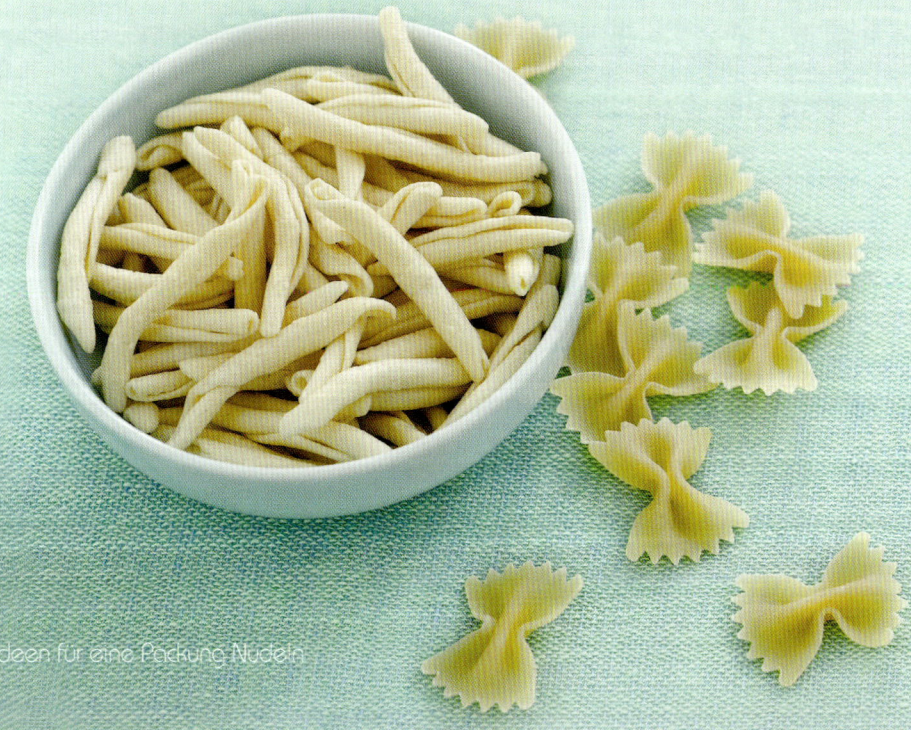

4. Fettuccine mit Sardinen, Oregano und halb getrockneten Tomaten

Sardinenfilets braten, dann grob gehackte halb getrocknete Tomaten und 1 Spritzer Verjus oder milden Essig zugeben. Mit Oregano, Meersalz und frisch gemahlenem schwarzen Pfeffer abschmecken. Vorsichtig mit frischen Fettuccine mischen und vor dem Servieren mit etwas Olivenöl extra vergine beträufeln.

5. Taglierini Marinara

Gehackten Knoblauch mit fein gehackten roten Zwiebeln in etwas Olivenöl extra vergine anbraten, hochwertiges Tomatenpassata zugeben und aufkochen. Baby-Tintenfisch, mundgerechte Stücke vom Seeteufel und einige gesäuberte Riesengarnelen zugeben und garen. Die Sauce mit einer Handvoll gehacktem Majoran vorsichtig unter die Taglierini mischen. Mit Meersalz und frisch gemahlenem schwarzen Pfeffer abschmecken.

6. Pennette mit Spargel und Mandeln

Spargelscheibchen mit Knoblauch und Meersalz in Olivenöl zart dünsten. Mit gerösteten Mandeln, 1 Spritzer Zitronensaft und reichlich Olivenöl extra vergine unter die Pennette mischen. Gehackte Minze, gehackten Knoblauch und geriebene Zitronenschale mischen, mit Meersalz und frisch gemahlenem schwarzen Pfeffer abschmecken, mit etwas geriebenem Parmesan über die Nudeln geben und servieren.

7. Hühnersuppe mit Nudeln

Selbst gemachte Hühnerbrühe (siehe Seite 56) mit einigen Safranfäden bei starker Hitze aufkochen. Kleine Nudeln wie Eier-Vermicelli, Stellini oder Risoni zugeben und al dente kochen. Pochierte Hähnchenbrustfilets in Würfeln sowie Schnittlauch und Petersilie zugeben und mit Meersalz und frisch gemahlenem schwarzen Pfeffer abschmecken.

8. Ravioli mit Walnusssauce

Geröstete Walnüsse, gehackten Knoblauch und geriebenen Parmesan mit Olivenöl extra vergine im Mixer zu einer cremigen Paste verarbeiten. Mit etwas Nudelkochwasser anrühren und unter die gekochten Ravioli (vorzugsweise Kürbisravioli) ziehen. Mit gehacktem Salbei oder glatter Blattpetersilie bestreuen, abschmecken und mit geriebenem Parmesan servieren.

9. Tagliatelle mit Spargel und Zitronen-Sahne-Sauce

Crème double mit abgeriebener Zitronenschale bei schwacher Hitze erwärmen, aber nicht kochen. Zitronensaft und etwas Butter zugeben und schmelzen lassen. Mit Meersalz und frisch gemahlenem schwarzen Pfeffer abschmecken und unter Tagliatelle ziehen. Blanchierten, in 3-Zentimeter-Stücke geschnittenen Spargel (oder Zucchiniblüten) unterheben. Mit gehacktem Kerbel oder glatter Petersilie bestreuen.

10. Casarecce mit Schwarzkohl, Sardellenfilets, Knoblauch und Rosmarin

Den Kohl mit gehackten Sardellenfilets, Knoblauch und Rosmarin in Olivenöl extra vergine dünsten, mit einigen Esslöffeln Nudelwasser anrühren und unter die Nudeln mischen. Mit frisch gemahlenem schwarzen Pfeffer abschmecken und mit geriebenem Pecorino oder Parmesan bestreuen. Zum Schluss 1 Schuss Olivenöl extra vergine zugeben.

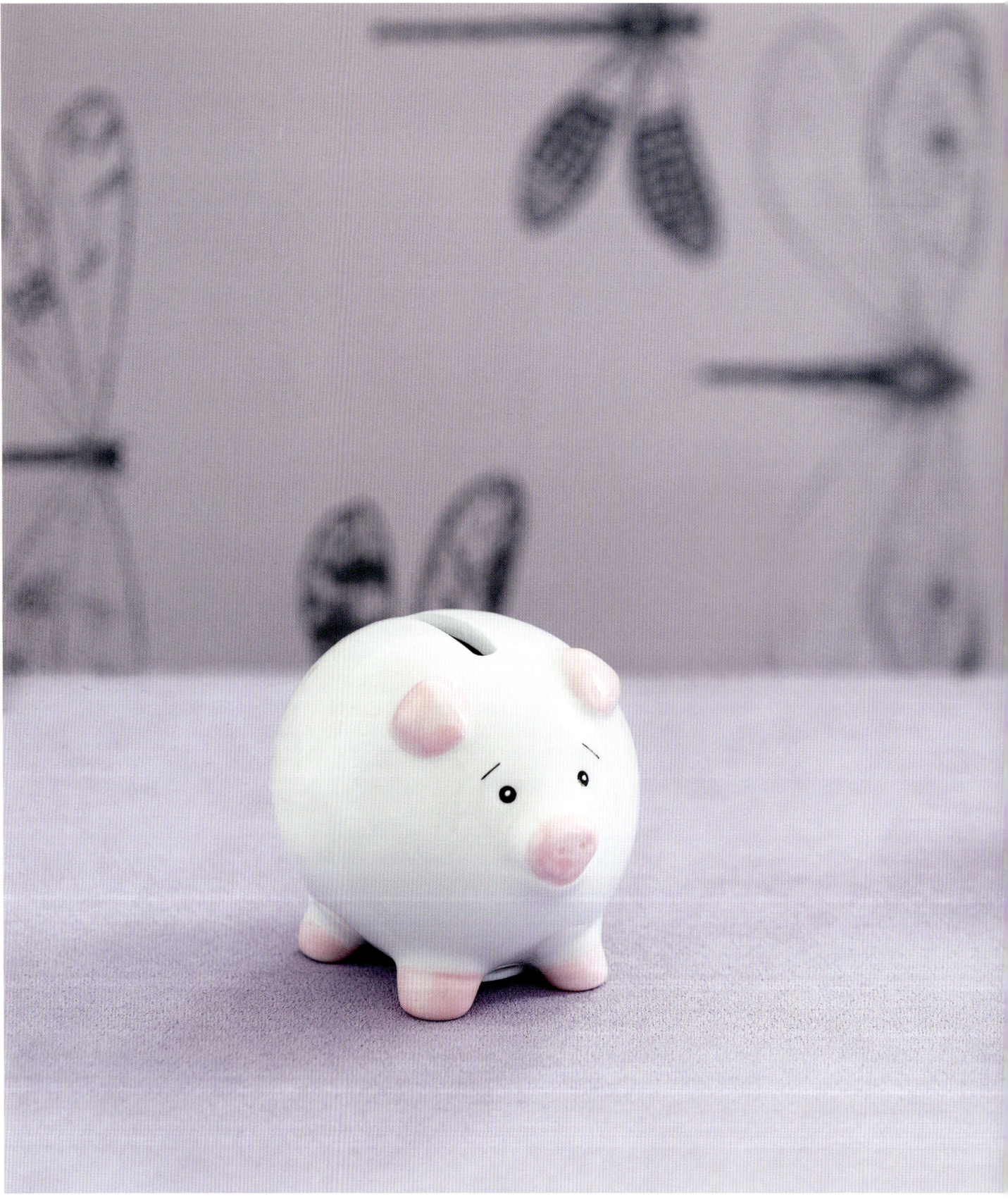

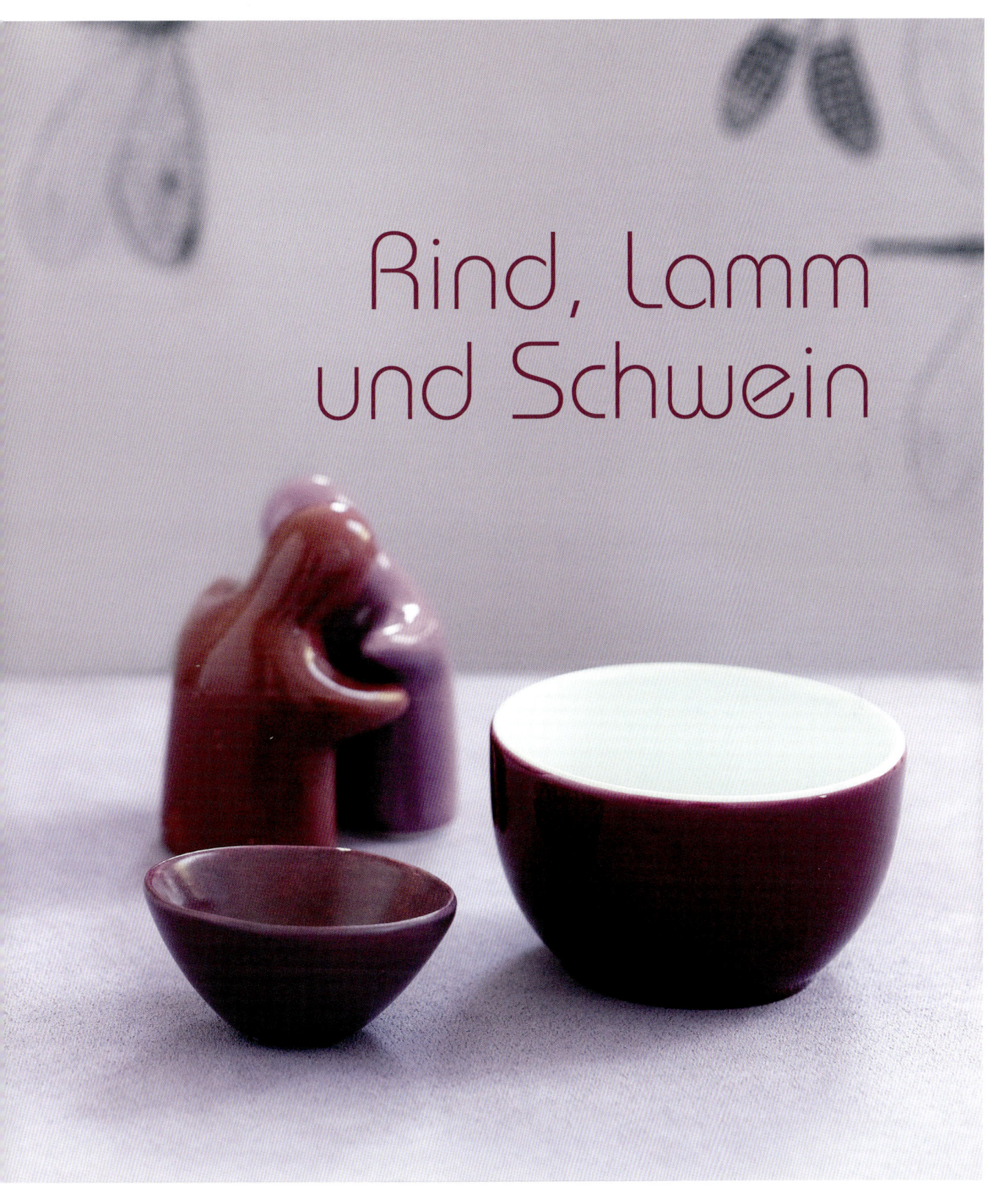

Rind, Lamm
und Schwein

Rinderschmorfleisch mit Zitronengras

Ergibt 2 Portionen (und 2 weitere zum Einfrieren)

2 Knoblauchzehen
½ rote Zwiebel
1 Stängel Zitronengras, nur der weiße Teil
2 TL frisch geriebener Ingwer
2 EL Sonnenblumenöl
1 kg falsches Filet oder Rindfleisch aus dem Bug
2 EL helle Sojasauce
8 rote oder gelbe Schalotten
½ TL gemahlener Kardamom
½ TL geriebene Muskatnuss
¼ TL gemahlener Zimt
3 Gewürznelken
60 ml Kecap Manis
250 ml Rinderbrühe
1 EL Tomatenmark
1 große Kartoffel oder 4 kleine Kartoffeln
1 Spritzer Limettensaft
Limettenspalten zum Servieren
gedämpfter Reis und asiatisches Gemüse als Beilage

Die asiatischen Aromen passen ganz hervorragend zu dem geschmorten Rindfleisch, und außerdem lässt sich das Gericht gut in größeren Mengen zubereiten und portionsweise einfrieren. Sofern nicht gerade Hochsommer herrscht, ist dieses Gericht genau richtig für die letzten Wochen oder Tage der Schwangerschaft und die Vorratsportionen sind eine große Hilfe, wenn das Baby erst da ist. Wenn Sie allerdings einfrieren möchten, lassen Sie die Kartoffeln weg, da sie matschig werden.

Knoblauch, Zwiebel und Zitronengras fein hacken, mit dem Ingwer und 1 Esslöffel des Öls im Mixer pürieren. Diese Paste in einer großen Schüssel mit der Sojasauce verrühren. Das Rindfleisch in etwa 2 Zentimeter große Stücke schneiden, in die Sauce geben und gut vermischen. Mit Frischhaltefolie abdecken und im Kühlschrank mindestens 2 Stunden oder über Nacht marinieren.

Die Schalotten nur schälen, das restliche Öl in einem gusseisernen Topf bei mittlerer Hitze erwärmen und die Schalotten darin 4–5 Minuten goldgelb dünsten. Herausnehmen und beiseitestellen. Das Rindfleisch portionsweise in den Topf geben und unter Rühren jeweils 5 Minuten bräunen. Das fertig gebratene Rindfleisch nun komplett in den Topf geben, Gewürze, Kecap Manis, Brühe und Tomatenmark dazugeben und bei starker Hitze aufkochen. Die Schalotten dazugeben und bei geringer Hitze 1 Stunde schmoren. Die große Kartoffel in mundgerechte Stücke schneiden (die kleinen nur halbieren), zum Rindfleisch geben und erneut 1 Stunde sanft köcheln lassen.

Etwas Limettensaft zugeben und mit gedämpftem Reis oder asiatischem Gemüse und Limettenspalten servieren.

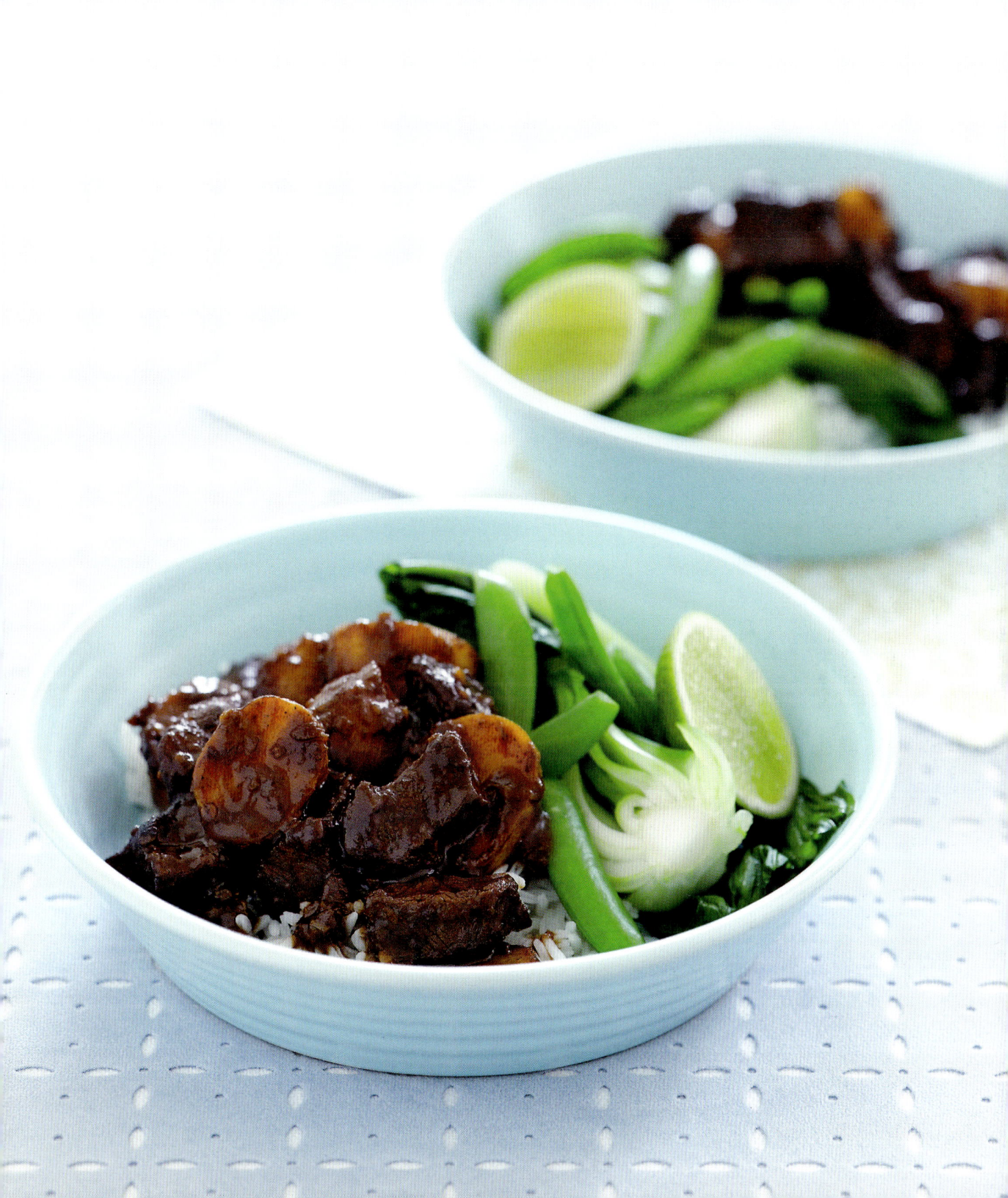

Minutensteak Stroganoff mit Kartoffelpüree

Ergibt 2 Portionen

Kartoffelpüree
500 g mehligkochende
    Kartoffeln (z.B. Nicola
    oder Desiree)
4 große Knoblauchzehen
80 ml heiße Milch
40 g Butter
2 EL Sahne
Meersalz, frisch gemahlener
    schwarzer Pfeffer

Stroganoff
1 EL Olivenöl extra vergine
2 Minutensteaks
1 gelbe Schalotte
150 g junge Champignons
30 g Butter
1 TL gehackter Thymian
1 Knoblauchzehe
1½ EL Rinderbrühe
2 EL Tomatenmark
2 TL Worcestershiresauce
150 ml Sahne
¼ TL edelsüßes Paprikapulver
Meersalz, frisch gemahlener
    schwarzer Pfeffer

Die bezaubernden Aromen in dieser Stroganoff-Sauce kaschieren aufs Köstlichste die Tatsache, dass hier das Steak mehr als nur gut durchgebraten wird. Das ist besonders vorteilhaft im letzten Schwangerschaftsdrittel, wenn Ihr Körper nach Eisen lechzt. Kalbsschnitzel können die Minutensteaks ersetzen.

Die Kartoffeln schälen und vierteln, den Knoblauch nur schälen und zusammen in Salzwasser 20 Minuten weich garen. Abgießen und etwas abkühlen lassen, dann die Kartoffeln pellen und im Topf bei geringer Hitze in 30 Sekunden die letzte Flüssigkeit verdampfen lassen. Die Kartoffeln stampfen, Milch, Butter und Sahne zugeben und kräftig schlagen. Mit Salz und Pfeffer abschmecken.

Das Öl in einer schweren Pfanne erhitzen. Die Steaks salzen und pfeffern, in die Pfanne geben und von beiden Seiten mehrere Minuten braten, bis sie ganz durch sind. Auf einen Teller legen, mit Alufolie abdecken und ruhen lassen.

Die Schalotte fein hacken, die Pilze in dicke Scheiben schneiden. Butter in einer Pfanne zerlassen, die Schalotten darin 3 Minuten dünsten, Pilze und Thymian dazugeben und 6 Minuten unter Rühren garen. Den Knoblauch fein hacken, dazugeben und weitere 30 Sekunden garen. Die Brühe angießen und rühren, um den Bratensatz vom Pfannenboden zu lösen. Tomatenmark, Worcestershiresauce, Sahne und Paprikapulver zugeben und aufkochen. Bei starker Hitze in 3–4 Minuten eindicken lassen. Die Minutensteaks und das Kartoffelpüree mit der Sauce begießen und servieren.

Griechische Hackbällchen mit Spaghetti

Saftige, griechische Hackbällchen mit ihren delikaten Gewürzen schmecken immer nach mehr. Ich kombiniere sie hier mit einer reichhaltigen Tomatensauce und serviere sie mit Spaghetti – ähnlich und doch anders als die italienische Variante. Mit griechischen Nudeln wie den dicken, hohlen Makaronia ist dieses Gericht besonders köstlich. Servieren Sie einen großen grünen Salat dazu.

Ein Backblech mit Backpapier auslegen. Das Brot 5 Minuten in Essig einweichen, anschließend ausdrücken und in eine Schüssel geben. Hackfleisch, Gewürze, Petersilie und das Ei dazugeben, salzen und pfeffern und mit den Händen gut miteinander vermischen. Walnussgroße Hackbällchen formen, auf das Backblech setzen, mit Folie abdecken und in den Kühlschrank stellen.

Die Zwiebel fein hacken und in 1 Esslöffel des Öls weich dünsten. Den Knoblauch ebenfalls fein hacken, dazugeben und 30 Sekunden mitdünsten. Stückige Tomaten, Tomatenmark, Lorbeer, Zimt, Oregano und 60 Milliliter Wasser dazugeben. Aufkochen und bei geringer Hitze 40 Minuten köcheln lassen. Wenn die Sauce fast fertig ist, die Spaghetti in Salzwasser al dente kochen und abgießen.

In der Zwischenzeit das restliche Öl in einer schweren Pfanne erhitzen. Die Hackbällchen in Mehl wälzen und in der Pfanne unter häufigem Wenden 4–5 Minuten garen. Sie sollen von allen Seiten gleichmäßig gebräunt sein. Auf Küchenpapier abtropfen lassen, dann zur Sauce geben und 5 Minuten in der Sauce köcheln lassen, sie müssen ganz durchgegart sein. Die Hackbällchen mit den Spaghetti servieren und mit Käse bestreuen.

Ergibt 2 große Portionen
(Reste können gut eingefroren werden)

1 dicke Scheibe Holzofenbrot ohne Kruste
2 TL Rotweinessig
300 g Rindergehacktes
1 TL edelsüßes Paprikapulver
½ TL gemahlener Kreuzkümmel
½ TL gemahlenes Piment
2 EL gehackte glatte Petersilie
1 Ei
1 kleine rote Zwiebel
60 ml Olivenöl extra vergine
1 große Knoblauchzehe
400 g stückige Tomaten aus der Dose
1 EL Tomatenmark
1 Lorbeerblatt
¼ TL gemahlener Zimt
¼ TL getrockneter Oregano
1 EL Vollkornmehl zum Bestäuben
200 g Spaghetti oder Makaronia
geriebener Kefalograviera oder Parmesan
Meersalz, frisch gemahlener schwarzer Pfeffer

Rindfleisch mit asiatischem Gemüse

Dieses tolle Hauptgericht eignet sich besonders gut für Tage, an denen Sie mit Ihren Gemüseportionen im Rückstand sind. Brokkolini, Gai-Lan und grüner Spargel enthalten reichlich Folsäure (Folat), Kalzium, Jod, Magnesium und Vitamin C, das Ihrem Körper die Aufnahme des Eisens erleichtert – besonders wichtig, wenn Sie auf Eisen aus Gemüse angewiesen sind. Gemüse und Fleisch zusammen ergeben mit gedämpftem Reis ein ebenso gesundes wie superschnelles Gericht.

Ergibt 2 Portionen
250 g Rumpsteak
1 EL Austernpilzsauce
1 EL Fischsauce
1 Bd. Gai-Lan (chinesischer Brokkoli)
1 Bd. Brokkolini (Kreuzung zwischen
    Gai-Lan und Brokkoli)
1 Bd. grüner Spargel
1 große Knoblauchzehe
1 EL Sonnenblumenöl
1 Handvoll kleine Thai-Basilikum-Blätter
gedämpfter Jasminreis als Beilage

Das Rumpsteak gegen die Maserung in dünne Streifen schneiden, mit 1 Teelöffel Austernpilzsauce und 2 Teelöffeln Fischsauce vermengen. Mit Frischhaltefolie abdecken und im Kühlschrank mindestens 20 Minuten, maximal 2 Stunden marinieren.
Gai-Lan, Brokkolini und Spargel putzen und in 5 Zentimeter lange Stücke schneiden. Im Wok 1 Teelöffel des Öls erhitzen, das Gemüse darin portionsweise 2–3 Minuten zart garen.
Den Knoblauch fein hacken, dazugeben und 30 Sekunden mitdünsten, anschließend herausnehmen und beiseitestellen.
Das restliche Öl im Wok erhitzen und das Fleisch portionsweise gut durchgaren. Mehr Öl zugeben, falls nötig.
Das fertige Fleisch und die Gemüsestücke zusammen in den Wok geben, die restliche Austernpilzsauce und die Fischsauce zugeben und unter Rühren 1–2 Minuten erhitzen. Vom Herd nehmen, das Basilikum einrühren und mit Jasminreis servieren.

› Rindergehacktes mit Shanghai-Nudeln

Ich liebe diese chinesisch anmutende Variante von Spaghetti Bolognese. Sie hat außerdem den Vorteil, dass sie wahnsinnig schnell zubereitet ist. Ich muss es während der Schwangerschaften wohl häufig gegessen haben, denn meine beiden Kinder lieben es auch.

Ergibt 2 Portionen
1 EL Sonnenblumenöl
4 Frühlingszwiebeln
1 kleine Selleriestange
1 große Knoblauchzehe
1 TL frisch geriebener Ingwer
300 g Rindergehacktes
2 EL braune Bohnenpaste
1 EL dunkle Sojasauce
2 TL Hoisin-Sauce
2 EL Rinderbrühe oder Wasser
200 g Shanghai-Nudeln oder
    andere frische Eiernudeln
1 TL Sesamöl
1 kleine Gurke
frisch gemahlener weißer Pfeffer

Den weißen Teil der Frühlingszwiebeln fein hacken, den grünen in Ringe schneiden und separat aufbewahren.
Den Sellerie und den Knoblauch fein hacken. Das Öl in einem Wok stark erhitzen, die weißen Teile der Frühlingszwiebel und den Sellerie 2 Minuten braten, den Knoblauch und den Ingwer zugeben und 30 Sekunden mitdünsten.
Das Hackfleisch dazugeben und 4–5 Minuten stark bräunen.
Die braune Bohnenpaste, die Sojasauce, die Hoisin-Sauce und die Brühe zugeben, die Hitze reduzieren und 8 Minuten köcheln lassen.
Die Nudeln in Salzwasser 4–5 Minuten weich kochen. Abgießen, unter kaltem Wasser abspülen, in den Topf zurückgeben und mit Sesamöl beträufeln. Die Gurke längs halbieren und in dünne Streifen schneiden.
Die Nudeln mit der Hackfleischsauce, den Gurkenscheiben und den grünen Teilen der Frühlingszwiebel anrichten, etwas Sesamöl darüberträufeln, mit Pfeffer bestreuen und sofort servieren.

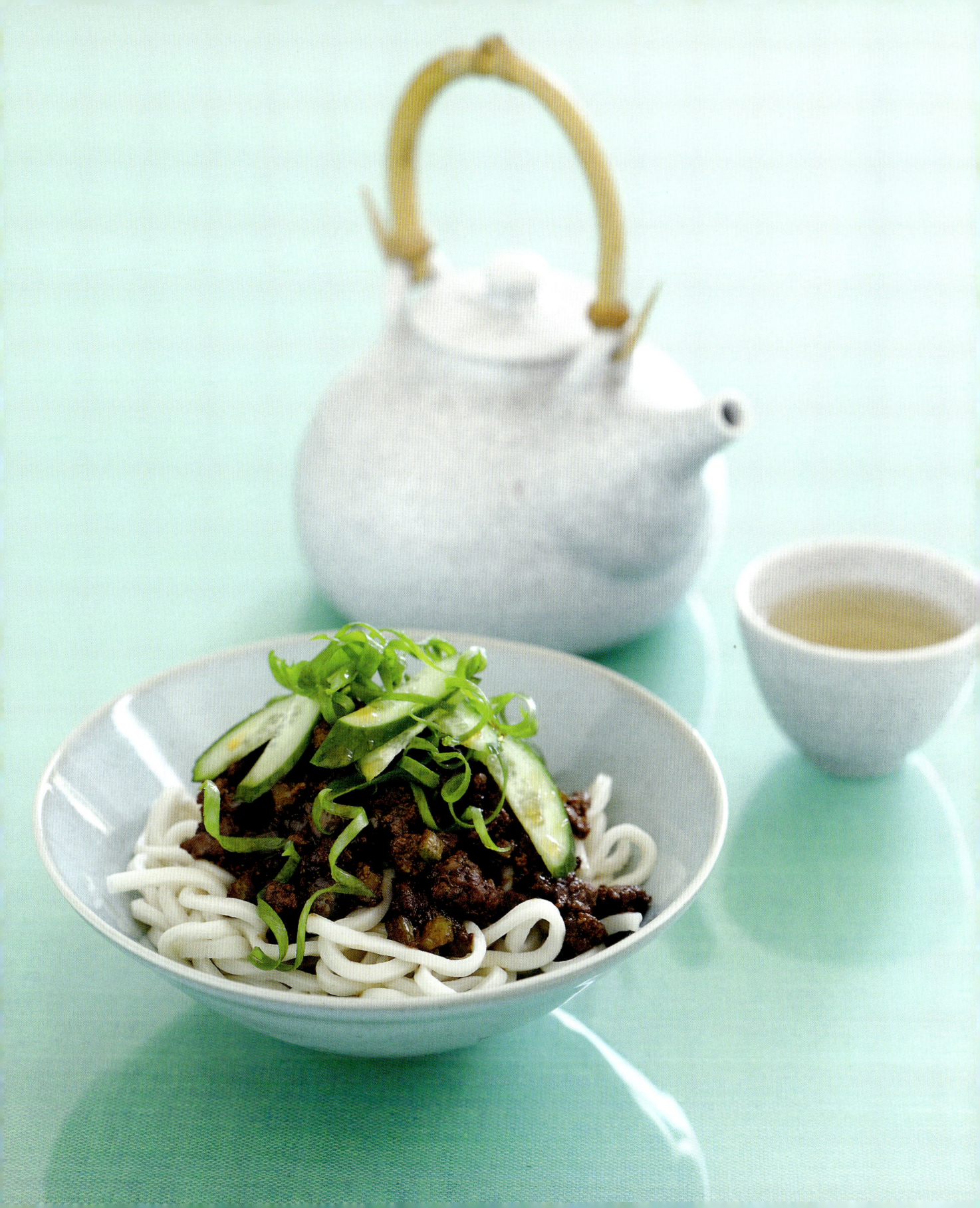

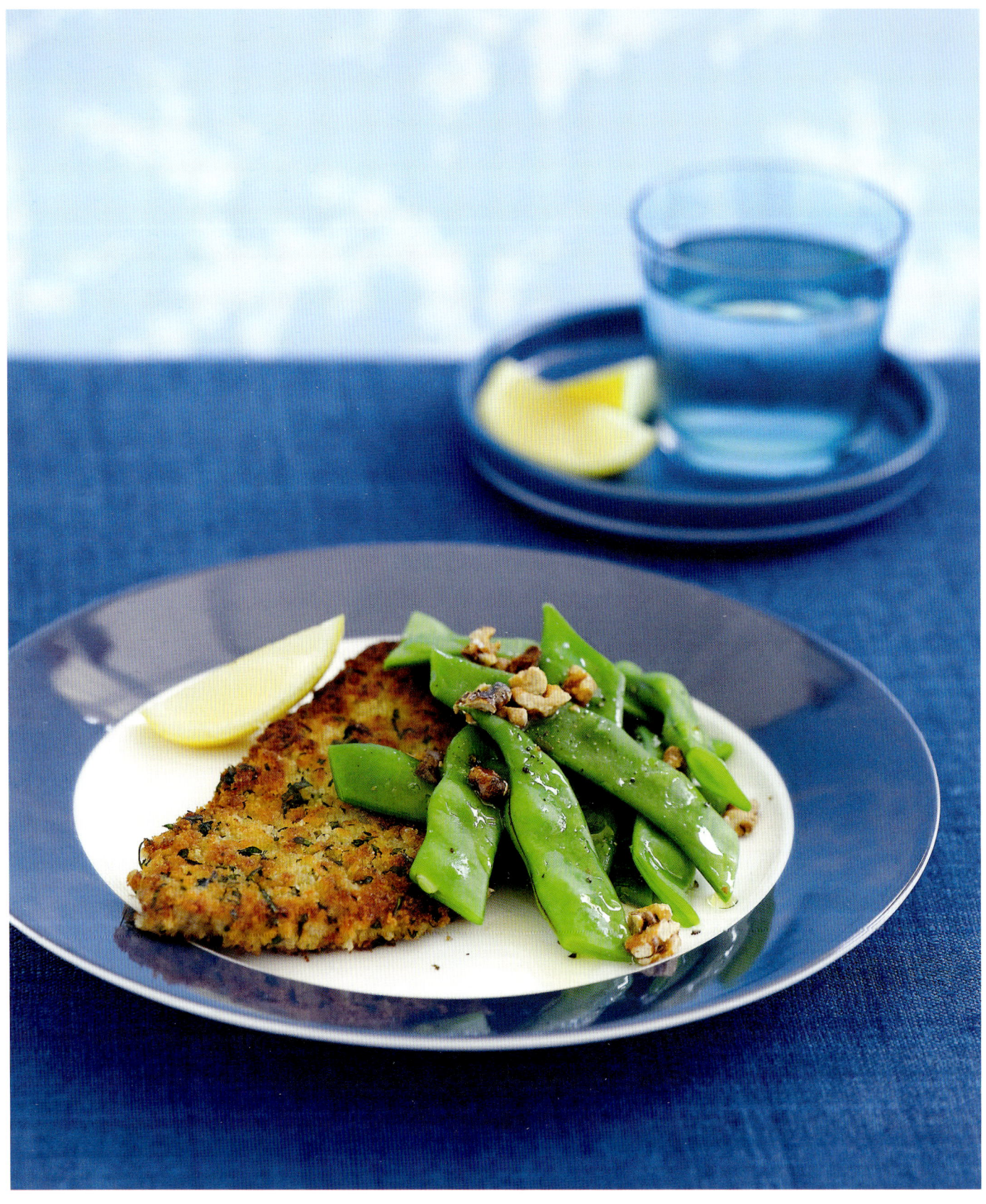

Kalbsschnitzel mit Zitronen-Petersilien-Panade und Schwertbohnen-Walnuss-Salat

Die Walnüsse im Salat sind besonders reich an Eisen, Zink, Kalzium, B-Vitaminen und Folsäure (Folat), weshalb das Gericht ideal für das erste Schwangerschaftsdrittel ist. Sollten Sie Olivenöl mit Zitronensaft zur Hand haben, nehmen Sie dies statt des Salatdressings.

Die Kalbsschnitzel mit Backpapier abdecken und mit einem Nudelholz oder einem Fleischklopfer 5 Millimeter dünn ausrollen.

Das Mehl in einem tiefen Teller mit Salz und Pfeffer würzen. Ei und Milch in einem zweiten tiefen Teller verquirlen. Die Petersilie grob hacken und in einem dritten Teller mit den Semmelbröseln und der Zitronenschale mischen. Das Kalbfleisch erst im Mehl, dann im Ei und dann in der Panade wenden. Das Fleisch auf ein mit Backpapier ausgelegten Teller legen, mit Frischhaltefolie abdecken und mindestens 20 Minuten kalt stellen, damit die Panade besser hält.

Die Walnüsse hacken. Die Bohnen putzen, diagonal halbieren und in Salzwasser 5 Minuten bissfest garen. Abgießen und in einer Schüssel mit Essig und Öl mischen. Mit Salz und Pfeffer abschmecken und die Walnüsse darüberstreuen.

Das Olivenöl mit der Butter in einer Pfanne stark erhitzen. Die Kalbsschnitzel dazugeben und 2–3 Minuten auf jeder Seite goldbraun braten. Sie müssen ganz durchgegart sein. Mit dem warmen Salat und den Zitronenspalten servieren.

Ergibt 2 Portionen

Kalbsschnitzel
300 g Kalbsschnitzel
1 EL Vollkornmehl zum Bestäuben
1 Ei
1 EL Milch
½ Bd. glatte Petersilie
100 g Semmelbrösel aus Brot vom Vortag
abgeriebene Schale von 1 kleinen Zitrone
1 EL Olivenöl extra vergine
20 g Butter
Zitronenspalten zum Garnieren
Meersalz, frisch gemahlener schwarzer Pfeffer

Schwertbohnen-Walnuss-Salat
2 EL Walnusskerne
200 g Schwertbohnen
1 TL weißer Balsamico oder Weißweinessig
3 TL Olivenöl extra vergine oder Walnussöl
Meersalz, frisch gemahlener schwarzer Pfeffer

Ergibt 2 Portionen

Souflaki
400 g Lammlende
Saft von 1 Zitrone
2 EL Olivenöl extra vergine
 zzgl. etwas zum Grillen
1 TL getrockneter Oregano
Meersalz, frisch gemahlener
 schwarzer Pfeffer
6 Bambusspieße

Skordalia
400 g Wachsbohnen
 aus der Dose
175 ml Hühnerbrühe (Seite 56)
1 frisches Lorbeerblatt
1 kleine Knoblauchzehe
2 EL Olivenöl extra vergine
1 TL gehackter Oregano
abgeriebene Schale von
 1 kleinen Zitrone
3 TL Zitronensaft
Meersalz, frisch gemahlener
 schwarzer Pfeffer

Romanasalat
1 Baby-Romanasalat
2 Frühlingszwiebeln
2 TL Zitronensaft
1 EL Olivenöl extra vergine
Meersalz, frisch gemahlener
 schwarzer Pfeffer

2 dünne Fladenbrote
 zum Servieren
Zitronenspalten zum Garnieren

Lammsouflaki mit Skordalia und Romanasalat

Das Skordalia aus Wachsbohnen ist ganz fix zubereitet und passt auch gut zu gegrilltem Hähnchen, Fisch oder Meeresfrüchten. Ich liebe es auch auf kräftigem, getoasteten Brot mit einigen Tropfen Olivenöl. Wenn etwas übrig bleibt, esse ich es gleich am nächsten Morgen zum Frühstück mit saftigen Tomaten und knackiger Gurke.

Die Bambusspieße für 30 Minuten in Wasser einweichen. Das Lamm in 2 Zentimeter große Würfel schneiden. Zitronensaft, Olivenöl und Oregano mischen, das Lamm zugeben, mit Salz und Pfeffer abschmecken und gut vermengen. Mit Frischhaltefolie abdecken und im Kühlschrank mindestens 20 Minuten, maximal 2 Stunden marinieren. Dann das Lammfleisch auf die Spieße stecken und wieder kalt stellen.
Die Bohnen abtropfen lassen und mit der Brühe, 60 Millilitern Wasser und dem Lorbeerblatt aufkochen. Bei geringer Hitze 10 Minuten köcheln lassen, durch ein Sieb abgießen, den Sud auffangen und beiseitestellen. Den Knoblauch fein hacken. Die Bohnen etwas abkühlen lassen, dann im Mixer mit dem Knoblauch, dem Olivenöl und 60 Millilitern des Kochsuds pürieren. Mit Oregano, Zitronenschale und Zitronensaft mischen und mit Salz und Pfeffer abschmecken. Gerät die Paste zu dick, mit mehr Kochsud verdünnen.
Den Romanasalat in feine Streifen, die Frühlingszwiebeln in feine Ringe schneiden, beides mit dem Zitronensaft und dem Olivenöl mischen und mit Salz und Pfeffer abschmecken.
Eine Grillpfanne stark erhitzen. Mit Öl bestreichen und Hitze reduzieren.
Die Lammspieße 8–10 Minuten bei mittlerer Hitze gerade gar braten.
Falls gewünscht, das Fladenbrot auf der noch warmen Pfanne grillen. Die Mitte jedes Brotes mit Skordalia bestreichen und jeweils 3 Spieße darauflegen. Mit dem Salat garnieren, fest aufrollen und mit Zitronenspalten servieren.

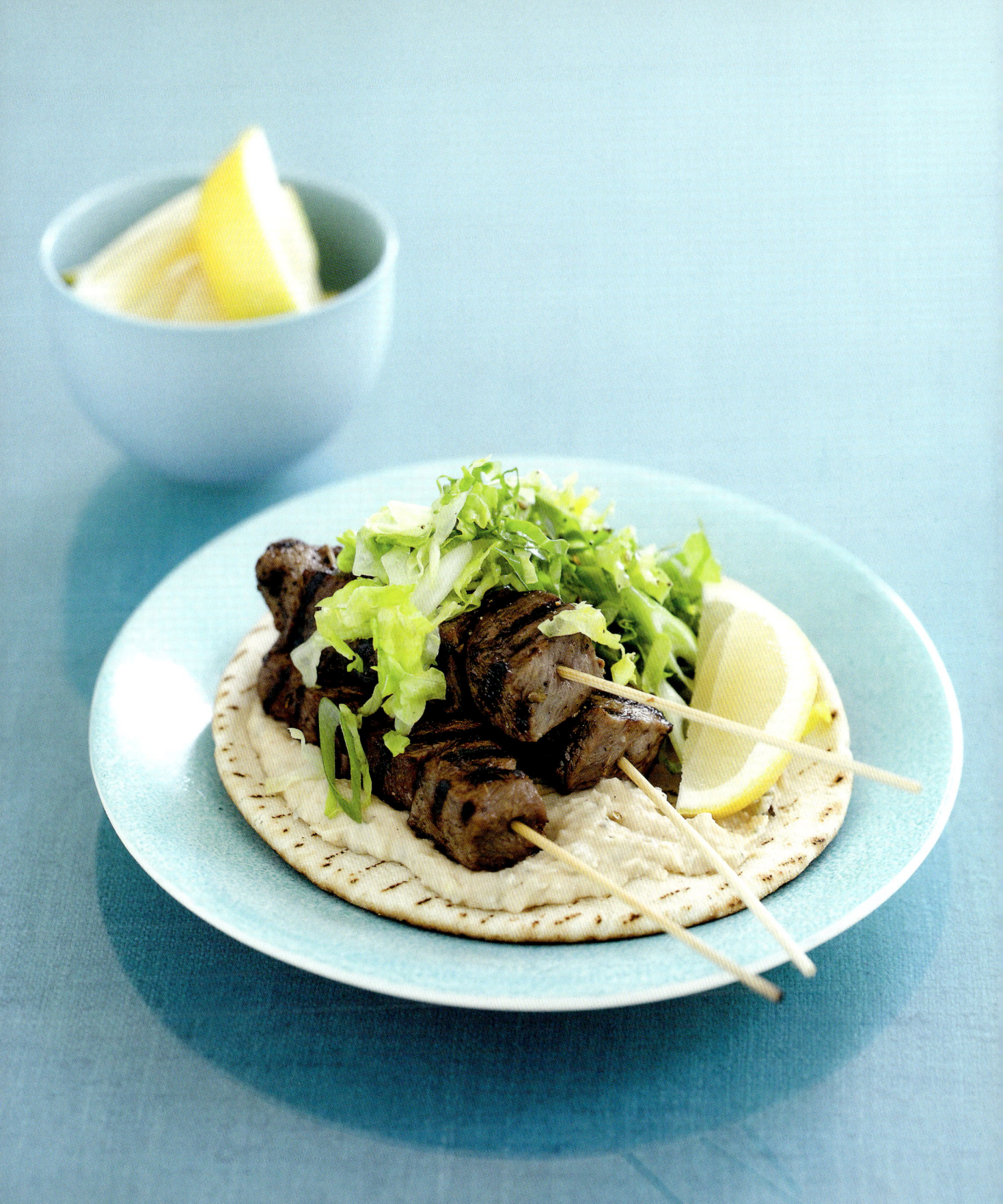

Lammragout mit Rosmarin und Balsamico

**Ergibt 2 Portionen (und
  2 weitere zum Einfrieren)**

1 kg Lammfilet
2 EL Olivenöl
1 Zwiebel
1 Karotte
1 Selleriestange
2 große Knoblauchzehen
3 Sardellenfilets
1 EL Balsamico
400 g stückige Tomaten
  aus der Dose
1 EL Tomatenmark
2 Rosmarinzweige
400 ml Rinderbrühe
  oder Wasser
400 g Casarecce, Orecchiette
  oder Penne rigate
geriebener Parmesan
Meersalz, frisch gemahlener
  schwarzer Pfeffer
gemischte, bittere Salate
  als Beilage

Dies ist eins jener Gerichte für ein ruhiges Wochenende, wenn Sie sich ein kleines Nickerchen gönnen können, während das Ragout im Ofen ist. Der Balsamico und die Sardellenfilets harmonieren hervorragend mit dem Lamm. Zu diesen kräftigen Aromen serviere ich bittere Salate wie Radicchio, Chicorée oder Endivie, aber jeder beliebige, grüne Salat ist ebenso gut. Reste halten sich in luftdichten Behältern tiefgekühlt 1 Monat. (Bitte im Kühlschrank oder, noch besser, in der Mikrowelle auftauen lassen, anschließend aufkochen und kochend heiß servieren!)

Den Ofen auf 160 °C vorheizen. Das Lammfleisch in 2 Zentimeter große Würfel schneiden, 1 Esslöffel des Olivenöls in einer gusseisernen Kasserolle erhitzen und das Fleisch portionsweise 5 Minuten anbraten, anschließend herausnehmen und beiseitestellen.

Zwiebel, Karotte und Sellerie fein hacken, das restliche Öl in der Kasserolle erhitzen und das Gemüse darin bei mittlerer Hitze 8 Minuten weich dünsten. Den Knoblauch und die Sardellenfilets fein hacken, dazugeben und garen, bis die Sardellenfilets komplett zerfallen sind. Den Balsamico zugeben und bei starker Hitze 2–3 Minuten reduzieren lassen.

Den Rosmarin von den Zweigen streifen und fein hacken. Das Lammfleisch wieder in die Kasserolle geben, Tomaten, Tomatenmark, Rosmarin und die Brühe dazugeben, mit Salz und Pfeffer abschmecken und umrühren. Zugedeckt aufkochen lassen, dann im Ofen 2 Stunden zart garen.

Wenn das Ragout fast fertig ist, die Nudeln in Salzwasser al dente kochen und abgießen. Die Nudeln zurück in den Topf geben und mit dem fertig gegarten Ragout vermengen. Die Ragout-Nudel-Mischung gegebenenfalls abschmecken, mit Parmesan bestreuen und mit einem Salat servieren.

Lammeintopf mit Graupen, Pastinaken und Colcannon

Dieser Eintopf kam mit seinen milden Aromen gerade recht, wenn mein Magen kapriziös war und Beruhigung benötigte. Die irischen Anklänge des Gerichts gaben mir Grund genug, Kartoffelpüree als Beilage zu servieren – diesmal stilecht als irischer Colcannon, also Püree mit Wirsing oder Grünkohl gemischt. Wenn Sie statt des Kohls gehackte Frühlingszwiebeln verwenden, heißt das Püree "Champ". Wenn Sie vier Esser satt bekommen möchten, verdoppeln Sie nur das Colcannon-Rezept.

Den Ofen auf 160 °C vorheizen. Das Lammfleisch in 2 Zentimeter große Würfel schneiden, das Öl in einer gusseisernen Kasserolle erhitzen und das Fleisch portionsweise 5 Minuten von allen Seiten gleichmäßig bräunen, anschließend herausnehmen und beiseitestellen.

Karotte und Sellerie fein hacken, den Lauch in feine Ringe schneiden, alles in die Kasserolle geben und 6–8 Minuten bei mittlerer Hitze weich dünsten. Den Knoblauch fein hacken, dazugeben und 30 Sekunden mitdünsten. Das Lamm wieder in die Kasserolle geben, Worcestershiresauce, Tomatenmark, Brühe, 125 Milliliter Wasser und das Bouquet garni dazugeben, mit Salz und Pfeffer abschmecken. Zugedeckt aufkochen, dann die Graupen einstreuen.

Die Kasserolle in den Ofen stellen und 1 Stunde garen. Die Pastinaken in mundgerechte Stücke schneiden. Die Kasserolle aus dem Ofen nehmen, Pastinaken und die jungen Karotten dazugeben. Wieder in den Ofen stellen und erneut 1 Stunde garen. Gelegentlich nachsehen und falls nötig mehr Wasser zugeben, da die Graupen viel Flüssigkeit aufnehmen.

30 Minuten, bevor der Eintopf fertig ist, mit der Zubereitung des Colcannons beginnen. Die Kartoffeln vierteln und in Salzwasser 20 Minuten garen. Abgießen, etwas abkühlen lassen und pellen. Wirsing oder Grünkohl in dünne Streifen schneiden, in der Milch bei mittlerer Hitze aufkochen und 3 Minuten zart dünsten. Die Butter zugeben und zerlassen, dann die Muskatblüte oder die geriebene Muskatnuss zugeben und mit Salz und Pfeffer abschmecken. Die Kartoffeln sorgfältig stampfen, mit der Kohlmischung gut verrühren und mit dem Lammeintopf servieren.

Ergibt 2 Portionen (und 2 weitere zum Einfrieren)

Lammeintopf

1 kg entbeinte Lammschulter oder -keule
1 EL Olivenöl extra vergine
1 Karotte
1 Selleriestange
1 Lauchstange, nur der weiße Teil
1 Knoblauchzehe
1 EL Worcestershiresauce
1 EL Tomatenmark
500 ml Hühnerbrühe (Seite 56)
1 Bouquet garni (1 Lorbeerblatt, 1 Thymianzweig und 1 Stängel glatte Petersilie mit Küchenfaden zusammengebunden)
50 g Perlgraupen
2 Pastinaken
1 Bd. junge Karotten
Meersalz, frisch gemahlener schwarzer Pfeffer

Colcannon

500 g mehligkochende Kartoffeln wie Nicola oder Desiree
200 g Wirsing oder Grünkohl
90 ml Milch
40 g Butter
1 Prise Muskatblüte oder geriebene Muskatnuss
Meersalz, frisch gemahlener schwarzer Pfeffer

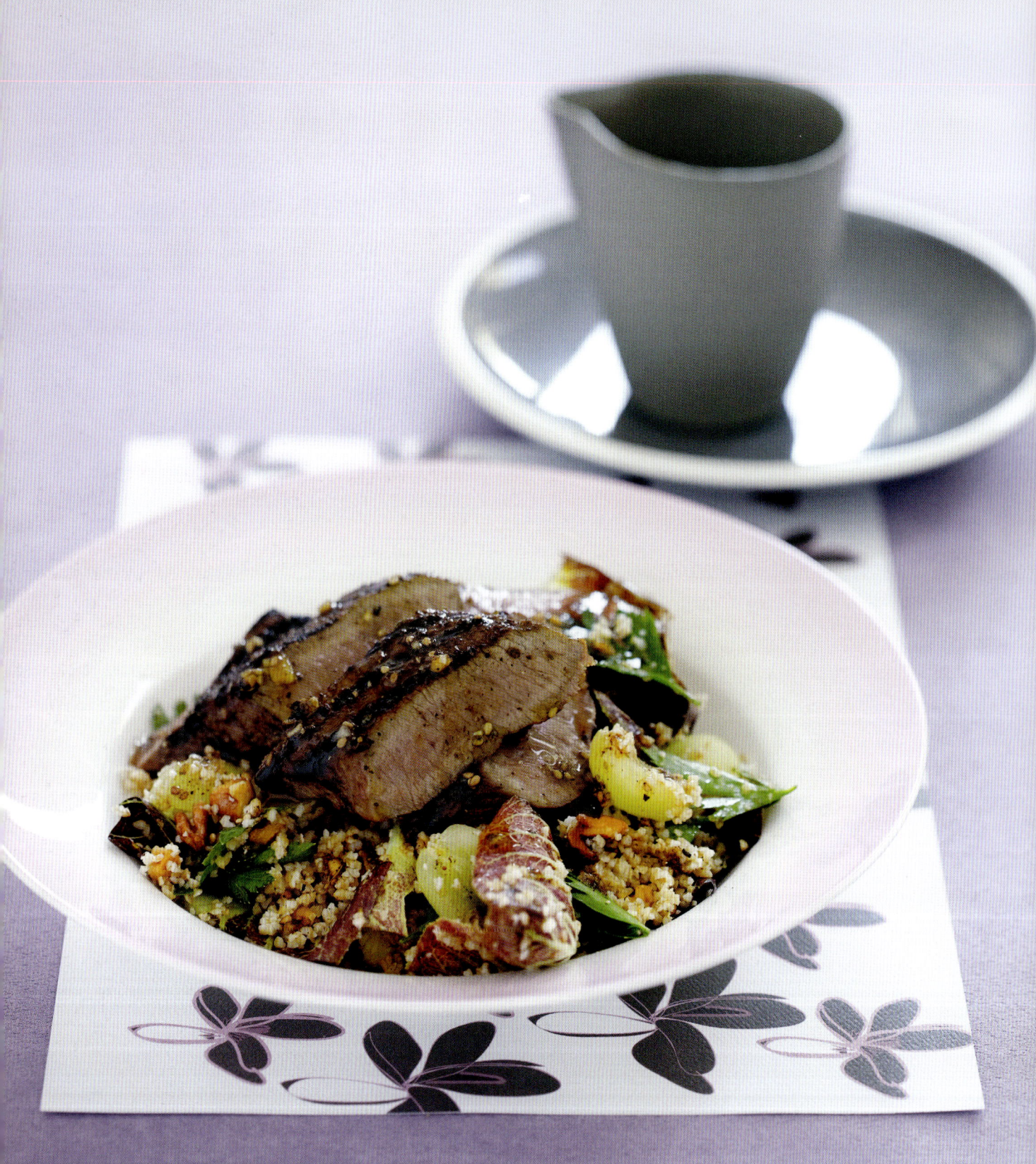

Zatar-Lamm mit Bulgur-Trauben-Walnuss-Salat

Ich liebe die nahöstlich inspirierten Aromen und die unterschiedliche Konsistenz des Salats. Sowohl die Marinade für das Lamm als auch das Salatdressing enthalten Granatapfelsirup, ein süßer, dicker Sirup, der eine fruchtig-frische Säure mitbringt. Er ist in kleinen Flaschen in großen Supermärkten oder spezialisierten Lebensmittelläden erhältlich. Granatapfelsirup verfeinert Lammtajinen, Salatdressings, gegrillte Auberginen oder Marinaden für Geflügel und Fisch.

Die Schalotte fein hacken, mit Zatar, Zimt, Granatapfelsirup und Olivenöl mischen, mit Salz und Pfeffer abschmecken. Die Hälfte des Dressings zum Lamm geben (die andere Hälfte für den Salat beiseitestellen). Das Lamm gut mit der Marinade vermischen und mit Folie bedeckt im Kühlschrank mindestens 2 Stunden oder über Nacht marinieren, 10 Minuten vor dem Braten aus dem Kühlschrank holen.
Den Bulgur 20 Minuten in kaltem Wasser einweichen. Abgießen, in ein trockenes Küchenhandtuch geben und kräftig ausdrücken. Die Trauben halbieren, den Radichio in mundgerechte Stücke zupfen und mit dem Bulgur vermengen. Die Walnusskerne in einer Pfanne ohne Öl rösten und mit der Petersilie und dem Dressing zum Salat geben, gut verrühren und abschmecken.
Eine Grillpfanne stark erhitzen und leicht mit Öl bestreichen. Die Lammlende 4–5 Minuten je Seite bei mittlerer Hitze gerade gar braten. Auf eine Platte legen, mit Alufolie abdecken und 5 Minuten ruhen lassen. Das Lammfleisch diagonal in dicke Scheiben schneiden, auf dem Salat anrichten und servieren.

Ergibt 2 Portionen

Zatar-Lamm
1 gelbe Schalotte, fein gehackt
1 EL Zatar (Gewürzmischung)
¼ TL gemahlener Zimt
1 EL Granatapfelsirup
75 ml Olivenöl extra vergine
  zzgl. etwas zum Grillen
400 g Lammlende
Meersalz, frisch gemahlener
  schwarzer Pfeffer

Salat
100 g Bulgur
80 g grüne, kernlose Trauben
1 kleiner Radicchio
2 EL Walnusskerne
1 Handvoll glatte Petersilie
Meersalz, frisch gemahlener
  schwarzer Pfeffer

Maurische Lammkoteletts mit Mangold

Ergibt 2 Portionen

Lammkoteletts

1 TL edelsüßes Paprikapulver
1 TL gemahlenes Sumak
½ TL gemahlenes Piment
2 EL Olivenöl extra vergine
   zzgl. etwas zum Grillen
1 TL alter Rotweinessig
6 küchenfertige Lammkoteletts

Mangold

200 g Mangold
1 EL Rosinen
1 EL Pinienkerne
1 gelbe Schalotte
1 EL Olivenöl extra vergine
Meersalz, frisch gemahlener
   schwarzer Pfeffer

Obgleich Fleisch mit Knochen während der Schwangerschaft nicht zu meinen Lieblingszutaten gehörte, kam dieses Gericht überraschend häufig auf den Tisch – besonders während des zweiten Drittels, das meine Freundin Tanya wegen des Heißhungers auf eisenhaltige Speisen die "Lammkotelett-Phase" nennt. Die zurückhaltenden nahöstlichen Gewürze ergänzen das reiche Aroma des Lamms, während die Beilage aus Mangold die benötigten Ballaststoffe sowie Eisen, Kalzium, Folsäure (Folat), Magnesium, Betacarotin, Vitamin E und C beiträgt.

Paprikapulver, Sumak, Piment, Olivenöl und Essig mischen und die Lammkoteletts darin wenden. Mit Frischhaltefolie abdecken und im Kühlschrank mindestens 20 Minuten marinieren, 10 Minuten vor dem Braten aus dem Kühlschrank holen.
Die Stiele des Mangolds entfernen, die Blätter grob hacken und in einer großen Schüssel mit kochendem Wasser bedecken. Wenn er zusammengefallen ist, abgießen und überschüssiges Wasser ausdrücken, anschließend beiseitestellen.
Die Rosinen ebenfalls in kochendem Wasser einweichen, 10 Minuten ziehen lassen, dann abgießen. Die Pinienkerne in einer Pfanne ohne Öl bei mittlerer Hitze 30 Sekunden goldbraun rösten. Herausnehmen und beiseitestellen.
Die Schalotten längs halbieren, in dünne Streifen schneiden und im heißen Öl mit den Rosinen in 4 Minuten weich dünsten. Den Mangold zugeben und 3 Minuten bei starker Hitze weich dünsten. Die Pinienkerne untermischen, mit Salz und Pfeffer abschmecken und beiseitestellen.
Eine Grillpfanne stark erhitzen und mit Öl bestreichen. Die Lammkoteletts 2–3 Minuten je Seite gerade gar braten. Je drei Lammkoteletts auf dem Mangold-gemüse anrichten und sofort servieren.

Italienische Würstchen mit Paprikagemüse

Obwohl Würstchen auf keiner Empfehlungsliste für Schwangere auftauchen, stehen sie auf der Liste der Wohlfühlgerichte ganz oben. Wenn Sie keine Würstchen mögen, braten Sie stattdessen in dünne Streifen geschnittenes Kalbsschnitzel. Dazu servieren Sie Rigatoni und gehobelten Parmesan.

Ergibt 2 Portionen

4 dicke oder 6 dünne italienische
  Schweinswürstchen
1 kleine rote Zwiebel
1 große rote Paprikaschote
1 große Knoblauchzehe
1 EL Olivenöl extra vergine
1 EL alter Rotweinessig
2 TL gesalzene Kapern
1 EL Korinthen
1–2 TL weicher brauner Zucker
200 g stückige Tomaten aus der Dose
1 EL Tomatenmark
2 Brötchen aus dem Holzofen
1 EL Butter
Rucola zum Servieren

Die Würstchen in einer beschichteten Pfanne bei mittlerer Hitze 20–25 Minuten gut durch braten.
Die Zwiebel längs halbieren und in feine Streifen schneiden, die Paprika entkernen und in breite Streifen schneiden, die Knoblauchzehe fein hacken. Das Öl erhitzen, Zwiebel und Paprika bei mittlerer Hitze 6 Minuten weich dünsten. Den Knoblauch zugeben und 30 Sekunden mitdünsten. Den Essig angießen und aufkochen, leicht köchelnd reduzieren lassen.
Die Kapern abspülen und trocken tupfen, die Korinthen mit heißem Wasser bedecken und 10 Minuten einweichen. Kapern, Korinthen mitsamt des Einweichwassers, Zucker, Tomaten und Tomatenmark zum Zwiebel-Paprika-Gemüse geben. Aufkochen und bei geringer Hitze 20 Minuten köcheln lassen, bis die Flüssigkeit von den Tomaten verdunstet und die Paprika weich ist.
Die Würstchen mit dem Gemüse in gebutterten Brötchen mit einer großzügigen Handvoll Rucola servieren.

Indisches Lamm mit Spinat und Tomaten

Lassen Sie sich von der Länge der Zutatenliste nicht abschrecken. Dieses exquisite Eintopfgericht ist sehr einfach in der Zubereitung.

Ergibt 2 Portionen (und 2 weitere zum Einfrieren)

250 g tiefgekühlter Spinat
1 kleine Zwiebel
2 große Knoblauchzehen
2 cm Ingwer
1 lange grüne Chilischote
1 TL Salz
2–3 EL Sonnenblumenöl
1 Lorbeerblatt
1 EL gemahlener Koriander
2 TL gemahlener Kreuzkümmel
½ TL gemahlenes Kurkuma
½ TL gemahlener Kardamom
¼ TL gemahlener Zimt
¼ TL gemahlene Gewürznelken
1 kg Lammfilet
400 g stückige Tomaten aus der Dose
1 EL Tomatenmark
1 TL Garam Masala (Gewürzmischung)
Zitronensaft nach Geschmack
gedämpfter Basmatireis oder Chapattis als Beilage

Spinat auftauen, Zwiebel, Knoblauch, Ingwer und die entkernte Chili grob hacken und mit 1 Esslöffel Wasser im Mixer pürieren. Salz zugeben und unterrühren. In einer gusseisernen Kasserolle 2 Esslöffel des Öls bei mittlerer Hitze erwärmen, Lorbeer und Gewürze zugeben, 2–3 Minuten dünsten. Die Zwiebelpaste zugeben, weitere 2 Minuten dünsten.
Lamm in 2 Zentimeter große Würfel schneiden, in die Kasserolle geben, bei starker Hitze gut mit der Gewürzmischung vermengen. Spinat hacken, mit Tomaten und Tomatenmark zum Lamm geben und unter Rühren aufkochen. Bei geringer Hitze zugedeckt 2 Stunden schmoren. Das Fleisch soll sehr zart sein.
Kurz vor dem Servieren Garam Masala zugeben und mit Zitronensaft abschmecken. Mit gedämpftem Basmatireis oder Chapattis servieren.

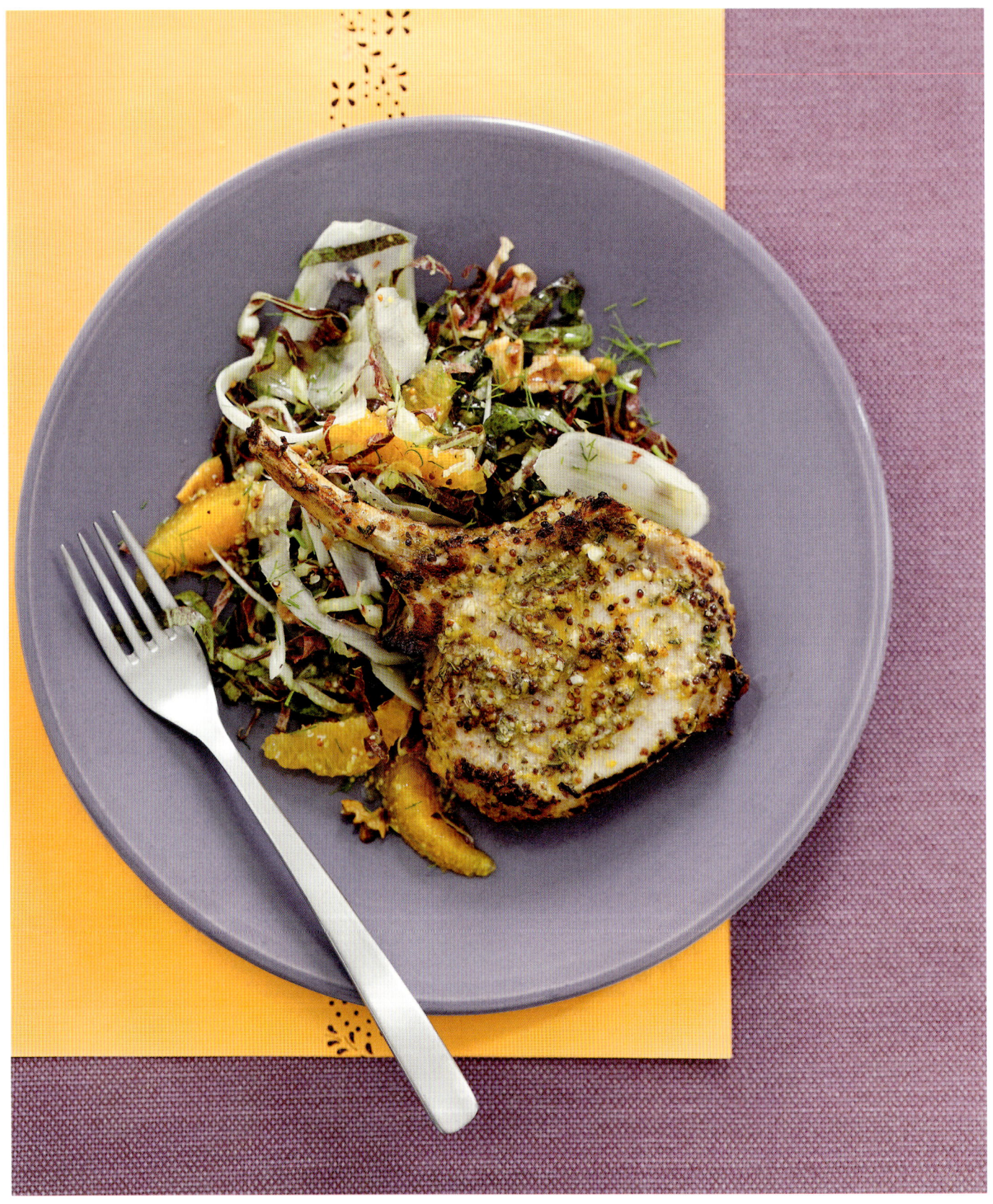

Orangen-Fenchel-Koteletts und Radicchiosalat mit Fenchel und Orange

Die klassische italienische Kombination von Schweinefleisch und Fenchel habe ich als Basis genommen und sie um Orangensaft und frischen Knollenfenchel im Beilagensalat ergänzt. Das Vitamin C der Orangen erhöht die Aufnahme des Eisens. Denselben Effekt bringt ein Glas Orangensaft zum Essen oder Zitrusfrüchte zum Dessert.

Die Fenchelsamen und den Knoblauch zerdrücken, mit Thymian, Rosmarin, der Orangenschale, Orangensaft, Senf und Olivenöl mischen. Die Schweinekoteletts damit gut einreiben und mit Salz und Pfeffer würzen. Mit Frischhaltefolie abdecken und im Kühlschrank mindestens 20 Stunden oder über Nacht marinieren.
Den Radicchio in feine Streifen schneiden, den Fenchel fein hobeln und beides vermischen. Die Orange filetieren, den Saft dabei auffangen. Orangensaft, Senf, Walnussöl und Olivenöl gut miteinander verrühren, mit Salz und Pfeffer abschmecken. Das Fenchelgrün fein hacken und mit den Orangenstücken und den Walnüssen zum Salat geben, mit dem Dressing begießen und vorsichtig mischen.
Eine Grillpfanne bei mittlerer Hitze erwärmen und mit Öl bestreichen. Die Koteletts 6–8 Minuten von beiden Seiten braten, dabei mit den Marinaderesten bestreichen und wenden, sodass sie gleichmäßig bräunen und garen. Mit dem Salat servieren.

Ergibt 2 Portionen

Koteletts
½ TL Fenchelsamen
1 kleine Knoblauchzehe
½ TL fein gehackter Thymian
1 TL fein gehackter Rosmarin
 fein abgeriebene Schale
  von 1 Orange
1½ EL Orangensaft
1 TL grober Senf
1 EL Olivenöl extra vergine
  zzgl. etwas zum Grillen
2 küchenfertige
  Schweinekoteletts
Meersalz, frisch gemahlener
  schwarzer Pfeffer

Salat
1 Radicchio
½ Fenchelknolle mit Grün
1 Navel- oder Blutorange
1 EL Walnussöl
1 EL Olivenöl extra vergine
1 TL grober Senf
2 EL Walnusskerne, geröstet
  und grob gehackt
Meersalz, frisch gemahlener
  schwarzer Pfeffer

Schweinesteaks mit Tamarinde und Bohnensalat

Ergibt 2 Portionen

Schweinesteaks
1 EL Tamarindenpüree
1 EL weicher brauner Zucker
2 EL Tomatensauce
1 EL Limettensaft
1 TL gemahlener Kreuzkümmel
1 TL Knoblauchpulver
1 TL edelsüßes Paprikapulver
¼ TL gemahlener Ingwer
2 dünne Schmetterlingssteaks
 vom Schwein
Meersalz, frisch gemahlener
 schwarzer Pfeffer
Limettenspalten zum Garnieren

Bohnensalat
1 Maiskolben
Sonnenblumenöl zum Grillen
200 g Schwarzaugenbohnen
 aus der Dose
100 g Mini-Romatomaten
2 EL gehackter Koriander
Saft von ½ Limette
1 EL Olivenöl extra vergine
Meersalz, frisch gemahlener
 schwarzer Pfeffer

Schweinefleisch kann recht mächtig sein, daher kombiniere ich es gern mit etwas Säure. Für dieses Rezept nehme ich Tamarindenpüree, das die säuerliche Note mitbringt und zusammen mit den Gewürzen eine Art Barbecuesauce ergibt, die auch zu gegrillten Spareribs passt. Bohnen und Mais enthalten Ballaststoffe und Folsäure (Folat) und der Salat kann sogar – mit gedämpftem Reis als Beilage – als eigenständiges Gericht dienen.

Tamarindenpüree, Zucker, Tomatensauce, Limettensaft und die Gewürze mischen, die Steaks zugeben und von allen Seiten mit der Marinade bedecken, mit Salz und Pfeffer abschmecken. Mit Frischhaltefolie abdecken und im Kühlschrank mindestens 2 Stunden oder über Nacht marinieren.

Den Maiskolben in Wasser 15 Minuten köcheln. Etwas abkühlen lassen, mit Sonnenblumenöl bestreichen und in einer Grillpfanne bei starker Hitze von allen Seiten 6–8 Minuten bräunen. Etwas abkühlen lassen, dann die Körner mit einem scharfen Messer abschneiden und in eine Schüssel geben. Die Bohnen abgießen und etwas abtropfen lassen, die Tomaten halbieren, mit dem Limettensaft und dem Öl zum Mais geben, abschmecken und gut verrühren.

Die Grillpfanne wieder erhitzen und die Steaks 4–5 Minuten von jeder Seite braten, bis sie ganz durchgegart sind. Mit Limettenspalten garnieren und mit dem Bohnensalat servieren.

Schweinefilet mit Zitronengras

Dieses Gericht mag ich besonders gern. Statt auf gedämpftem Reis wird das Fleisch auf einem vietnamesischen Nudelsalat serviert und ergibt ein leichtes, aber sättigendes Hauptgericht. Rindfleisch, Hühnchen oder sogar Riesengarnelen können statt des Schweinefleischs Verwendung finden. Statt der Erdnüsse können Sie das Ganze auch mit frittierten Zwiebelringen bestreuen.

Das Schweinefilet in dünne Scheiben schneiden. Fisch- und Sojasauce mischen. Zitronengras und Knoblauch fein hacken, Chili entkernen und ebenfalls fein hacken, zur Saucenmischung geben und gut verrühren. Die Schweinefilets in die Marinade einlegen, mit Frischhaltefolie abdecken und im Kühlschrank mindestens 20 Minuten ziehen lassen.

Inzwischen die Nudeln mit kochendem Wasser übergießen und 8 Minuten einweichen. Abgießen und abkühlen lassen. Die Gurke in dünne Streifen schneiden, den Salat in mundgerechte Stücke zupfen, die Minze und den vietnamesischen Koriander grob hacken, die Erdnüsse ebenfalls hacken. Die Nudeln in einer Schüssel mit der Gurke, dem Salat und den restlichen Kräutern mischen.

Für das Dressing sämtliche Zutaten mit 1 Esslöffel warmem Wasser verrühren, bis der Zucker sich gelöst hat. Abschmecken und gegebenenfalls mehr Limettensaft, Fischsauce oder Zucker zugeben.

Das Fleisch aus dem Kühlschrank nehmen und etwas abtropfen lassen. Die kleine rote Zwiebel in feine Streifen schneiden. In einem Wok 1 Esslöffel Öl erhitzen. Die Zwiebeln darin 2 Minuten weich dünsten, das abgetropfte Fleisch zugeben und 3–4 Minuten garen.

Das Dressing über den Nudelsalat geben und vorsichtig mischen, mit dem Fleisch anrichten, mit Erdnüssen bestreuen und sofort servieren.

Ergibt 2 Portionen

Schweinefilet
200 g Schweinefilet
1 EL Fischsauce
1 EL helle Sojasauce
1 Stängel Zitronengras,
  nur der weiße Teil
1 große Knoblauchzehe
1 kleine rote Chilischote
1 EL Sonnenblumenöl
½ kleine rote Zwiebel

Reis-Vermicelli-Salat
100 g Reis-Vermicelli
1 kleine Gurke
1 kleiner Kopfsalat
1 Handvoll Minze
1 Handvoll vietnamesischer
  Koriander
2 EL gehackter Koriander
ungesalzene Erdnüsse

Dressing
2 EL Limettensaft
1 EL Fischsauce
1 TL Zucker
1 kleine rote Chilischote
1 kleine Knoblauchzehe

Gebratenes Schweinefilet mit Chicorée-Apfel-Nuss-Salat

Ergibt 2 Portionen

Schweinefilet

1 EL Ahornsirup
2 EL Olivenöl extra vergine
   zzgl. etwas zum Braten
1 TL gemahlenes Piment
1 TL gemahlener Koriander
1 Prise gemahlene
   Muskatblüte
½ TL gemahlener Ingwer
½ TL frisch geriebener Ingwer
400 g Schweinefilet
Meersalz, frisch gemahlener
   schwarzer Pfeffer

Salat

1 kleine Knoblauchzehe
1 TL Dijonsenf
3 TL Sherryessig
60 ml Olivenöl extra vergine
   (oder 1 EL Haselnussöl und
   2 EL Olivenöl extra vergine)
1 kleiner Apfel (z.B. Fuji, Pink
   Lady oder Granny Smith)
1 roter oder weißer Chicorée
1 Handvoll Haselnusskerne
Meersalz, frisch gemahlener
   schwarzer Pfeffer

Vielleicht liegt es an meiner chinesischen Mutter, aber selbst in den letzten Wochen meiner Schwangerschaften lechzte ich nach Schweinefleisch. Statt die Filets wie bei meiner Mutter in der traditionellen chinesischen Fünf-Gewürze-Marinade zu braten, lege ich sie in einer eigenen Mischung mit der zusätzlichen Süße von Ahornsirup ein. Die knackige Säure der Äpfel in Verbindung mit dem Chicorée ergibt einen delikaten Gegensatz zum süßen Schweinefleisch.

Ahornsirup, Olivenöl, Piment, Koriander, Muskat, gemahlenen und geriebenen Ingwer mischen, mit Salz und Pfeffer abschmecken und das Schweinefilet von allen Seiten darin wenden. Mit Frischhaltefolie abdecken und im Kühlschrank mindestens 2 Stunden oder über Nacht marinieren.
Den Ofen auf 220 °C vorheizen. Etwas Olivenöl in einer ofenfesten Pfanne erhitzen und das Filet 2–3 Minuten bei starker Hitze gleichmäßig von allen Seiten bräunen. Die Pfanne in den Ofen stellen und in 12–15 Minuten fertig garen.
In der Zwischenzeit den Knoblauch fein hacken und mit Senf, Essig und Öl verquirlen, mit Salz und Pfeffer abschmecken. Den Apfel entkernen, in dünne Spalten schneiden, die Haselnüsse in einer Pfanne ohne Öl rösten, anschließend grob zerhacken. Den Chicorée mit dem Apfel, den Haselnüsse und dem Dressing mischen. Das Filet diagonal in dicke Scheiben schneiden und mit dem Chicorée-Apfel-Nuss-Salat servieren.

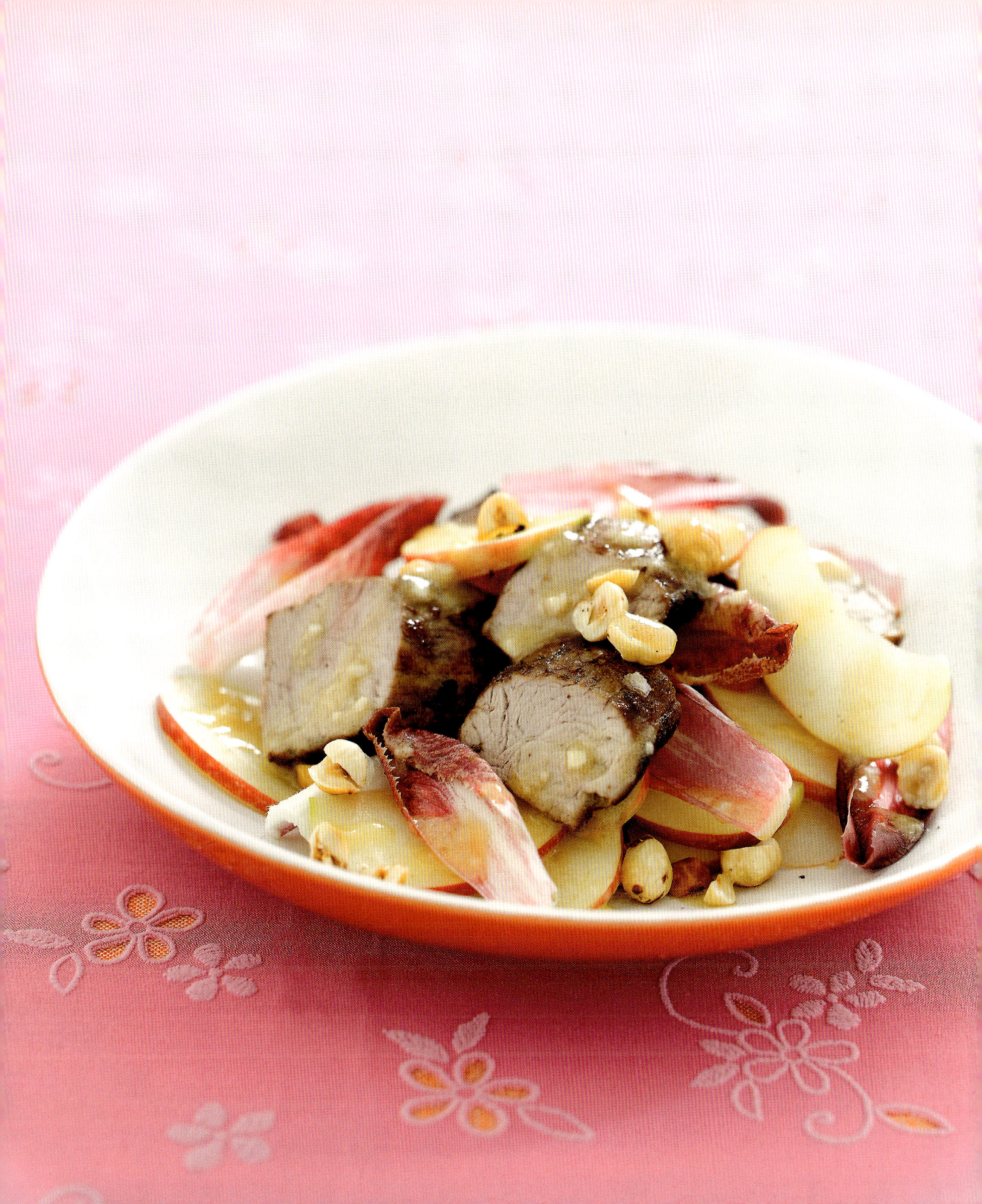

Zehn schnelle Hauptgerichte

1. Kalbsschnitzel mit Bohnenpüree
Leicht bemehlte Kalbsschnitzel mit fein gehacktem Rosmarin braten, 1 Schuss Verjus (siehe Seite 57) zugeben und unter Rühren den Bratensatz lösen. Etwas Butter unterrühren und 1 Esslöffel Kalbs- oder Fleischbrühe zugeben. Mit Püree aus dicken Bohnen, gehackter Minze, geriebenem Pecorino und Olivenöl extra vergine servieren.

2. Lammsteaks mit Radicchio-Feigen-Walnuss-Salat
Minutensteaks vom Lamm mit einer Paste aus Knoblauch, gehacktem Rosmarin, Olivenöl und Balsamico (und zerdrückten Sardellenfilets, falls Sie mögen) einreiben und schnell gar braten oder grillen. Mit einem Salat aus Radicchio, Feigen und Walnüssen mit einer Vinaigrette aus Walnussöl und Balsamico anrichten.

3. Pochiertes Zitronenhähnchen
Hühnerbrühe (siehe Seite 56) mit Tamarinde, Zitronengras und Kaffirlimettenblättern würzen und Hähnchenbrustfilets darin pochieren. Mit gedämpftem Reis und mit in Ingwer und Sojasauce gedünsteten Pak-Choi-Herzen servieren.

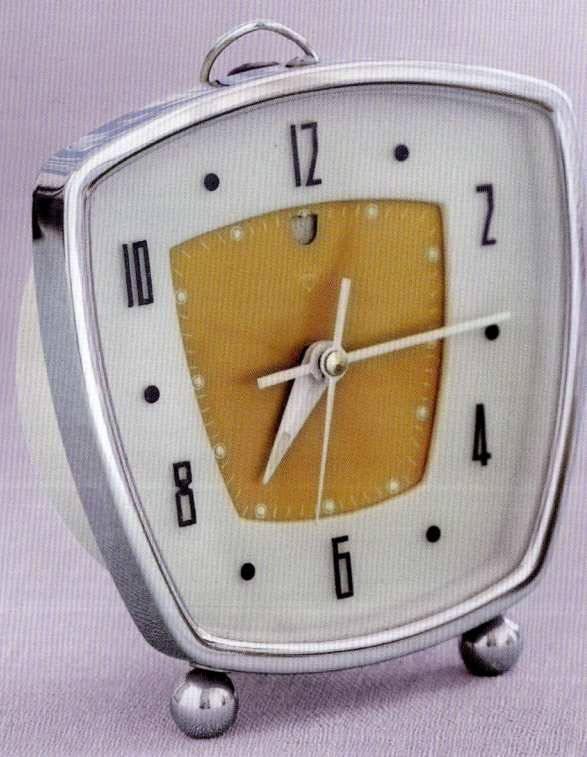

4. Gebratene Sardinenfilets mit grünen Bohnen und Mandeln

Gewürzte, kleine Sardinenfilets mit Haut braten. Junge grüne Böhnchen blanchieren und mit fein geschnittener Zitronenschale, gerösteten Mandelblättchen, Olivenöl extra vergine und Zitronensaft mischen. Im Frühling blanchierten grünen Spargel statt der Bohnen nehmen.

5. Thailändischer gebratener Reis mit Hühnchen und Basilikum

Dünn geschnittene Streifen Hähnchenbrustfilet mit Knoblauch und 1 Spritzer Sojasauce braten und beiseitestellen. Portionsweise Brokkoliröschen, fein geschnittene Zuckerschoten, Brechbohnen, Chinakohl und Karotten braten. Gedämpften Jasminreis mit dem Gemüse und dem Fleisch in den Wok geben, mit je 1 Spritzer Fischsauce, Austernsauce und heller Sojasauce würzen. Gut mischen, einige zerpflückte Basilikumblättchen und frisch gemahlenen weißen Pfeffer zugeben.

6. Doraden-Fenchel-Tajine

Zwiebel und Fenchel in feine Streifen schneiden und dünsten, dann stückige Tomaten aus der Dose, etwas Fischsud und in Chermoula (siehe Seite 114) marinierte Doradenfilets zugeben. Zugedeckt 10 Minuten garen, bis der Fisch zart ist, dann mit Meersalz und frisch gemahlenem schwarzen Pfeffer abschmecken. Mit buttrigem Couscous mit Koriander, Petersilie und Minze servieren.

7. Vietnamesisches Pfeffersteak

Filetsteak würfeln und über Nacht in gehacktem Knoblauch, Sojasauce und frisch gemahlenem schwarzen Pfeffer marinieren. Medium oder nach Wunsch braten, dann etwas Butter in den Wok geben. Mit Tomatenreis (siehe Seite 59) und gedämpftem asiatischem Gemüse oder Reis-Vermicelli-Salat (siehe Seite 91) servieren.

8. Hühnchen-Piccata mit gebratenen Kartoffeln

Kartoffeln nicht ganz gar kochen, leicht zerdrücken und mit Olivenöl extra vergine, Rosmarin und etwas Meersalz kross braten. Die Hähnchenbrustfilets halbieren, flach drücken und leicht bemehlen. Goldbraun braten, herausnehmen und beiseitestellen. 100 Milliliter Verjus (siehe Seite 57) in die Pfanne geben und auf die Hälfte reduzieren. Etwas Hühnerbrühe (siehe Seite 56) zugeben und wieder auf die Hälfte reduzieren. Zitronensaft, Kapern und viel gehackte glatte Petersilie zugeben und köcheln lassen. Die Sauce über das Hühnchen geben und mit den Bratkartoffeln und gedünstetem Spinat servieren.

9. Marokkanische Makrele mit Mandel-Tarator

Makrelenfilets mit Ras al-hanut oder Baharat (Gewürzmischungen) bestäuben und bei mittlerer Hitze in etwas Olivenöl in einer beschichteten Pfanne braten. Gehackten Knoblauch, 1 Prise Meersalz, ganze, abgezogene, gehackte Mandeln, frische Semmelbrösel, Zitronensaft und Olivenöl extra vergine zu einem feinen, samtigen Tarator pürieren. Die Makrele mit dem Tarator und einem Portulak-Thymian-Tomaten-Salat servieren.

10. Vietnamesischer Krautsalat mit Hühnchen

Hähnchenbrustfilets in Hühnerbrühe (siehe Seite 56) mit Zitronengras und Ingwer pochieren. Mit fein geschnittenem Chinakohl, Rotkohl, geriebenen Karotten und gehackter Minze mischen. Mit dem Dressing für den Reis-Vermicelli-Salat (siehe Seite 91) anmachen.

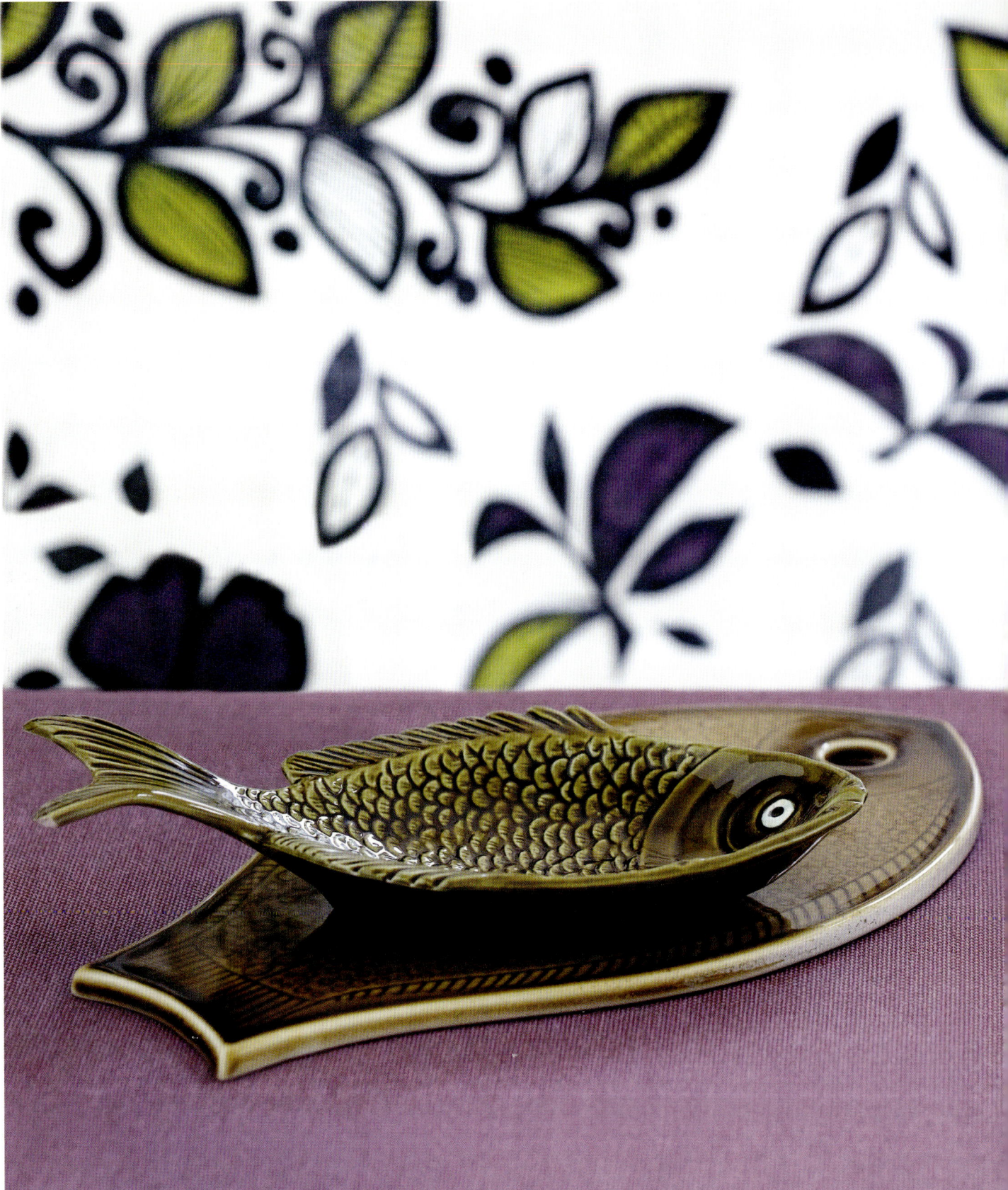

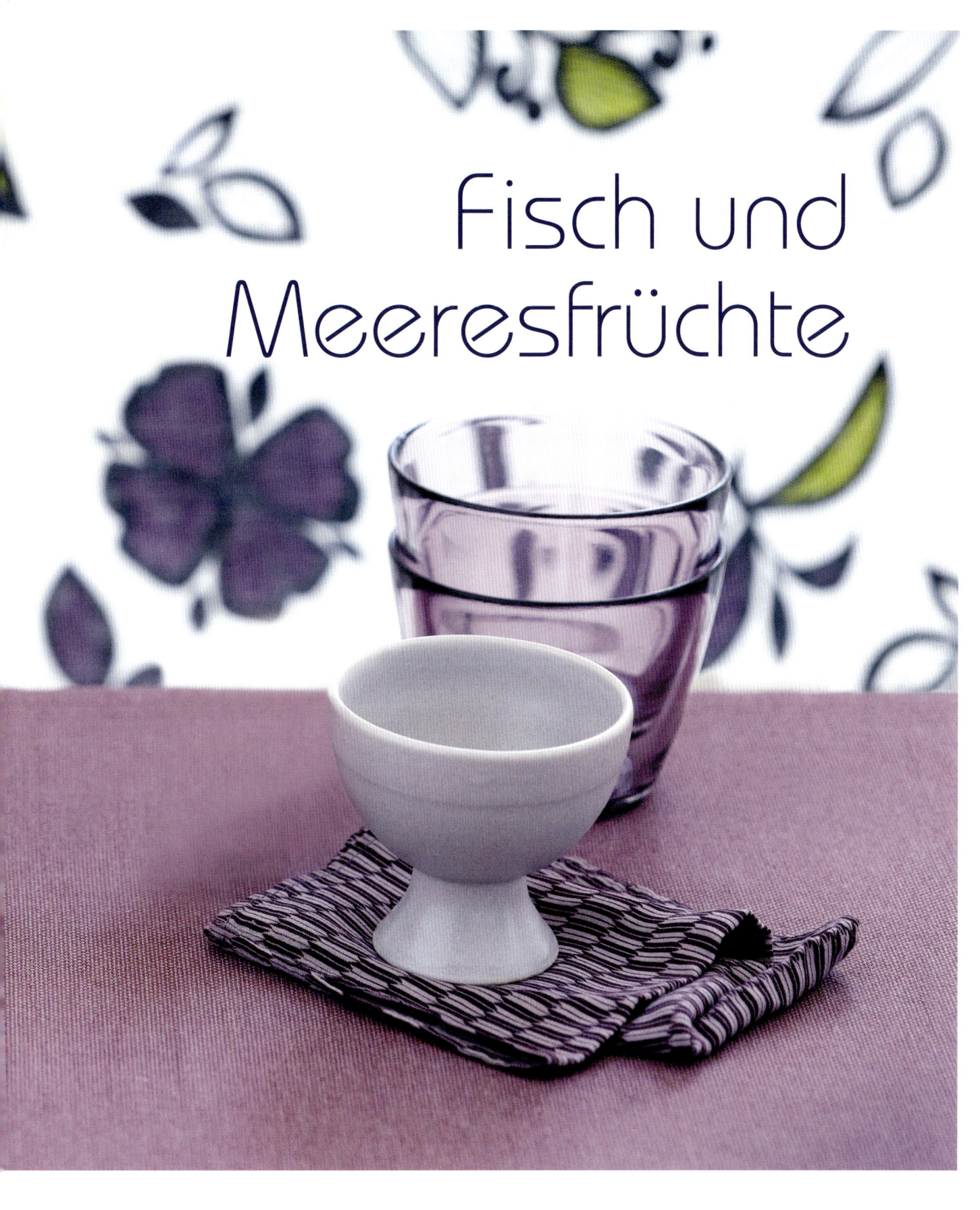

Fisch und Meeresfrüchte

Salat mit Regenbogenforelle, Soba-Nudeln, Avocado und Gurke

Ergibt 2 Portionen

¼ TL Instant-Dashi
(japanischer Fischsud)
2 Regenbogenforellenfilets
à 180 g
2 TL getrocknetes Wakame
(japanische Braunalge)
100 g Soba-Nudeln (japanische
Buchweizennudeln)
1 TL Sesamöl
1 kleine Gurke
1 kleine Avocado
50 g Mizunablätter
(japanischer Rübstiel)
1 EL Zitronensaft
2 EL Shoyu (milde Sojasauce)
½ TL Reisessig
schwarze Sesamsamen
zum Garnieren

Dieser japanisch inspirierte Salat ist nicht nur köstlich, sondern ein Schwangerschaftsuniversalgenie. Die Regenbogenforelle ist eine gute Quelle für Omega-3-Fettsäuren, die für die Entwicklung des Nervensystems Ihres Babys essenziell sind. Wakame liefert Jod, Kalzium, Folsäure (Folat) und Niacin. Mizuna schmeckt leicht pfeffrig und wird in japanischen Salaten oft verwendet. Wenn Sie kein Mizuna bekommen, nehmen Sie Brunnenkresse oder Rucola.

Das Dashi-Pulver und 2 Tassen Wasser in einer tiefen Pfanne mischen, die Forellenfilets zugeben, langsam erhitzen, aber nicht aufkochen, dann bei geringer Hitze 10 Minuten ziehen lassen, bis der Fisch gerade gar ist. Die Pfanne beiseitestellen. Inzwischen das Wakame 15 Minuten in warmem Wasser einweichen, abgießen und harte Stiele entfernen. Anschließend in kochendem Wasser blanchieren, abgießen und mit Küchenpapier trocken tupfen und grob hacken.
Die Soba-Nudeln nach den Packungsangaben in etwa 4 Minuten al dente kochen. Abgießen, in eine große Schüssel geben und mit Sesamöl beträufeln. Beiseitestellen und abkühlen lassen.
Die Gurke längs halbieren, entkernen und in dünne Streifen schneiden. Die Avocado halbieren, den Stein entfernen, das Fruchtfleisch in dünne Scheiben schneiden.
Den Fisch in mundgerechte Stücke schneiden. Wakame, Gurke und Mizunablätter zu den Nudeln geben. Zitronensaft, Shoyu und Reisessig verrühren, über die Nudeln geben und vermengen. Die Forellenstücke und die Avocado vorsichtig untermischen. Den Salat in zwei tiefen Tellern anrichten, mit Sesamsamen bestreuen und sofort servieren.

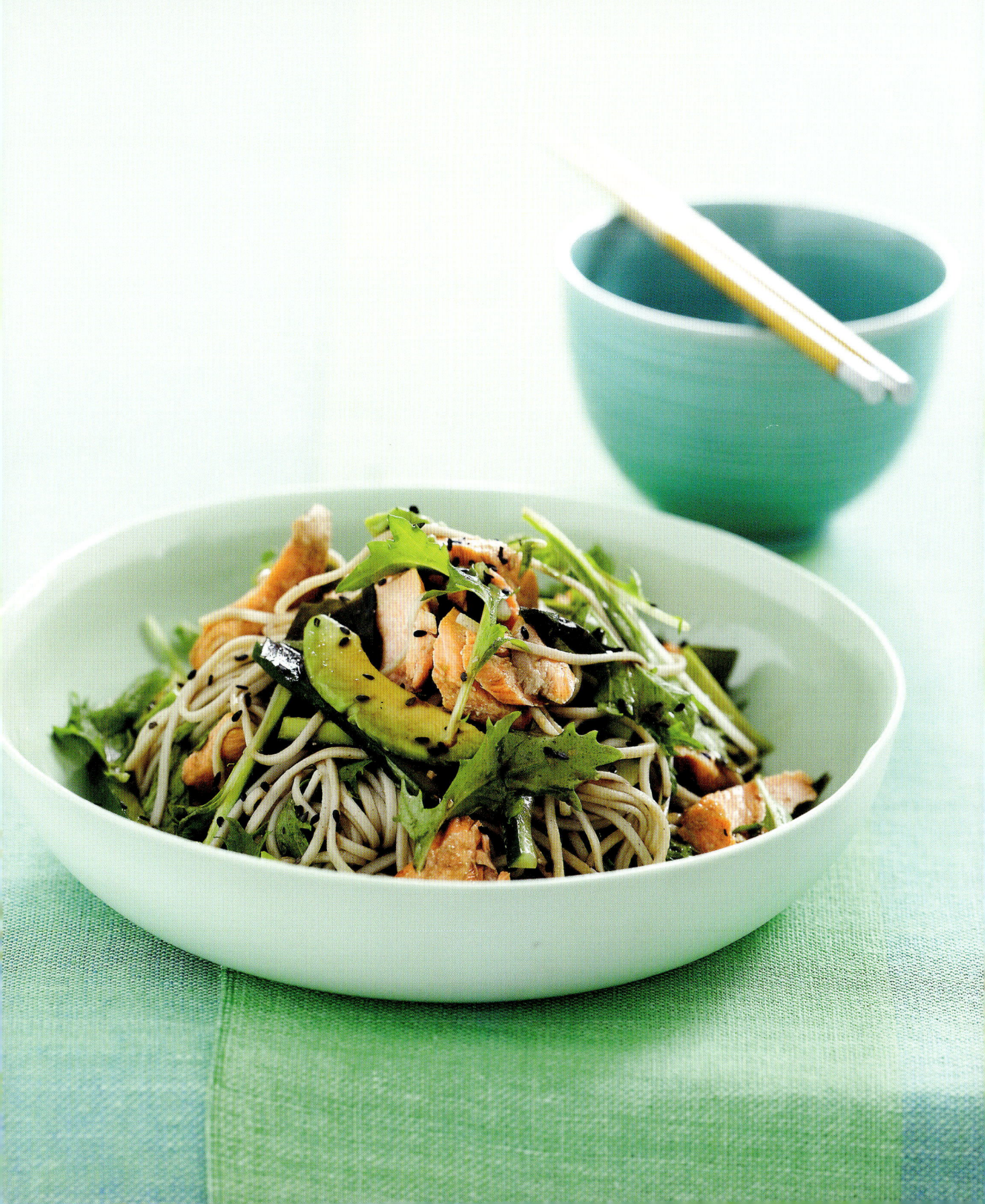

Fischfilet mit Koriander und Limette

Ergibt 2 Portionen

400 g Seeteufel- oder
   Makrelenfilet
½ TL gemahlenes Kurkuma
1 kleine Zwiebel
1 lange grüne Chilischote
1 Korianderwurzel mit Stängel
1 cm Ingwer
2 Knoblauchzehen
1 Handvoll Korianderblätter
   zzgl. einige zum Garnieren
1½ EL Sonnenblumenöl
1 TL schwarze Senfkörner
2 TL gemahlener Kreuzkümmel
1 TL gemahlener Koriander
1 TL gemahlener Kardamom
2 TL Garam Masala
1½ EL Tamarindenpüree
200 ml Kokosmilch
2 EL Limettensaft
Meersalz
gedämpfter Reis und
   Limettenspalten als Beilage

Die frischen Aromen des Limettensafts und der Gewürze lassen selbst Menschen, die eigentlich keinen Fisch mögen, bei diesem Gericht ins Schwärmen geraten. Studien haben gezeigt, dass der wöchentliche Verzehr von Fisch während der Schwangerschaft das Risiko eines niedrigen Geburtsgewichts des Babys verringert. Was natürlich Auswirkungen auf die langfristige Gesundheit des Kindes hat.

Den Fisch in 2 Zentimeter große Stücke schneiden, mit Kurkuma und Salz bestäuben, mit Frischhaltefolie abdecken und 10 Minuten kalt stellen.
Die Zwiebel fein hacken, die Chili entkernen und grob hacken, Korianderwurzel, Ingwer und Knoblauch ebenfalls grob hacken. Mit den Korianderblättern zusammen im Mixer grob pürieren.
Diese Paste im Öl bei mittlerer Hitze 3 Minuten dünsten. Die Gewürze zugeben und weitere 1–2 Minuten braten, dann das Tamarindenpüree, die Kokosmilch und 100 Milliliter Wasser unterrühren und 6 Minuten köcheln lassen. Den Fisch zugeben und in etwa 10 Minuten gut durchgaren. Mit Limettensaft und Salz abschmecken.
Mit Korianderblättern bestreuen und mit gedämpftem Reis und Limettenspalten servieren.

Sizilianischer Meeresfrüchteeintopf mit Couscous

Ich liebe die zurückhaltende Würze des Safrans in diesem sizilianisch inspirierten Eintopf. Wenn das Säubern der Baby-Kalmare Sie abschreckt, kaufen Sie fertige Ringe von einem vertrauenswürdigen Fischhändler. Das Rezept kann für Gäste leicht verdoppelt werden – dazu einfach die doppelte Menge Verjus, Tomatenpassata, Fisch und Kalmar nehmen und mit der doppelten Menge Couscous sowie einem großen grünen Salat servieren.

Zwiebel, Karotte und Sellerie fein hacken, Fenchel in feine Streifen schneiden, im Öl bei mittlerer Hitze in 6–8 Minuten weich dünsten. Den Knoblauch fein hacken, mit dem Safran und den Chiliflocken zum Gemüse geben und 30 Sekunden mitdünsten. Den Verjus angießen und bei starker Hitze einkochen lassen. Tomatenpassata, Brühe und Oregano unterrühren, aufkochen und bei geringer Hitze 10 Minuten köcheln lassen. Den Fisch in mundgerechte Stücke schneiden, dazugeben und 10 Minuten garen. Die Baby-Kalmare zugeben und 1–2 Minuten garen. Fisch und Kalmare müssen ganz gar sein. In der Zwischenzeit den Couscous in einer feuerfesten Schüssel mit Pfeffer und Salz mischen. Die Butter und 1 Tasse kochendes Wasser dazugeben und zugedeckt 10 Minuten ziehen lassen, anschließend mit einer Gabel auflockern. Den Eintopf mit Salz und Pfeffer abschmecken und mit dem Couscous servieren.

Ergibt 2 Portionen

1 Zwiebel

1 kleine Karotte

1 Selleriestange

½ Fenchelknolle

2 EL Olivenöl extra vergine

1 große Knoblauchzehe

¼ TL Safranfäden

1 Prise Chiliflocken

60 ml Verjus (siehe Seite 57)

400 ml Tomatenpassata

60 ml Fisch- oder Hühnerbrühe (Seite 56)

½ TL getrockneter Oregano

300 g Weißfischfilet (Seeteufel oder Dorade)

200 g Baby-Kalmar

½ Tasse Couscous

20 g Butter

Meersalz, frisch gemahlener schwarzer Pfeffer

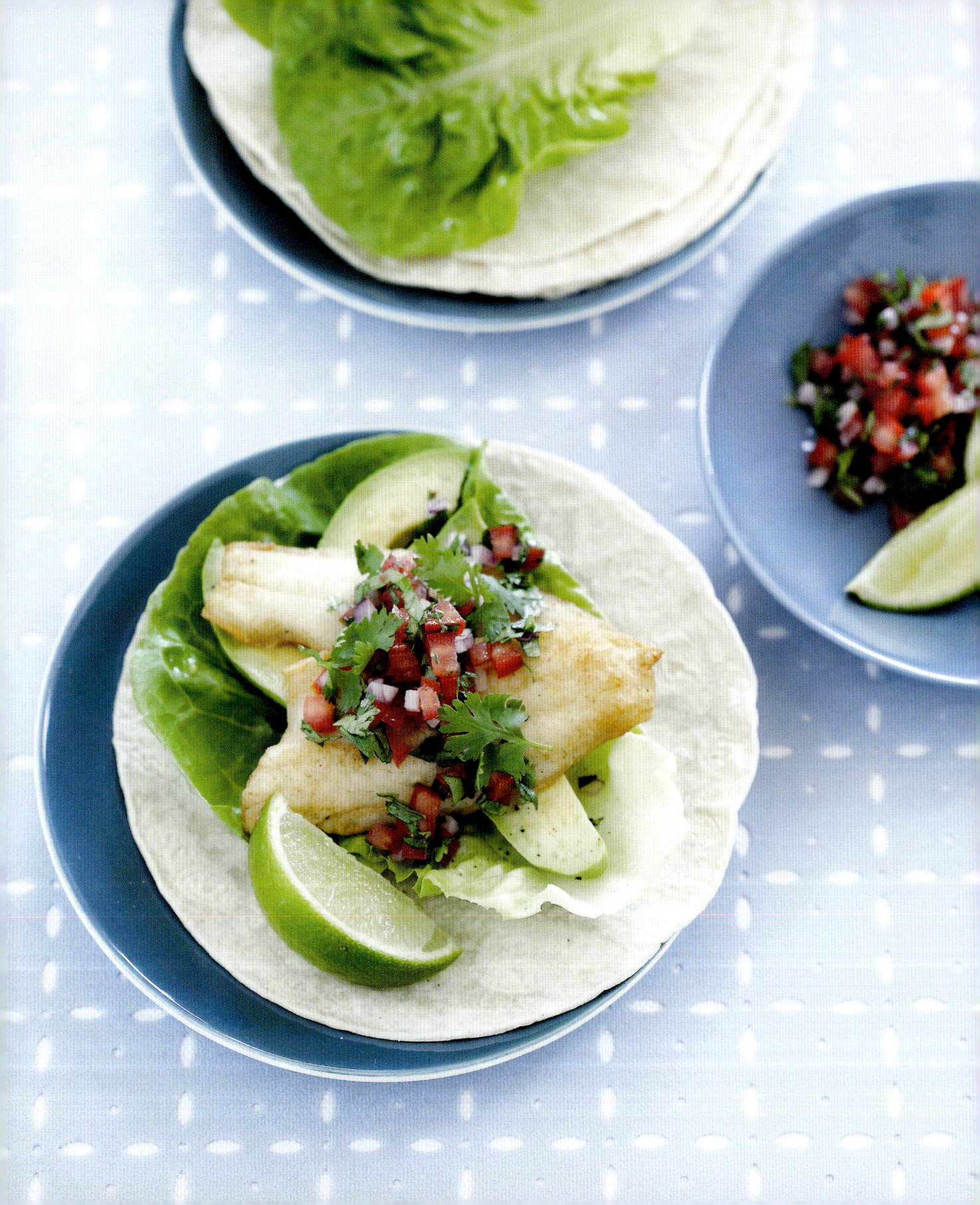

Weißfisch-Wrap mit Tomaten-Koriander-Salsa

Nachdem ich die knusprigen Tacos schon immer liebe, habe ich mit großer Freude die weiche Variante aus frischen Tortillas entdeckt. Und sie müssen auch nicht immer Hackfleisch enthalten! Diese Ruckzuck-Variante mit Fisch ist genau das Richtige für schwüle Sommertage, an denen Sie ein schnelles, erfrischendes, aber sättigendes Gericht suchen.

Die Tomaten entkernen und fein hacken, die Zwiebel ebenfalls fein hacken, mit Koriander, Limettensaft und Olivenöl vermischen, mit Salz und Pfeffer abschmecken und beiseitestellen.

Kreuzkümmel und Mehl mischen und mit Salz und Pfeffer würzen. Die Fischfilets in 2 Zentimeter breite Streifen schneiden und mit der Mehlmischung bestäuben, Überschüsse abklopfen.

Das Olivenöl in einer beschichteten Pfanne bei mittlerer Hitze erwärmen und die Fischfilets darin 3 Minuten von jeder Seite goldbraun braten, sie müssen ganz durchgegart sein. Die Tortillas jeweils mit einigen Salatblättern belegen, die Avocadospalten und die Fischfilets auf den Salat setzen und mit einigen Löffeln Salsa beträufeln. Mit Korianderblättern bestreuen und fest aufrollen. Mit Limettenspalten servieren.

Ergibt 2 Portionen

Salsa
1 reife Tomate
¼ kleine rote Zwiebel
2 EL grob gehackter Koriander
1 TL Limettensaft
2 TL Olivenöl extra vergine
Meersalz, frisch gemahlener
   schwarzer Pfeffer

Wrap
2 TL gemahlener Kreuzkümmel
2 EL Vollkornmehl
280 g Weißfischfilet
2 EL Olivenöl extra vergine
4 weiche Weizen- oder
   Maistortillas
Meersalz, frisch gemahlener
   schwarzer Pfeffer
Baby-Romanasalat, Avocadospalten, Korianderblätter
   und Limettenspalten zum
   Garnieren

Irischer Fisch-Pie

Ergibt 2 Portionen

500 g mehligkochende
   Kartoffeln (z. B. Nicola
   oder Desiree)

4 Frühlingszwiebeln

40 g Butter

50 ml Milch

2 EL Sahne

1 Prise gemahlene Muskatnuss

1 kleine Knoblauchzehe

300 ml Milch

400 g Seeteufelfilet

1 Lorbeerblatt

1 breiter Streifen
   Zitronenschale

1 Poreestange,
   nur der weiße Teil

20 g Butter

1 EL Vollkornmehl

70 g alter Cheddar

Meersalz, frisch gemahlener
   schwarzer Pfeffer

Mit der buttrigen, cremigen Kartoffelhaube ist dieser Fisch-Pie ein absolutes Wohlfühlgericht. Ich mache üblicherweise die doppelte Portion Kartoffelpüree und esse es am nächsten Tag mit gekochten Zwiebeln, Erbsen, Kohl, Karotten und Petersilie vermischt in etwas Fett gebraten.

Für die Kartoffelhaube die Kartoffeln in Salzwasser 20 Minuten garen. Abgießen, etwas abkühlen lassen, pellen, zurück in den Topf geben und bei geringer Hitze in 30 Sekunden die letzte Flüssigkeit verdampfen lassen. Die Frühlingszwiebeln fein hacken, in der erhitzten Butter 1–2 Minuten dünsten, Milch und Sahne dazugeben und erhitzen. Die Kartoffeln stampfen, die Milchmischung zugeben und kräftig schlagen. Mit Salz, Pfeffer und Muskatnuss abschmecken und beiseitestellen.

Den Ofen auf 170 °C vorheizen. Den Knoblauch zerdrücken. Die Milch mit dem Fisch, dem Lorbeerblatt, der Zitronenschale und dem Knoblauch bei mittlerer Hitze aufkochen. Bei geringer Hitze 3 Minuten köcheln lassen, den Topf vom Herd nehmen und den Fisch zugedeckt in 5 Minuten gar ziehen lassen, anschließend mit einem Schaumlöffel herausheben. Die Milch durch ein Sieb in eine Schüssel gießen.

Den Poree in feine Ringe schneiden, in der Butter 6–8 Minuten bei mittlerer Hitze weich dünsten. Das Mehl darüberstäuben und gut unterrühren. Unter ständigem Rühren nach und nach die abgegossene Milch zugeben. Aufkochen und bei geringer Hitze 6–8 Minuten eindicken lassen. Den Käse reiben, 2 Esslöffel zum Überbacken beiseitestellen, den Rest einrühren und schmelzen, den Topf vom Herd nehmen und abschmecken.

Den Fisch in mundgerechte Stücke teilen und vorsichtig, ohne die Stücke zu zerbrechen, unter die Sauce heben. Die Mischung in eine Auflaufform füllen. Die Kartoffelmischung gleichmäßig darauf verteilen. Den restlichen Käse aufstreuen und 25–30 Minuten goldbraun backen.

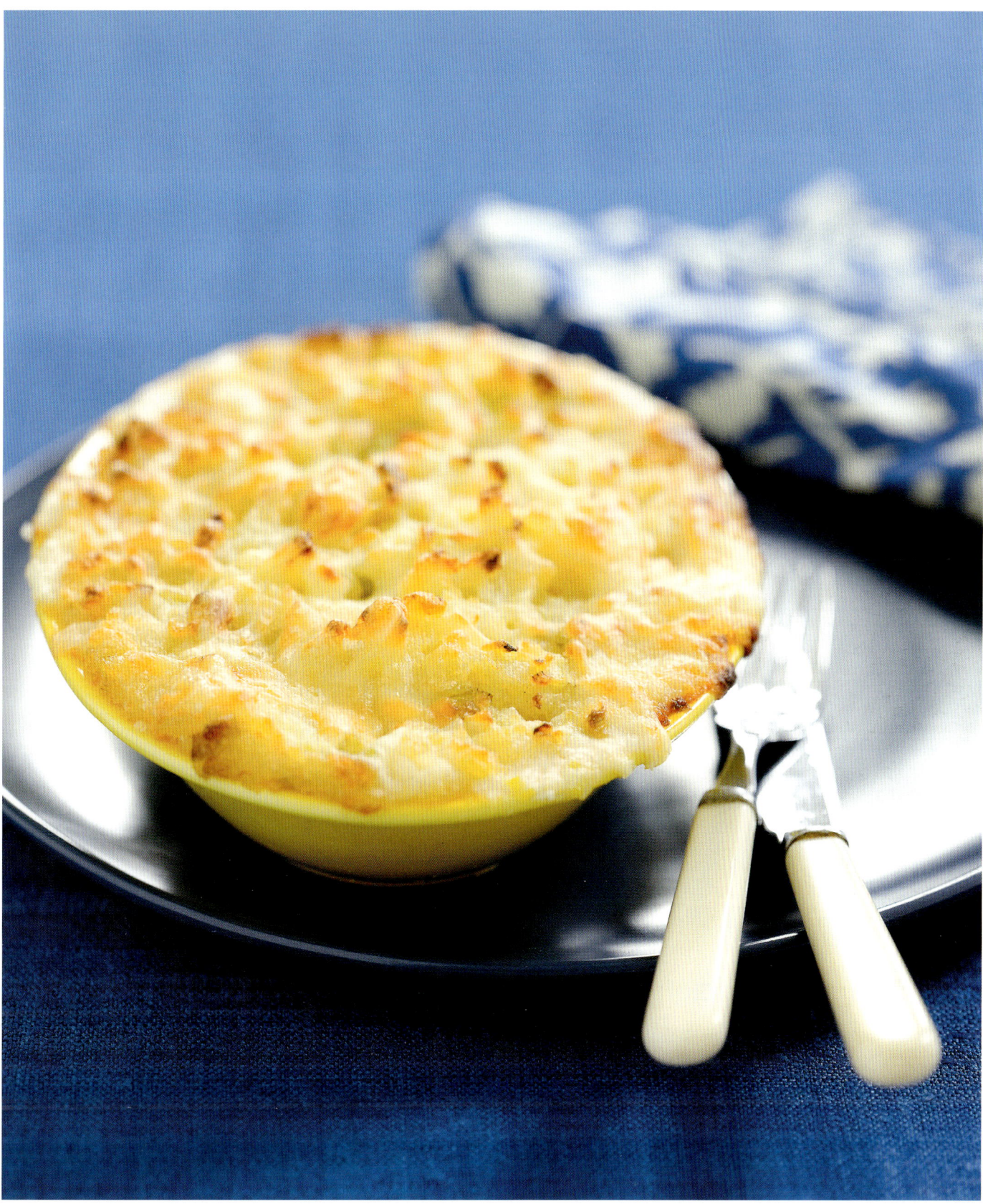

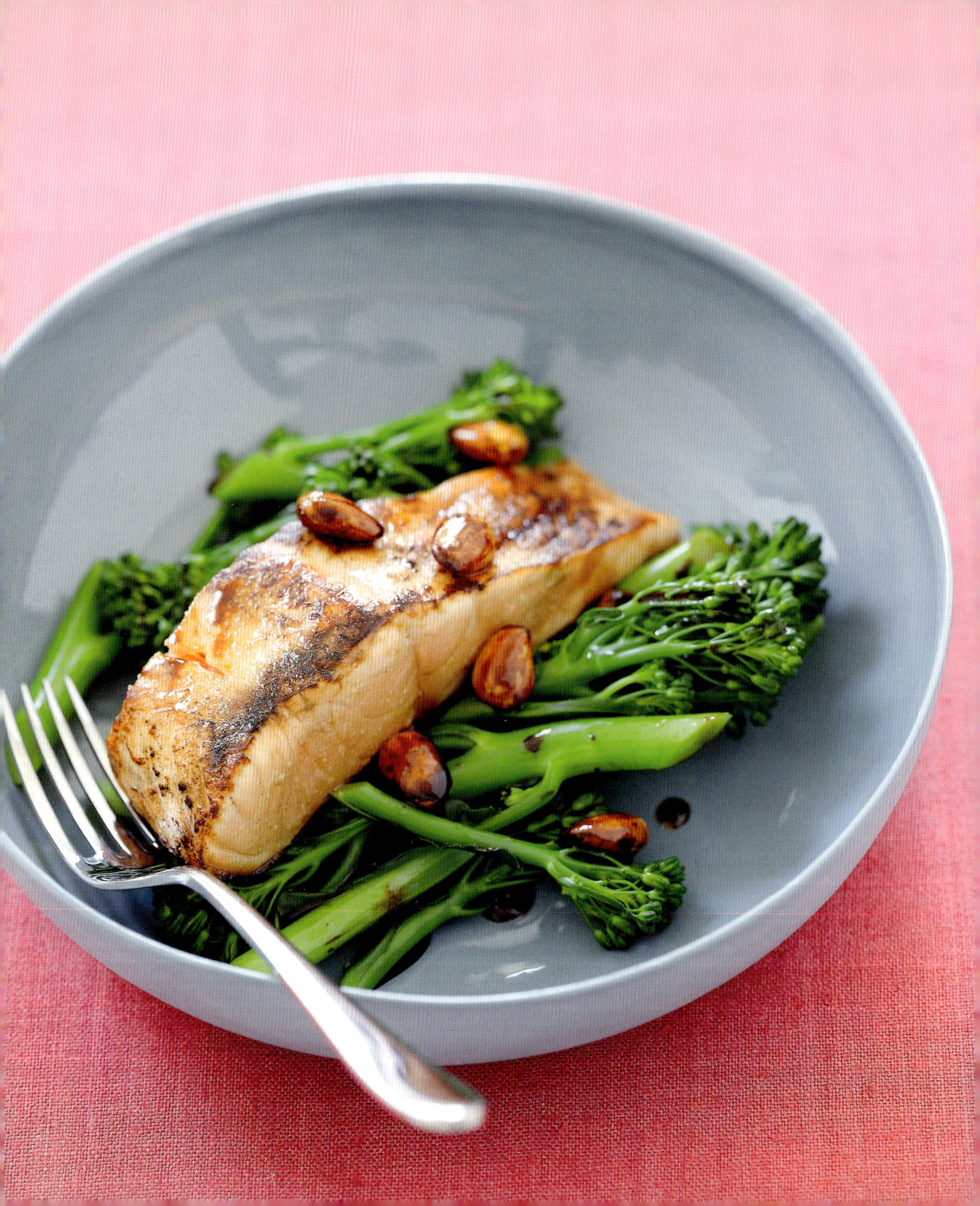

Miso-Lachs mit Brokkolini und Mandeln

Wenn es geht, nehme ich am liebsten Wildlachs, da er mehr Omega-3-Fettsäuren enthält, als die Fische aus Zuchtfarmen. Doch, egal ob Wild- oder Zuchtlachs, er liefert immer viel Vitamin D, E, K, Niacin und B$_{12}$, außerdem reichlich Proteine und Jod. Die Mandeln steuern Aroma und Biss bei, man bekommt sie im Reformhaus.

Ergibt 2 Portionen
1 EL rotes Miso (Sojapaste)
1 EL Shoyu (milde Sojasauce)
1 EL Sonnenblumenöl zzgl. etwas zum Braten
400 g Lachsfilet mit Haut
1 Bd. Brokkolini (Kreuzung aus Gai-Lan und Brokkoli)
1 TL Sonnenblumenöl
1 EL rohe Mandeln
1 EL Tamari (kräftige Sojasauce)

Miso, Shoyu und Sonnenblumenöl mischen und die Lachsfilets rundum damit bestreichen. Mit Frischhaltefolie abdecken und 20 Minuten kalt stellen.
In der Zwischenzeit den Brokkolini putzen, die Enden abschneiden, die Stängel schälen. In Salzwasser 2 Minuten zart garen und abgießen. In einer Schüssel mit kaltem Wasser abschrecken, abgießen und beiseitestellen. Die Mandeln im Öl bei mittlerer Hitze 2 Minuten goldbraun rösten. Das Tamari einrühren und 1 Minute garen, dann die Tamari-Mandel-Mischung über den Brokkolini geben.
Den Lachs mit der Hautseite nach unten bei mittlerer Hitze im Sonnenblumenöl 5 Minuten braten. Die Hitze reduzieren. Den Fisch wenden und weitere 5 Minuten braten, bis er gerade gar ist. Die Gemüsemischung mit den Lachsfilets servieren.

Nudeln mit Sardinen, Tomaten und Salsa Rosa

Sardinen sind sehr reich an Omega-3-Fettsäuren, Kalzium und Eisen. Die Aromen der sonnengetrockneten Tomaten und der Oliven verbinden sich mit den kräftigen Sardinen, das Basilikum trägt einen Hauch Frische dazu bei. Wenn es schnell gehen soll, können Sie Sardinen oder Thunfisch aus der Dose nehmen oder den Fisch sogar ganz weglassen. Die vegetarische Variante würde ich dann allerdings zum Schluss mit geriebenem Pecorino bestreuen.

Ergibt 2 Portionen
200 g Linguine oder Bucatini
300 g Sardinenfilet mit Haut
1 TL Thymianblättchen
60 ml Olivenöl extra vergine
60 ml Paste aus sonnengetrockneten Tomaten
4 rote Cherry- oder kleine Eiertomaten
4 gelbe Cherry- oder andere kleine Cocktailtomaten
8 schwarze Oliven
2 EL fein gehackter Basilikum
Meersalz, frisch gemahlener schwarzer Pfeffer

Die Nudeln in Salzwasser al dente kochen. Abgießen, aber 2–3 Esslöffel des Kochwassers auffangen und beiseitestellen. Die Sardinenfilets mit Salz und Pfeffer würzen, mit Thymian bestreuen und in 1 Esslöffel des Olivenöls bei mittlerer Hitze 1–2 Minuten von jeder Seite braten. Sie müssen ganz gar sein. Die Filets in mundgerechte Stücke teilen.
Die Tomatenpaste und das restliche Olivenöl zu den Nudeln geben und gut vermischen, bei Bedarf die Sauce mit dem aufbewahrten Kochwasser verdünnen. Die Tomaten halbieren, mit den Oliven und dem Fisch vorsichtig unter die Nudeln heben. Mit Basilikum bestreuen, mit Salz und Pfeffer abschmecken und heiß servieren.

Fischfilet mit Salsa Verde und Brunnenkresse-Grapefruit-Avocado-Salat

Ergibt 2 Portionen

Salsa Verde
1 Handvoll glatte Petersilie
1 Handvoll Minze
1 kleine Knoblauchzehe
1 TL Kapern
2 Sardellenfilets
75 ml Olivenöl extra vergine
2 TL Zitronensaft oder
   weißer Balsamico
1 Selleriestange
frisch gemahlener
   schwarzer Pfeffer

Salat
1 rosa Grapefruit
60 g Brunnenkresse
1 kleine Avocado
1 TL Olivenöl extra vergine

Fisch
2 TL Selleriesamen
¼ TL Meersalz
300 g festes Weißfischfilet
1 EL Olivenöl extra vergine
frisch gemahlener
schwarzer Pfeffer

Selleriesamen umhüllen das Fischfilet und roher Sellerie gibt der Salsa Verde ihren pfiffigen Biss. Anstelle des Selleries kann auch Fenchel verwendet werden: Samen für die Panade und die frische Fenchelknolle für die Salsa. Der Grapefruitsalat ist reich an Vitamin C. Um das Gericht abzurunden, können Sie noch einige gedämpfte junge Kartoffeln zugeben.

Für die Salsa Verde die Kapern 10 Minuten in lauwarmem Wasser einweichen und abtropfen lassen. Dann die Kräuter, den grob gehackten Knoblauch, die Kapern und die Sardellenfilets im Mixer fein hacken. Bei laufendem Motor das Olivenöl und den Zitronensaft zugeben. Den Sellerie fein hacken und mit der Salsa vermischen.
Mit Pfeffer abschmecken und zugedeckt kalt stellen.
Die Grapefruit für den Salat schälen und mit einem scharfen Messer über einer Schüssel filetieren, dabei den Saft auffangen. Die Brunnenkresse verlesen, die Avocado entsteinen und in Scheiben schneiden. Grapefruitfilets und -saft mit der Brunnenkresse und den Avocadoscheiben vermengen, etwas Öl darüberträufeln und beiseitestellen.
Die Selleriesamen mit dem Salz im Mörser zerstoßen. Den Fisch mit der Mischung panieren und mit schwarzem Pfeffer würzen. Das Olivenöl in einer beschichteten Pfanne bei mittlerer Hitze erwärmen und die Fischfilets 4 Minuten von jeder Seite goldbraun braten.
Den Salat mit den Fischfilets anrichten, die Salsa Verde in einer kleinen Schale dazu servieren.

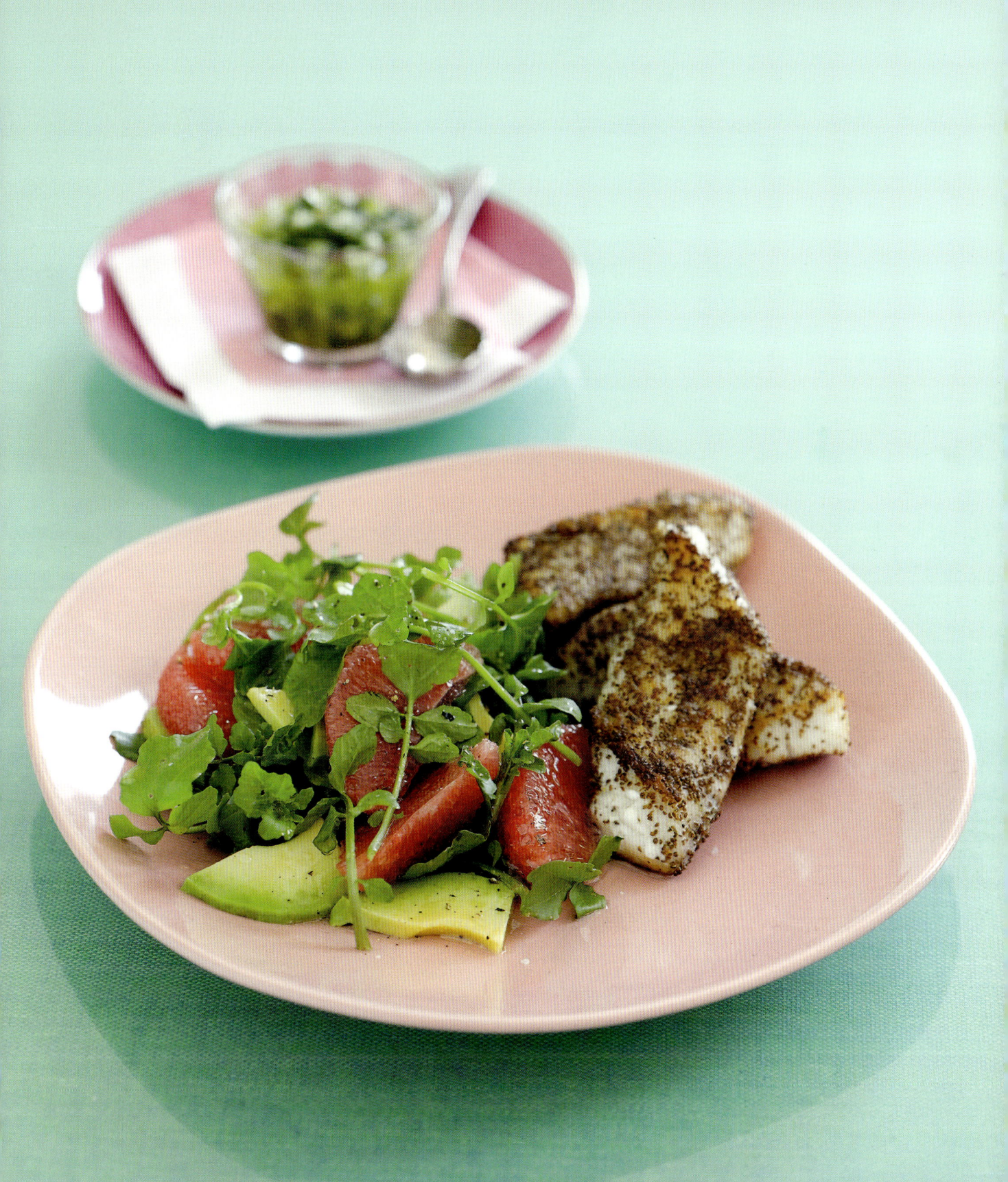

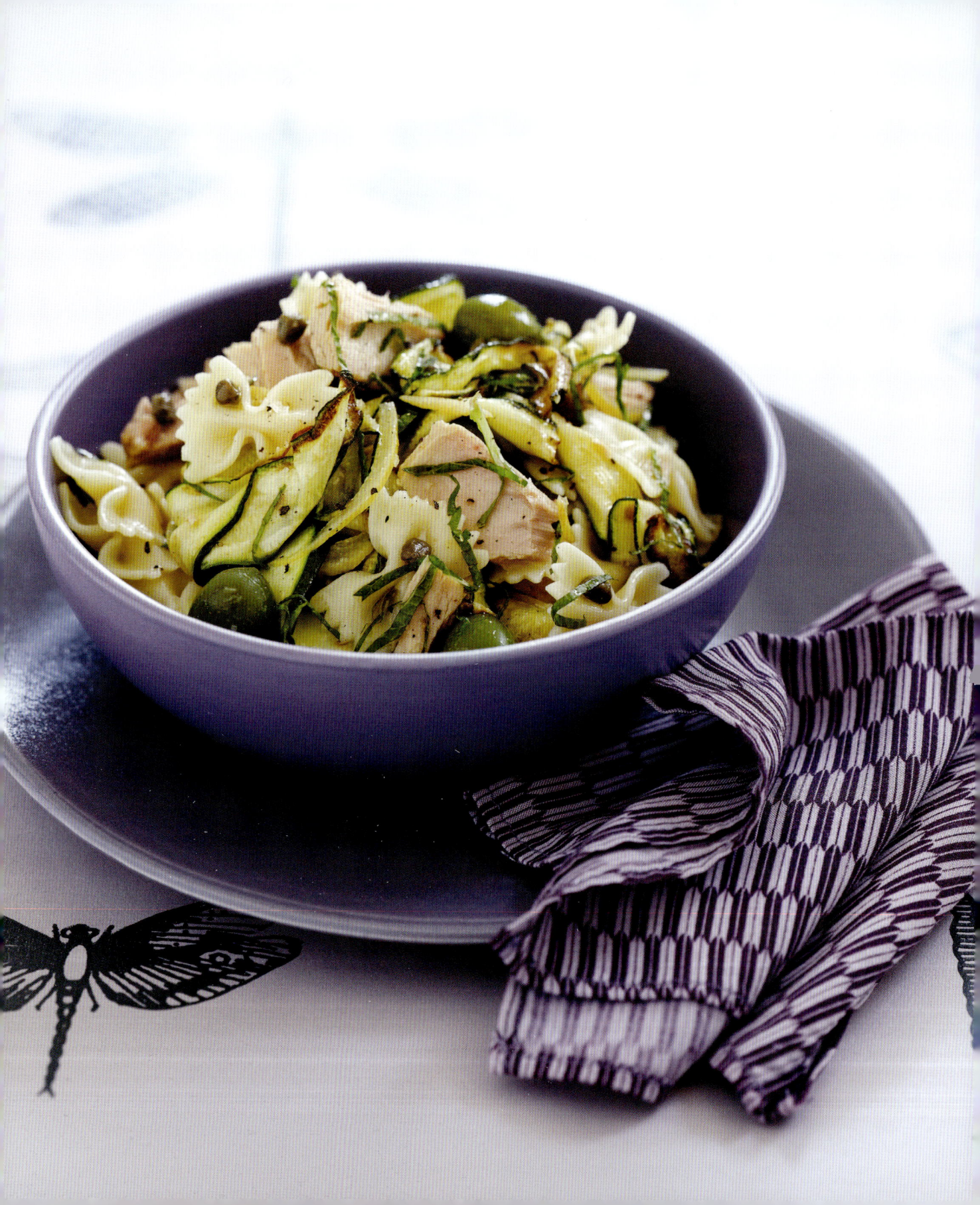

Farfalle mit Thunfisch, Zucchini und Zitrone

Wieder eins dieser Ruckzuck-Gerichte, deren Hauptzutaten immer im Haus sind, ergänzt durch ein oder zwei frische Extras. In wöchentlicher Regelmäßigkeit stand dieses Gericht auf unserem Tisch – besonders nach langen Arbeitstagen, wenn ich für alles andere zu müde war. Obwohl Thunfisch in Öl aus der Dose weniger Omega-3-Fettsäuren enthält als der frische Fisch, liefert er doch reichlich davon. Außerdem Phosphor, Kalium, Niacin und die Vitamine B_{12}, E, D und A. Das Eisen des Thunfischs wird durch das Vitamin C im Zitronensaft für den Körper besser verfügbar.

Die Nudeln in Salzwasser al dente kochen. Abgießen, 2–3 Esslöffel des Kochwassers auffangen und beiseitestellen.

Das Öl in einer Pfanne erhitzen, den Knoblauch schälen und zerdrücken, in die Pfanne geben und bei mittlerer Hitze sanft anbraten. Anschließend die Knoblauchzehe herausnehmen und wegwerfen.

In der Zwischenzeit die Zucchini längs in dünne Scheiben schneiden, dann im Knoblauchöl portionsweise von beiden Seiten goldbraun braten. Herausnehmen, auf Küchenpapier abtropfen lassen und beiseitestellen.

Die Kapern 10 Minuten in lauwarmem Wasser einweichen und abtropfen.

Den Thunfisch ebenfalls abtropfen. Die Zitronenschale in feine Streifen schneiden. Kapern, Thunfisch, Zitronenschale und Pasta in die Pfanne geben, verrühren, nach Bedarf etwas Kochwasser einrühren. Zucchini, Oliven und Zitronensaft mit der Pasta vermengen, die Minze in feine Streifen schneiden, unterheben und mit Pfeffer abschmecken.

Ergibt 2 Portionen

200 g Farfalle
60 ml Olivenöl extra vergine
1 kleine Knoblauchzehe
2 kleine Zucchini
1 TL Kapern
1 Dose Thunfisch in Öl
Schale von ¼ eingelegter
  Zitrone
8 entsteinte grüne Oliven
Saft von ½ Zitrone
einige Minzblättchen
frisch gemahlener
  schwarzer Pfeffer

Gegrillte Makrele mit warmem Kichererbsensalat

Ergibt 2 Portionen

12 junge grüne Bohnen
300 g Kichererbsen aus
  der Dose
1 kleine Knoblauchzehe
3 EL Olivenöl extra vergine
Schale von ¼ eingelegter
  Zitrone
1 EL Zitronensaft
300 g Makrelenfilet mit Haut
6 reife Cherry- oder
  Rispentomaten
2 EL grob gehackte glatte
  Petersilie
2 EL grob gehackte Minze
2 EL grob gehacktes Basilikum
Meersalz, frisch gemahlener
  schwarzer Pfeffer

Ich liebe das feste Fleisch der Makrele. Die Makrele ist reich an Omega-3-Fettsäuren, Vitamin D, E und Niacin. Sie können die Makrele auch durch Lachs oder Regenbogenforelle ersetzen, aber garen Sie auch diese Filets ganz durch. Der frische, aber sättigende Kichererbsensalat ergänzt den gegrillten Fisch zur vollwertigen Mahlzeit. Wenn Ihnen die Übelkeit zu schaffen macht, grillen Sie den Fisch draußen, um Gerüche im Haus zu vermeiden, oder – noch besser – lassen Sie den Fisch von jemand anderem grillen.

Die grünen Bohnen putzen, Stielansätze entfernen und in Salzwasser in 10 Minuten bissfest garen, abgießen und beiseitestellen. Die Kichererbsen abgießen und abtropfen lassen. Den Knoblauch fein hacken und in 2 Esslöffeln des Öls 30 Sekunden bei mittlerer Hitze braten. Die Kichererbsen dazugeben, 1–2 Minuten erhitzen und vom Herd nehmen. Die Zitronenschale und den -saft einrühren und mit Salz und Pfeffer abschmecken. Beiseitestellen.
Die Fischfilets mit Salz und Pfeffer würzen. Eine Grillpfanne stark erhitzen und mit dem restlichen Öl einstreichen. Die Hitze reduzieren und den Fisch erst auf der Hautseite 3–4 Minuten grillen, dann wenden und in weiterer 3–4 Minuten ganz durch garen.
Die Tomaten halbieren, mit den Kräutern und der Kichererbsenmischung in einer Schüssel vermengen und zu den Fischfilets servieren.

Scholle mit Majoran-Zitronen-Salsa und sizilianischem Kartoffelsalat

Eigentlich mag ich traditionellen Kartoffelsalat – mit selbst gemachter Mayonnaise und krossen Chips von Speck oder Pancetta. Diese leichtere, zitronige Variante enthält jedoch keine rohen Eier und ist mit ihrem frischen Aroma der ideale Partner für einen Fisch wie die Scholle. Wenn Sie nach einem cremigen Kartoffelsalat lechzen, machen Sie ein Dressing aus Sauerrahm oder Crème fraîche, etwas Buttermilch, Senf, fein gehackten Schalotten, Schnittlauch und etwas Rotweinessig. Scholle ist eine hervorragende Quelle für Proteine, Jod, Vitamin D und Niacin.

Die Kartoffeln schälen, in Salzwasser 15–20 Minuten gar kochen, anschließend abgießen und halbieren oder in dicke Scheiben schneiden. Öl und Zitronensaft verquirlen, mit Salz und Pfeffer würzen und die Petersilie unterrühren. Die Oliven halbieren, mit den Kartoffeln dazugeben und gut vermengen.

Für die Salsa die Zitrone halbieren, eine Hälfte auspressen, die zweite Hälfte entkernen und mit der Schale in kleine Dreiecke schneiden. Den Saft mit den Zitronenecken, dem Olivenöl und dem Majoran mischen, mit Salz und Pfeffer abschmecken und beiseitestellen.

Das Mehl in einer Schüssel mit Oregano, Salz und Pfeffer würzen. Die Fischfilets im Mehl wenden, Überschüsse abklopfen. Das Olivenöl in einer beschichteten Pfanne bei mittlerer Hitze erwärmen und die Fischfilets darin 2–3 Minuten von jeder Seite goldbraun ganz durch braten. Mit dem sizilianischen Kartoffelsalat und der Majoran-Zitronen-Salsa servieren.

Ergibt 2 Portionen

Sizilianischer Kartoffelsalat
6 kleine festkochende
  Kartoffeln
2 EL Olivenöl extra vergine
2 TL Zitronensaft
2 EL grob gehackte glatte
  Petersilie
6 grüne Oliven
Meersalz, frisch gemahlener
  schwarzer Pfeffer

Majoran-Zitronen-Salsa
1 unbehandelte Zitrone
60 ml Olivenöl extra vergine
1 EL grob gehackter Majoran
Meersalz, frisch gemahlener
  schwarzer Pfeffer

Fisch
1 EL Vollkornmehl
¼ TL getrockneter Oregano
300 g Schollenfilet
1 EL Olivenöl extra vergine
Meersalz, frisch gemahlener
  schwarzer Pfeffer

Chermoula
½ rote Zwiebel
1 große Knoblauchzehe
1 Handvoll frischer Koriander
1 Handvoll glatte Petersilie
1 TL Salz
1 TL gemahlener Kreuzkümmel
1 TL gemahlener Koriander
1 TL gemahlenes Kurkuma
½ TL edelsüßes Paprikapulver
¼ TL gemahlener Zimt
¼ TL gemahlener Ingwer
¼ TL gemahlenes Piment
2 EL Zitronensaft
60 ml Olivenöl extra vergine

Makrele
400 g Makrelenfilet
  ohne Haut
1 EL Olivenöl extra vergine
Meersalz, frisch gemahlener
  schwarzer Pfeffer
4 Bambusspieße

Kräuterorzo
200 g Orzo
3 EL Olivenöl extra vergine
je 1 EL gehackte glatte
  Petersilie, Minze, Koriander,
  Oregano und Basilikum
100 g Rucola
1 EL weißer Balsamico oder
  2 TL Zitronensaft
Zitronenspalten zum Servieren

Chermoula-Makrele mit Kräuterorzo

Fast das ganze Gewürzregal findet sich in der Chermoula wieder, und genau das macht sie so unvergleichlich. Sie werden die Chermoula nicht komplett benötigen. Füllen Sie den Rest in ein Schraubglas und gießen Sie Olivenöl darauf. Lagern Sie sie kühl und verbrauchen Sie sie innerhalb von 3 Tagen. Chermoula passt zu Lamm- oder vegetarischer Tajine, gegrilltem Geflügel, Fisch oder Gemüse. Fertige Chermoula gibt es in Delikatessengeschäften. Orzo sind Nudeln in Reisform, die sehr schnell zubereitet sind.

Die Zwiebel fein hacken, den Knoblauch schälen und zerdrücken und mit den Kräutern, dem Salz und den Gewürzen in einem Mixer zerkleinern. Bei laufendem Motor den Zitronensaft und das Olivenöl zugeben und fein pürieren.
Das Fischfilet mit der Hälfte der Chermoula einreiben. Den Fisch in einer Glasschüssel mit Folie abdecken und kalt stellen. Bambusspieße 30 Minuten in kaltem Wasser einweichen.
Die Fischstücke auf die Spieße stecken. Das Olivenöl in einer beschichteten Pfanne bei mittlerer Hitze erwärmen und die Fischspieße darin 3 Minuten von jeder Seite ganz durch braten. Abschmecken.
Währenddessen die Orzo-Nudeln in Salzwasser al dente kochen. Abgießen, mit kaltem Wasser abspülen und wieder abgießen. Mit 1 Esslöffel des Olivenöls beträufeln.
Kräuter, Rucola, Essig und das restliche Öl zu den Orzo-Nudeln geben und mit Salz und Pfeffer abschmecken. Mit den Fischspießen und Zitronenspalten servieren.

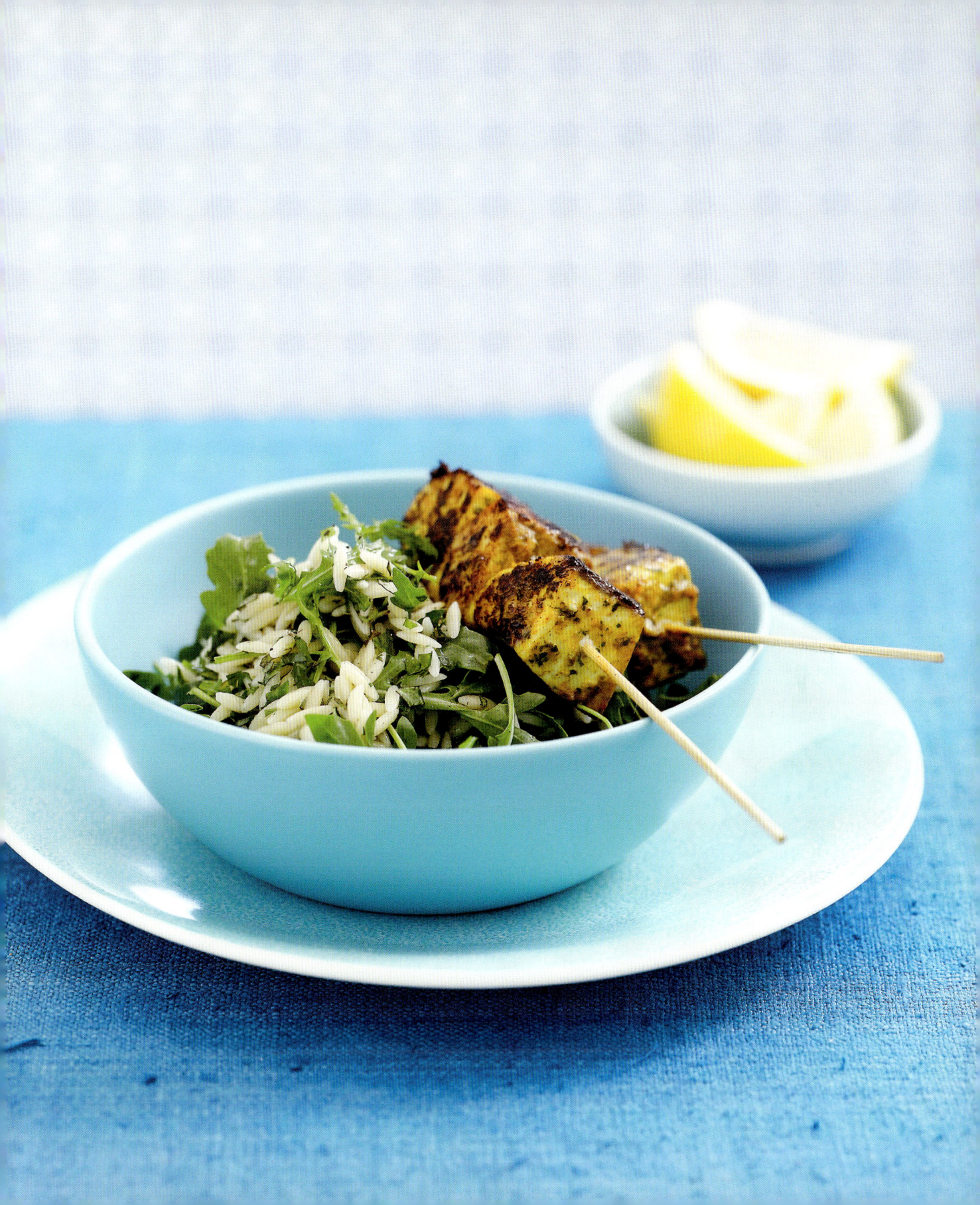

Thunfischtaschen mit Karotten-Koriander-Salat

Ergibt 2 Portionen

Thunfischtaschen
1 Ei
2 Frühlingszwiebeln
1 Dose Thunfisch
Schale von ¼ eingelegter
   Zitrone
4 entsteinte Kalamata-Oliven
1 EL Olivenöl extra vergine
2 EL grob gehackter Koriander
2 EL gehackte glatte Petersilie
10 Blatt Filoteig
etwas Sonnenblumenöl
frisch gemahlener
   schwarzer Pfeffer

Karotten-Koriander-Salat
3 TL Korinthen
1 EL Orangensaft
1 kleine Karotte
1 EL grob gehackter Koriander
1 EL Olivenöl extra vergine
1 Prise gemahlener
   Kreuzkümmel
1 Prise edelsüßes
   Paprikapulver
Meersalz, frisch gemahlener
   schwarzer Pfeffer

Die eingelegte Zitrone und die Oliven bringen köstliche Aromen zum Thunfisch, Orangensaft und Zitrone unterstützen außerdem die Aufnahme des Eisens aus dem Fisch. Dieselbe Mischung kann auch für Wraps (mit Baby-Romanasalatblättern eingerollt) oder mit gekochtem Reis als außergewöhnlicher Reissalat Verwendung finden.

Das Ei 10 Minuten köchelnd garen. Etwas abkühlen lassen, pellen und grob hacken. Den Ofen auf 180 °C vorheizen. Ein Backblech mit Backpapier auslegen.
Die Frühlingszwiebel fein hacken, den Thunfisch abgießen und etwas abtropfen lassen, die Zitronenschale in Streifen schneiden, die Oliven grob hacken. Das Öl in einer Pfanne erhitzen, die Frühlingszwiebeln darin andünsten. In einer Schüssel Frühlingszwiebeln, Thunfisch, Zitronenschale, Oliven, Kräuter und das gehackte Ei vermischen, mit Pfeffer abschmecken.
Ein Blatt Filoteig mit der langen Kante nach vorn auf ein Schneidbrett legen und mit Sonnenblumenöl bestreichen. Zweimal nach vorn falten, sodass ein langer Streifen entsteht. Ein Achtel der Mischung an ein Ende des Teigstreifens setzen und den Teig so darüberfalten, dass ein Dreieck entsteht. Jeweils in Dreiecken weiter falten, zum Schluss das Päckchen mit Öl bestreichen und auf das Backblech setzen. Mit dem restlichen Teig und der Füllung ebenso verfahren. Die acht Teigtäschchen in 25–30 Minuten goldbraun und knusprig backen.
In der Zwischenzeit den Salat zubereiten. Dafür die die Korinthen 10 Minuten im Orangensaft einweichen. Die Karotte reiben und mit den Korinthen, Orangensaft, Koriander, Olivenöl, Kreuzkümmel und Paprika mischen, mit Salz und Pfeffer abschmecken. Den Salat mit den Thunfischtaschen servieren.

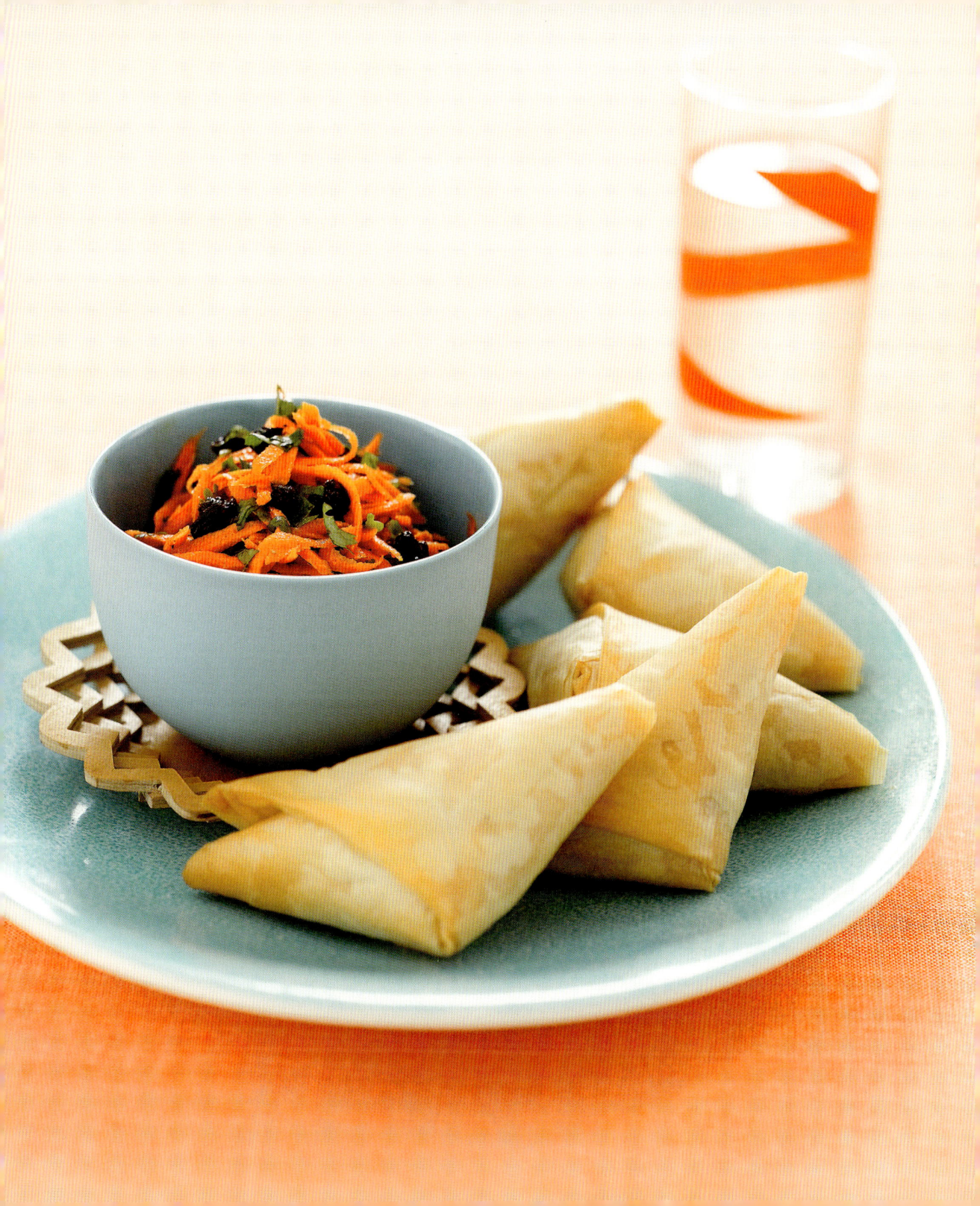

Gebratene Dorade mit Bohnensalat

Ergibt 2 Portionen

Bohnensalat
50 g grüne Bohnen
50 g gelbe Bohnen
  (Wachsbohnen)
1 reife Tomate
1 kleine gelbe Schalotte
3 TL alter Rotweinessig
1 TL Zitronensaft
2½ EL Olivenöl extra vergine
1 EL fein gehackter
  Schnittlauch
1 EL fein geschnittener
  Basilikum
Meersalz, frisch gemahlener
  schwarzer Pfeffer

Dorade
Vollkornmehl zum Bestäuben
400 g Doradenfilet (oder
  anderes Weißfischfilet)
1 EL Olivenöl extra vergine
Meersalz, frisch gemahlener
  schwarzer Pfeffer

Einfach, aber köstlich ist diese Verbindung von leichtem Fisch und sättigendem Salat. Der warme Bohnensalat mit seinem Dressing aus Tomate, Basilikum und Schnittlauch kann in doppelter Menge und mit einer Dose Thunfisch oder Cannellinibohnen sogar als eigenständige Mahlzeit dienen. Er passt aber auch hervorragend zu gegrilltem Hühnchen oder Rind.

Die grünen und gelben Bohnen separat in Salzwasser in 8–10 Minuten bissfest garen, abgießen und beiseitestellen. Die Tomate entkernen und fein hacken, die Schalotte ebenfalls fein hacken, beides mit den Bohnen, Essig Zitronensaft und Öl gut vermischen. Die Kräuter unterrühren und mit Salz und Pfeffer abschmecken. Das Mehl in einer flachen Schüssel mit Salz und Pfeffer würzen. Die Fischfilets im Mehl wenden, Überschüsse abklopfen. Das Olivenöl in einer beschichteten Pfanne bei mittlerer Hitze erwärmen und die Fischfilets darin 4 Minuten von jeder Seite braten und mit dem Bohnensalat servieren.

Doradenfilet mit Shiitake, Ingwer und Shoyu

Für mich ist die Kombination aus Fisch, Ingwer, Shoyu und Frühlingszwiebeln der Geschmack meiner Kindheit. Diese einfachen, klaren Aromen sind ebenso köstlich wie gesund und – da die Dorade im Ofen gegart wird – gibt es keine starken Gerüche, die die empfindliche Schwangere stören könnten. Dorade ist nicht nur eine hervorragende Quelle für Proteine, Vitamin B$_{12}$ und Jod, sondern auch sehr delikat.

Den Ofen auf 200 °C vorheizen. Zwei große Rechtecke aus Alufolie mit dem Sonnenblumenöl einpinseln und auf ein Backblech legen.
Je 1 Teelöffel Shoyu in die Mitte jeder Folie geben. Die Frühlingszwiebeln diagonal in Streifen schneiden, den Ingwer reiben und beides vermischen. Die Hälfte der Mischung auf die Alufolienstücke verteilen, die Fischfilets auflegen, die restliche Mischung draufgeben. Die Shiitakepilze in dicke Scheiben schneiden und den Fisch damit belegen. Den Rest Shoyu mit dem Sesamöl vermischen und auf den Fisch träufeln. Die Folie nun fest verschließen.
Die Fischpäckchen 10 Minuten im Ofen backen. Der Fisch muss ganz gar sein und sich mit einer Gabel leicht teilen lassen. Mit gedämpftem Reis und Baby-Pak-Choi servieren.

Ergibt 2 Portionen

1 EL Sonnenblumenöl
3 TL Shoyu (milde Sojasauce)
4 Frühlingszwiebeln
1 cm Ingwer
400 g Doradenfilet
100 g frische Shiitakepilze
1 TL Sesamöl
gedämpfter Reis und Baby-Pak-Choi als Beilage

Zehn schnelle Fischgerichte

1. Fischeintopf mit Gemüse
Klein geschnittene Sellerie- und Porreestange mit gehackter Karotte, 100 Millilitern Verjus und 100 Millilitern Fischbrühe aufkochen, mit Meersalz und frisch gemahlenem schwarzen Pfeffer würzen und 5 Minuten köcheln lassen. 500 Gramm Kabeljaufilet zerpflücken, dazugeben, weitere 5 Minuten köcheln lassen. Abschmecken und mit Brot servieren.

2. Würzig-süßer Lachs
Den Ofen auf 220 °C vorheizen, ein Backblech mit Backpapier auslegen, mit Öl einpinseln und das Lachsfilet darauflegen. 2 Esslöffel weichen braunen Zucker, 1 Esslöffel Weißweinessig oder Verjus mit 1 gepressten Knoblauchzehe und je 1 Teelöffel gemahlenem Kreuzkümmel und Paprikapulver mischen. Den Lachs mit der Mischung dünn bestreichen, eventuell mit etwas Öl beträufeln und im Ofen in etwa 10 Minuten durchgaren. Das Gericht ist so klasse, es bedarf gar keiner Beilage!

3. Gebackene Sardinen
Den Ofen auf 180 °C vorheizen. 4 küchenfertige Sardinen mit einigen Thymianzweigen in eine Auflaufform geben, etwas Zitronensaft darüberträufeln. 1 kleine Dose mit stückigen Tomaten mit 1 Schuss Olivenöl extra vergine mischen, mit Zucker, Meersalz und frisch gemahlenem schwarzen Pfeffer abschmecken. Über die Sardinen geben und im Ofen 25 Minuten garen.

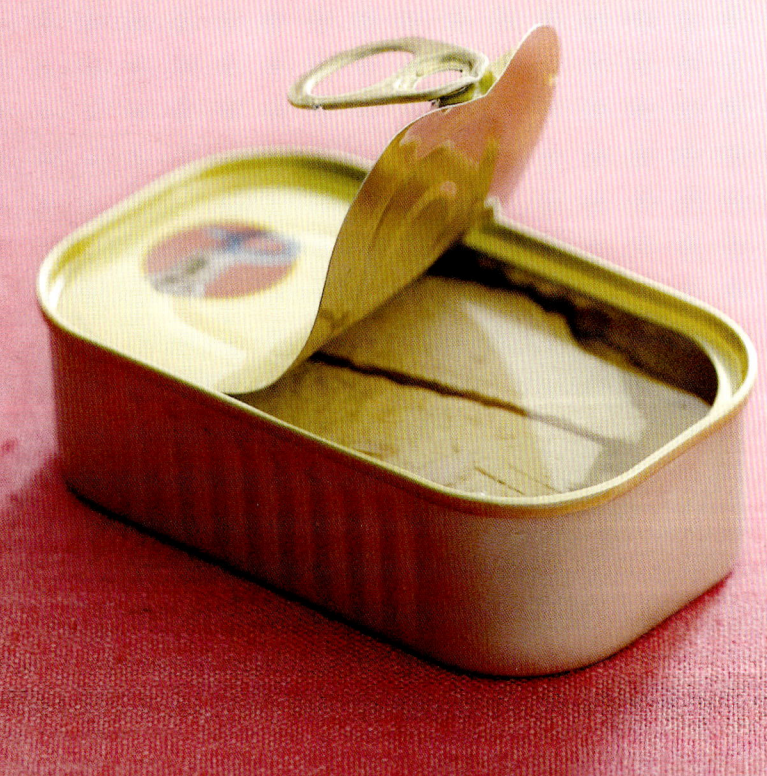

4. Thunfisch-Bohnen-Dip

1 kleine Dose Cannellinibohnen abgießen und abtropfen. Mit 1 kleinen Dose Thunfisch (mit dem Öl), 2 Teelöffeln Kapern, 2 Esslöffeln gehacktem Fenchel, 1 zerstoßenen Knoblauchzehe, 1 Teelöffel gehacktem Thymian, fein abgeriebener Schale von 1 Zitrone (und etwas Saft) und 60 Millilitern Olivenöl im Mixer pürieren. Mit Salz und frisch gemahlenem schwarzen Pfeffer abschmecken und mit Öl beträufeln. Auf gegrilltes Ciabatta oder Sauerteigbrot streichen oder als Dip mit gehobelten Sellerieherzen, jungen Karotten und blanchierten Bohnen oder Zuckerschoten servieren.

5. Linguine mit Thunfisch

Gehackte Zwiebeln, Knoblauch und Sardellenfilets in Olivenöl weich dünsten, stückige Tomaten aus der Dose zugeben und abschmecken. Etwas einkochen, dann Kapern, entsteinte schwarze Oliven und 1 Dose abgegossenen, zerpflückten Thunfisch zugeben. Mit Linguine vermengen, gehackte glatte Petersilie unterrühren und mit Olivenöl beträufeln.

6. Lachs mit Pinienkernkruste

Den Ofen auf 180 °C vorheizen. Etwa 50 Gramm weiche Butter mit geriebener Zitronenschale und 3 Esslöffeln geriebenem Parmesan mischen. 3 Esslöffel Pinienkerne hacken und mit 50 Gramm Semmelbröseln unter die Butter rühren. Die Masse auf Lachsfilets streichen und im Ofen 10–15 Minuten knusprig garen.

7. Lachs mit Gemüse

Lachsfilet ohne Öl in einer beschichteten Pfanne schön anbraten und aus der Pfanne nehmen. Kleine, junge Karotten, Porree in feinen Streifen, grüne Bohnen und fein gehackten Ingwer im Lachssud dünsten. Mit Meersalz und frisch gemahlenem schwarzen Pfeffer abschmecken und zum Lachs servieren.

8. Tagliatelle mit scharfen Sardellen

Reichlich Olivenöl in einer Pfanne erhitzen, Sardellenfilets hineingeben und zerfallen lassen, Chiliflocken nach Geschmack dazugeben, mitdünsten lassen, Knoblauch hacken und kurz im Sardellenöl ziehen lassen. Mit den gegarten Tagliatelle mischen, gehackte glatte Petersilie unterrühren und mit frisch geriebenem Parmesan servieren.

9. Überbackene Garnelen

Den Ofen auf 200 °C vorheizen. Zwiebel und Knoblauch fein hacken und in Olivenöl extra vergine glasig dünsten, je ½ Teelöffel gemahlenen Koriander und Kreuzkümmel dazugeben, 30 Sekunden mitdünsten. 1 kleine Dose stückige Tomaten dazugeben, aufkochen, mit Zucker, Meersalz und frisch gemahlenem schwarzen Pfeffer abschmecken, gehackte glatte Petersilie unterrühren. 250 Gramm küchenfertige Garnelen mit der Tomatensauce mischen, in eine Auflaufform geben, mit etwas geriebenem Parmesan bestreuen und im Ofen 25 Minuten überbacken.

10. Conchiglie mit Thunfisch, Kapern und Tomaten

Abgegossenen, zerpflückten Thunfisch mit abgetropften Kapern, entkernten, gehackten Tomaten, viel gehacktem Basilikum und gehackter glatter Petersilie mischen. 1 zerdrückte Knoblauchzehe und 1 ganze rote Chilischote in Öl erwärmen, dann den Knoblauch und die Chili herausnehmen. Die Muschelnudeln abgießen, aber 1 Esslöffel Kochwasser auffangen und beiseitestellen. Die Nudeln, das Kochwasser und die Thunfischmischung mit dem Öl vermengen und mit Meersalz und frisch gemahlenem schwarzen Pfeffer abschmecken.

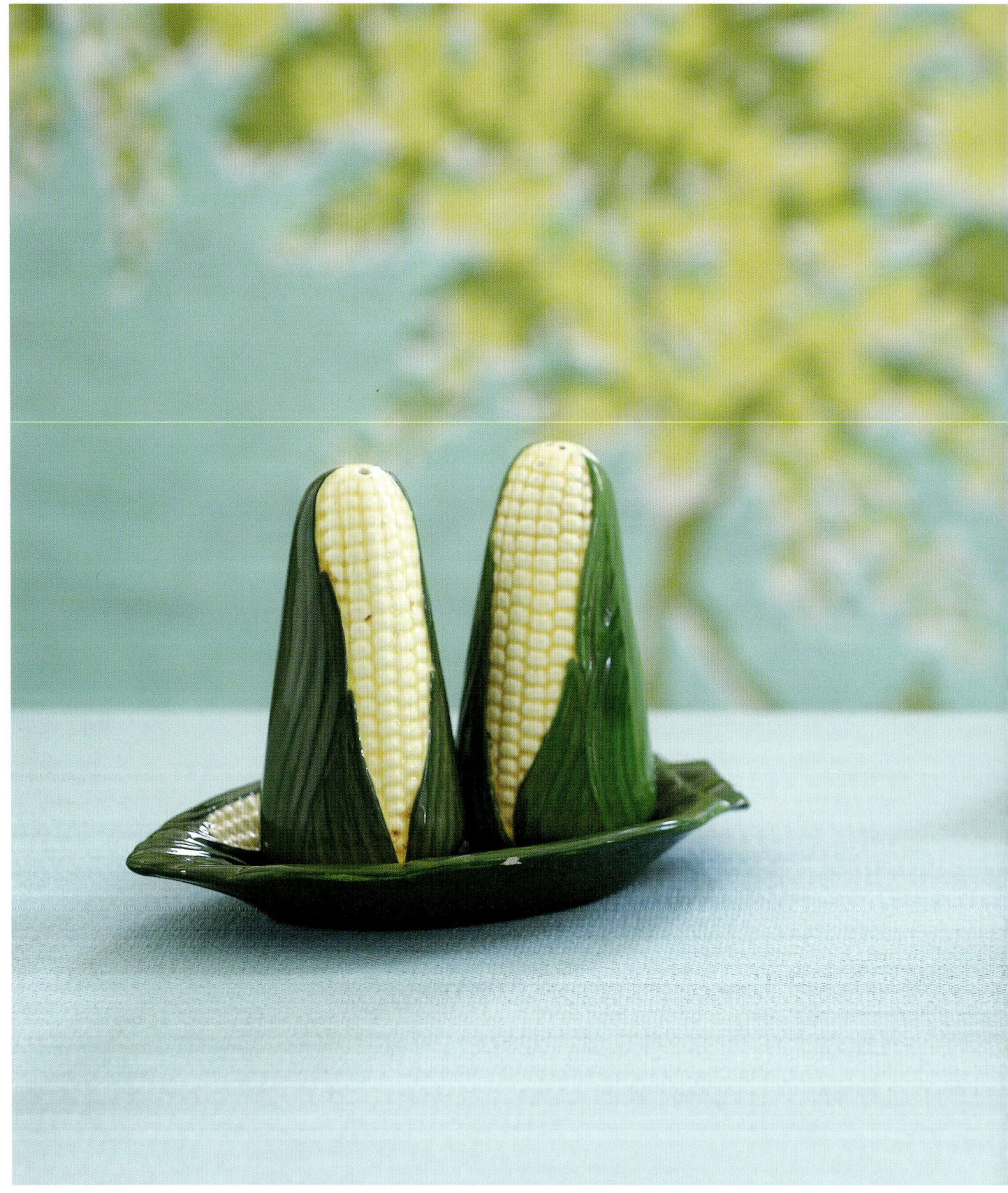

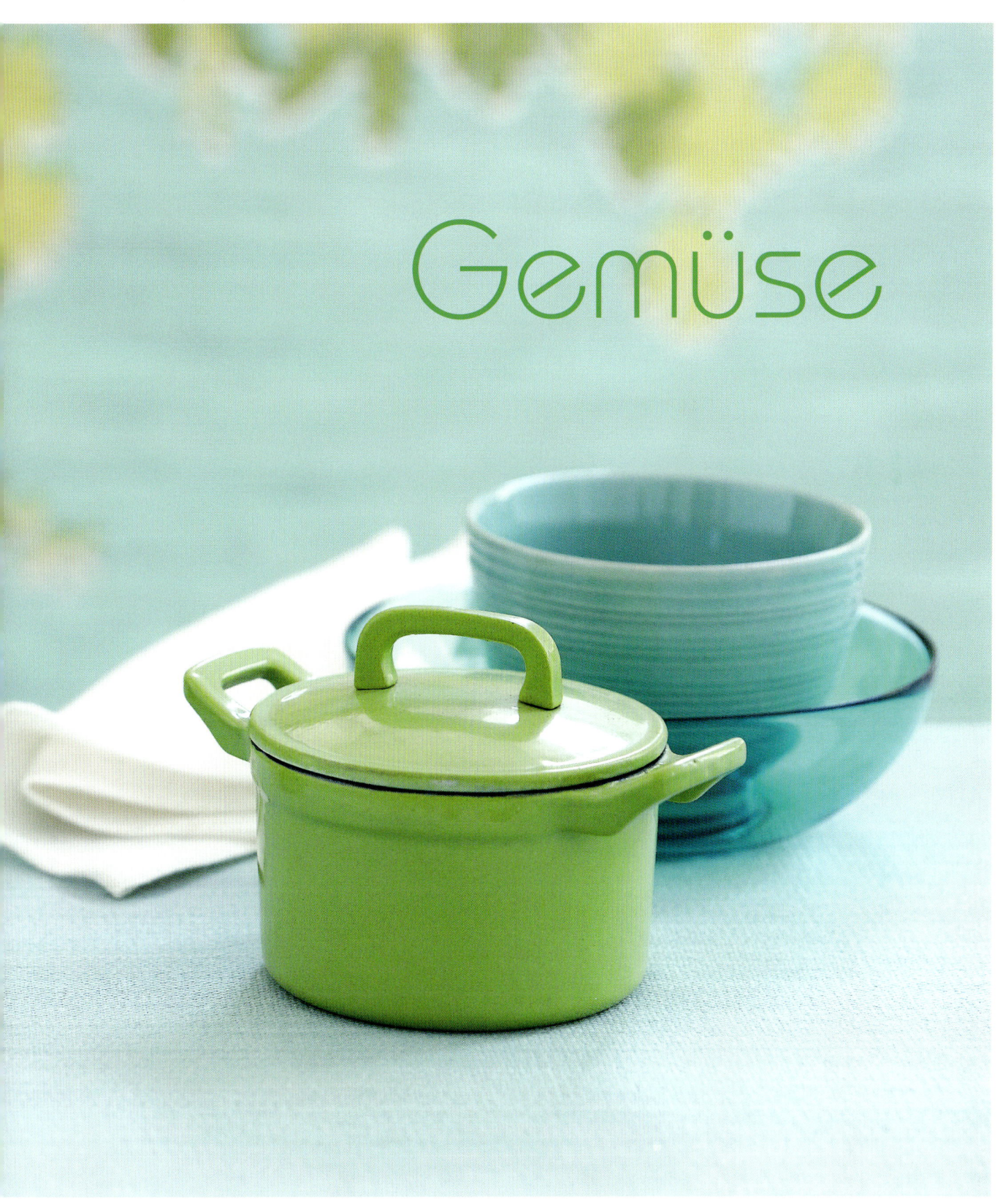

Gemüse

Gemüselasagne

1 EL Öl

340 g Artischockenherzen
   aus dem Glas

1 Knoblauchzehe

60 ml Crème double

2 TL fein gehackter Thymian

2 TL Zitronensaft

1 TL fein abgeriebene
   Zitronenschale

100 ml Pesto (siehe Seite 42)

450 g fester Ricotta

100 g tiefgekühlte Erbsen

1 Ei

5 frische oder 10 getrocknete
   Lasagneblätter

4–6 dünne Scheiben Fontina

Meersalz,frisch gemahlener
   schwarzer Pfeffer

Rucola als Beilage

Diese Lasagne ist ganz schnell zubereitet, zumal mit bereits fertigem Pesto (oder einem guten gekauften Produkt). Ein noch schnelleres Nudelgericht erhalten Sie, wenn Sie die Thymian-Artischocken-Sauce mit frischen Fettuccine oder Tagliatelle mischen. Falls Sie mögen, peppen Sie das Gericht direkt vor dem Servieren mit etwas kross gebratenem Schinken oder sautierten Knoblauchgarnelen auf. Die Lasagne ist nicht nur köstlich und sättigend, sondern enthält in den Artischocken auch Vitamin C, Niacin sowie Eisen, Magnesium und Phosphor.

Den Ofen auf 190 °C vorheizen. Eine Auflaufform (20 x 20 Zentimeter) einfetten. Die Artischocken abgießen und abtropfen lassen. Knoblauch schälen, zerdrücken und mit den Artischocken, der Crème double, dem Thymian, dem Zitronensaft und der abgeriebenen Zitronenschale im Mixer pürieren. Mit Salz und Pfeffer absch-mecken. Pesto, Ricotta, Erbsen und Ei verquirlen, mit Salz und Pfeffer abschmecken. Eine Lage der Pestomischung in die Auflaufform geben. Ein frisches Lasagneblatt (oder zwei getrocknete) darauflegen und mit der Artischockenmischung bestreichen. Lagenweise wiederholen, mit der Pestomischung abschließen. Die Fontinascheiben zum Schluss auflegen und im Ofen in 30–35 Minuten goldgelb backen, heraus-nehmen und 10 Minuten ruhen lassen. Mit Rucolasalat servieren.

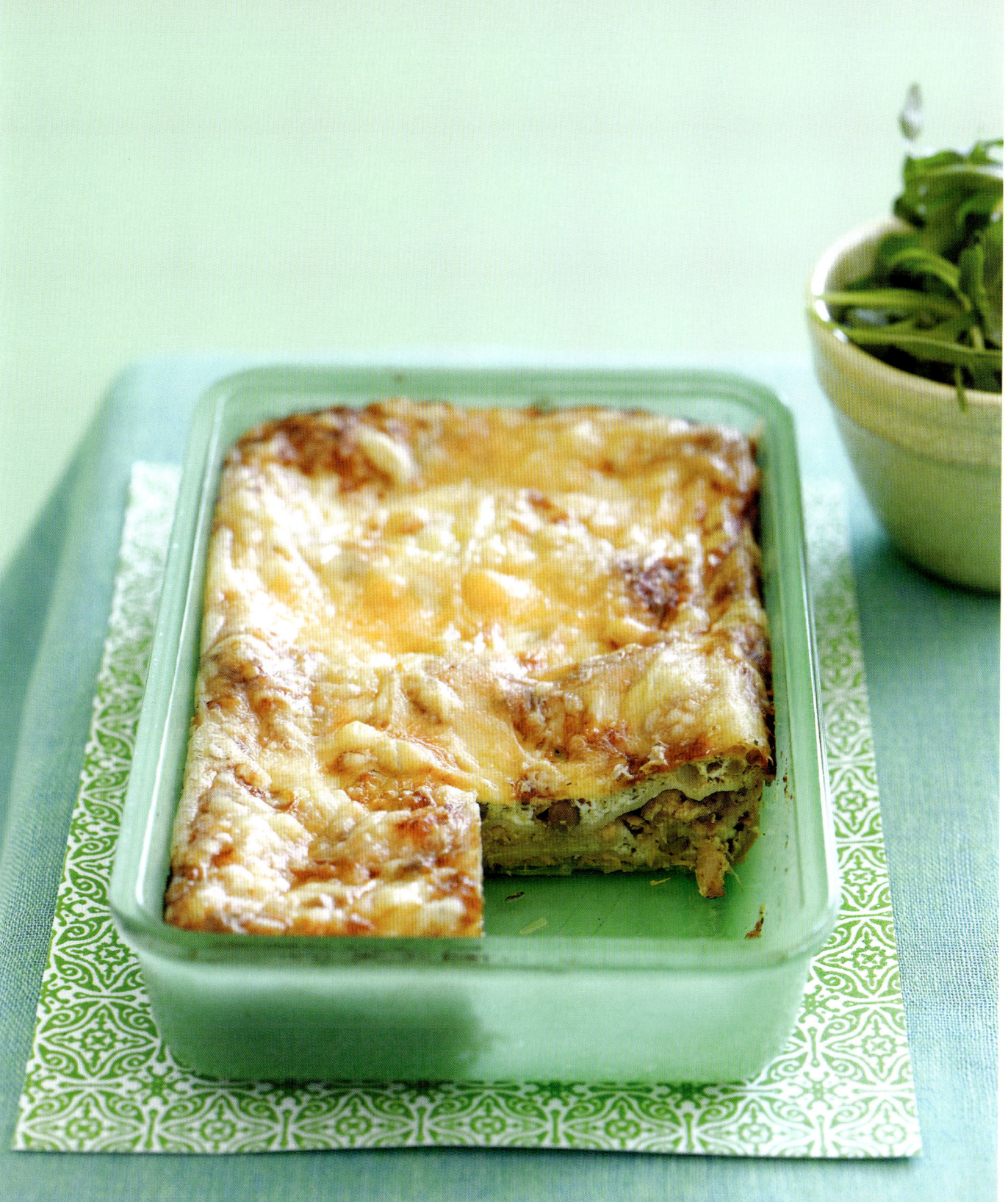

Gebratener Tofu mit Kürbis, Zuckerschoten und Brechbohnen

Ergibt 2 Portionen

300 g Kürbis (Moschus
  oder Hokkaido)
300 g fester Tofu
150 g Zuckerschoten
200 g frische Shiitakepilze
2 Knoblauchzehen
2 EL Sonnenblumenöl
75 ml Gemüsebrühe
  oder Wasser
60 ml Kecap Manis
2 EL helle Sojasauce
gedämpfter Reis als Beilage

Was kann ich über Tofu sagen? Wenn allein das Wort bei Ihnen Bilder von geschmacklosen, ungenießbar aussehenden Tofuburgern heraufbeschwört, muss ich einschreiten. Richtig, also traditionell zubereitet, hat Tofu einen angenehmen Biss, ein nussiges Aroma und alle Vorteile eines Lebensmitteluniversalgenies (siehe Seite 14). Hier kombiniere ich ihn mit Kürbis, Zuckerschoten und Shiitakepilzen in einer reichhaltigen Kecap-Manis-Sauce. So zählt er vor allem im ersten Schwangerschaftsdrittel zu meinen Favoriten.

Den Kürbis schälen, entkernen und in 5 Millimeter kleine Würfel schneiden. Tofu in 2 Zentimeter große Würfel schneiden, die Zuckerschoten quer halbieren, Shiitakepilze in dünne Scheiben schneiden, den Knoblauch fein hacken. Öl im Wok erhitzen, den Tofu portionsweise 1–2 Minuten unter vorsichtigem Wenden goldbraun braten, herausnehmen und auf Küchenpapier abtropfen lassen.
Den Kürbis in den Wok geben und 4 Minuten braten, 2 Esslöffel der Gemüsebrühe zugeben und zugedeckt 2 Minuten dünsten, anschließend herausnehmen und beiseitestellen.
Etwas Öl in den Wok geben und die Zuckerschoten 2 Minuten braten, die Pilze dazugeben und 1 Minute unter Rühren weich dünsten. Knoblauch, Kecap Manis, Sojasauce und die restliche Gemüsebrühe zugeben und aufkochen lassen. Den Tofu und den Kürbis zugeben und vorsichtig untermengen. Sofort mit gedämpftem Reis servieren.

Gebratene Nudeln mit sieben Gemüsesorten

Ja, zählen Sie nach: Es sind sieben Gemüsesorten. Die Mischung aus gelben, orangen, roten und grünen Gemüsesorten garantiert die ganze Palette an Vitaminen. Wenn Sie das noch nicht überzeugt, kann ich hinzufügen, dass das Gericht leicht aber sättigend und einfach köstlich ist. Die Verwendung der Sojasaucen gibt den leicht bissfesten Gemüsesorten auf den angenehm zarten Nudeln zusätzliches Aroma.

Die Nudeln 2 Minute unter leichtem Rühren in ungesalzenem Wasser kochen, abgießen, unter kaltem Wasser abspülen und wieder abgießen, dann mit Sesamöl beträufeln und beiseitestellen.

Zwiebel, Karotte, Zuckerschoten, rote Paprika und Chinakohl in feine Streifen schneiden. Die Maiskolben längs vierteln, die Stangenbohnen putzen und in 4 Zentimeter lange Stücke schneiden. Ingwer und Knoblauch fein hacken.

Einen Wok stark erhitzen. Wenig Sonnenblumenöl zugeben, Zwiebel, Karotte und Mais 1–2 Minuten braten. Die Bohnen zugeben und weitere 1–2 Minuten bissfest garen. Herausnehmen und beiseitestellen.

Noch ein wenig Öl in den Wok geben, die Zuckerschoten und die Paprika hineingeben und in 1–2 Minuten bissfest garen. Zu den anderen Gemüsesorten geben.

Chinakohl, Ingwer und Knoblauch im Wok 1 Minute braten, ebenfalls zum restlichen Gemüse geben.

Die Nudeln in einem Spritzer Öl 1–2 Minuten erhitzen, aber nicht zerbrechen. Die Saucen zugießen, die Gemüsemischung vorsichtig untermengen. Mit Sesamöl beträufeln, mit Pfeffer abschmecken und sofort servieren.

Ergibt 2 Portionen

200 g frische Eier-Bandnudeln
1 TL Sesamöl
1–2 EL Sonnenblumenöl
  zum Braten
½ kleine Zwiebel
1 kleine Karotte
60 g Zuckerschoten
½ rote Paprikaschote
2 Blätter Chinakohl
115 g kleine Maiskolben
  aus dem Glas
4 Stangenbohnen
2 TL fein gehackter Ingwer
1 große Knoblauchzehe
2 EL Austernpilzsauce
1 EL Soja-Pilz-Sauce
1 EL helle Sojasauce
frisch gemahlener weißer
  Pfeffer

Süßkartoffel-Feta-Kuchen

Ergibt 4 Portionen

Olivenöl extra vergine
800 g Süßkartoffel
80 g Pinienkerne
200 g marinierter Feta aus
    pasteurisierter Milch
½ Bund glatte Petersilie
6 Blatt Filoteig
Meersalz, frisch gemahlener
    schwarzer Pfeffer
grüner Salat als Beilage

Feta aus Rohmilch birgt die Gefahr einer Listerieninfektion, und obwohl ich in diesem Rezept welchen aus pasteurisierter Milch verwende, koche ich ihn hier zusätzlich, so ist die Infektionsgefahr komplett gebannt. Wählen Sie auf jeden Fall eine gute Qualität, denn die Art des Öls, in die der Feta eingelegt ist, spielt beim Aroma eine entscheidende Rolle. Dieses Rezept ist so ziemlich die einfachste Art, Filoteig zu verwenden. Kein Falten oder Aufrollen – einfach den Teig in die Kuchenform legen und ab in den Ofen damit.

Den Ofen auf 200 °C vorheizen. Eine Springform (22 Zentimeter Durchmesser) mit Olivenöl einpinseln. Die Süßkartoffeln in 2 Zentimeter große Würfel schneiden, auf ein mit Backpapier ausgelegtes Backblech geben, mit Salz und Pfeffer würzen und mit Olivenöl beträufeln. Im Ofen in etwa 35 Minuten zart garen, dabei gelegentlich wenden, anschließend herausnehmen und abkühlen lassen.
Inzwischen die Pinienkerne ohne Öl in einer Pfanne leicht golden rösten, sofort aus der Pfanne nehmen, beiseitestellen und abkühlen lassen. Den Feta abtropfen lassen, das Öl auffangen. Die Petersilie grob hacken. Pinienkerne, gegarte Süßkartoffeln, zerbröselten Feta und Petersilie gut mischen und mit Pfeffer abschmecken (der Feta ist salzig genug).
Ein Filoteigblatt mit dem aufgefangenen Fetaöl einstreichen, in der Breite zur Hälfte falten und in die Springform legen. Mit 4 weiteren Blättern wiederholen, die Lagen etwas gegeneinander versetzt legen, sodass die Blätter über den Rand ragen. Die Süßkartoffelmischung in die Form füllen und den überhängenden Teig darüberfalten. Das letzte Teigblatt mit dem Marinieröl bestreichen, längs zur Hälfte falten und die Oberfläche damit abdecken. An den Seiten festdrücken und mit Öl bestreichen.
Im Ofen in 30 Minuten goldbraun und knusprig backen, herausnehmen, 10 Minuten ruhen lassen und mit einem grünen Salat servieren.

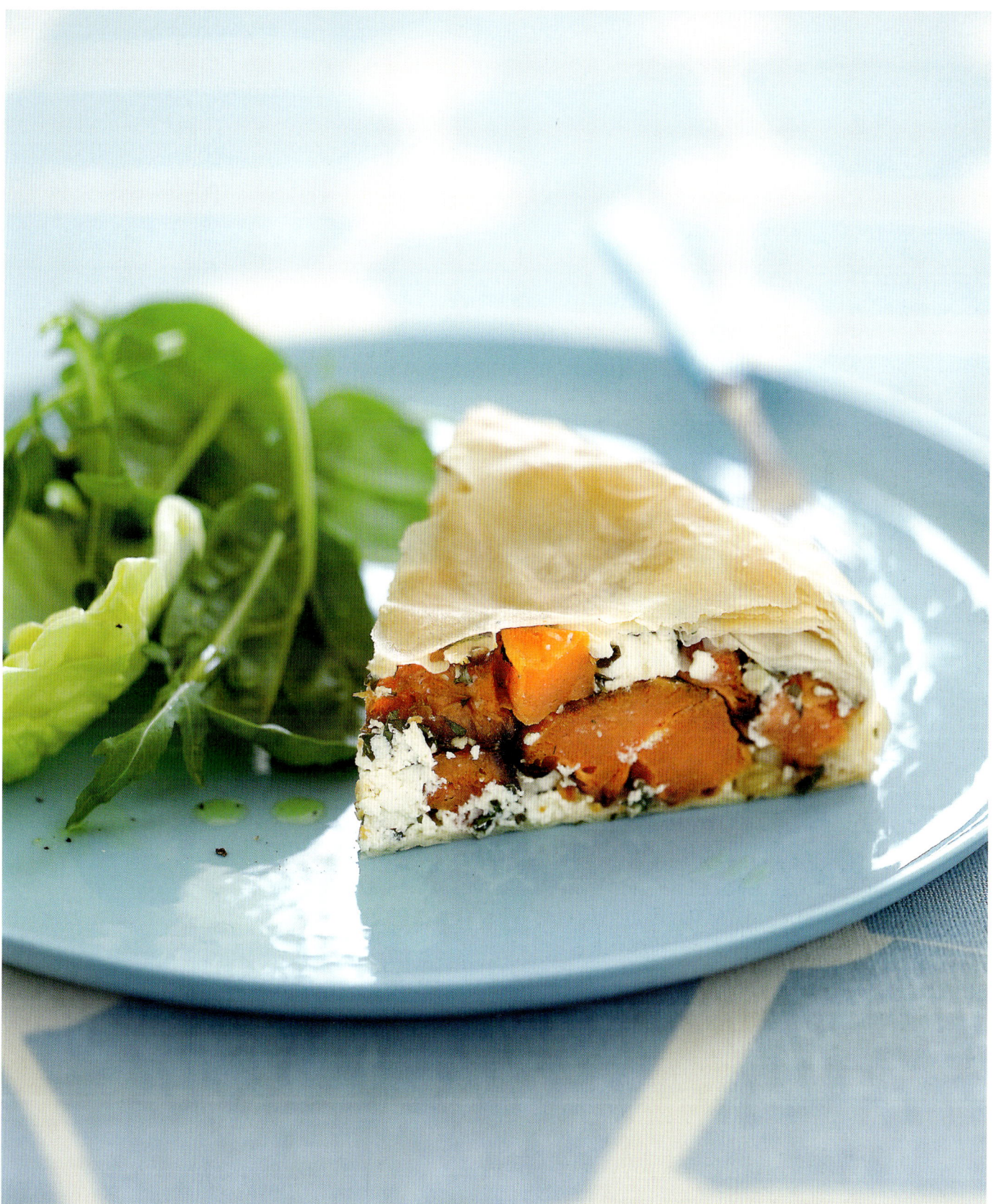

Orecchiette mit Brokkolini, Kichererbsen, Rosmarin und Zitrone

Dieses kräftige Gericht ist meine Variante der klassischen, apulischen Orecchiette mit Brokkoli. Ich nehme zwar Brokkolini, aber Brokkoli passt genau so gut – beide Sorten sind reich an Folsäure (Folat), Vitamin C und Ballaststoffen und enthalten zudem Eisen, Kalzium und sogar Jod.

Ergibt 2 Portionen

200 g Orecchiette
2 Knoblauchzehen
2 TL fein gehackter Rosmarin
¼ TL Chiliflocken
4 EL Olivenöl extra vergine
300 g Kichererbsen aus der Dose
1 Bd. Brokkolini (Kreuzung zwischen
   Gai-Lan und Brokkoli)
abgeriebene Schale von 1 kleinen Zitrone
2 EL Zitronensaft
50 g Pecorino
Meersalz, frisch gemahlener schwarzer Pfeffer

Die Nudeln in Salzwasser al dente kochen. Abgießen, 2 Esslöffel des Kochwassers auffangen und mit den Nudeln in den Topf zurückgeben.
Knoblauch fein hacken und mit dem Rosmarin und den Chiliflocken bei mittlerer Hitze im Öl 30 Sekunden dünsten. Die Kichererbsen abgießen, dazugeben und 5 Minuten erhitzen.
Den Brokkolini in 4 Zentimeter lange Stücke schneiden, die Stängel schälen. Mit der Zitronenschale zu den Kichererbsen geben und unter Rühren in 1–2 Minuten bissfest garen.
Die Kichererbsenmischung und den Zitronensaft zu den Nudeln geben und mit Salz und Pfeffer abschmecken.
Den Pecorino über die Nudeln reiben, einrühren und sofort servieren.

Spaghetti mit Linsenbolognese

Mit den kleinen, grünen Linsen benötigt diese vegetarische Variante der Spaghetti Bolognese nur einen Bruchteil der Zubereitungszeit der fleischigen Variante. Linsen sind eine hervorragende pflanzliche Quelle für Proteine und Eisen und daher ideal für Vegetarier. Am besten geben Sie dann noch einen Schuss Zitronensaft dazu, denn das darin enthaltene Vitamin C sorgt für eine verbesserte Aufnahme des Eisens.

Ergibt 2 Portionen (und 2 weitere zum Einfrieren)

1 kleine Zwiebel
1 kleine Karotte
1 kleine Selleriestange
2 Knoblauchzehen
2 EL Olivenöl extra vergine zzgl. etwas
   zum Beträufeln
60 g Linsen "Vertes de Puy" oder andere
   kleine grüne Linsen
400 g stückige Tomaten aus der Dose
1 EL Tomatenmark
1 Prise getrockneter Oregano
1 Lorbeerblatt
200 g Spaghetti rigate
Meersalz, frisch gemahlener schwarzer Pfeffer
geriebener Parmesan zum Servieren

Zwiebel, Karotten, Sellerie und Knoblauch fein hacken.
Das Öl in einer Pfanne erhitzen, Zwiebel, Karotte und Sellerie darin bei mittlerer Hitze 6–8 Minuten weich dünsten. Den Knoblauch zugeben und 30 Sekunden mitdünsten. Linsen, Tomaten, Tomatenmark, Oregano, Lorbeerblatt und 125 Milliliter Wasser zugeben und gut vermengen. Aufkochen und zugedeckt etwa 40 Minuten köcheln lassen, bis die Linsen weich sind, zwischendurch etwas Wasser dazugeben.
Die Nudeln 10 Minuten vor Ende der Garzeit in Salzwasser al dente kochen. Abgießen, 2 Esslöffel des Kochwassers auffangen und mit den abgetropften Nudeln wieder in den Topf geben.
Die Linsensauce mit Salz und Pfeffer abschmecken und unter die Spaghetti mischen. Mit etwas Olivenöl beträufeln und mit geriebenem Parmesan servieren.

Pilaw mit dicken Bohnen, Spinat und Dill

Die leuchtend grüne Farbe der dicken Bohnen in einem Bett aus Kräuterreis wirkt immer appetitanregend. Aber sie sind nicht nur schön, sie enthalten auch noch Proteine, Ballaststoffe und Folsäure (Folat) – ein echter Schwangerschaftshattrick.

Ergibt 2 Portionen
½ kleine Zwiebel
1 große Knoblauchzehe
60 ml Olivenöl extra vergine
½ TL gemahlenes Piment
200 g Langkornreis
300 ml Gemüse- oder Hühnerbrühe
   (siehe Seite 56) oder Wasser
100 g tiefgekühlte dicke Bohnen
100 g kleine, junge Spinatblätter
1 EL Zitronensaft
2 EL grob gehackter Dill
2 EL fein gehackte Minze
1 EL grob gehackter Oregano
Meersalz, frisch gemahlener schwarzer Pfeffer

Zwiebel und Knoblauch fein hacken. 2 Esslöffel des Öls erhitzen, die Zwiebel darin weich dünsten. Knoblauch und Piment zugeben und 30 Sekunden mitdünsten. Den Reis dazugeben und kräftig rühren, Brühe angießen, aufkochen und bei geringer Hitze zugedeckt 10 Minuten garen.
In der Zwischenzeit die Bohnen in Salzwasser in etwa 4 Minuten bissfest garen. In einer Schüssel mit Eiswasser abschrecken und die Häutchen abziehen.
Den Spinat waschen und in wenig Wasser bei mittlerer Hitze zusammenfallen lassen. Den Zitronensaft, das restliche Öl und die dicken Bohnen zum Spinat geben und mit Salz und Pfeffer abschmecken.
Den Reis mit einer Gabel auflockern und die Spinatmischung und die Kräuter unterrühren. Sofort servieren.

Spaghettini mit Tomaten, Mandeln und Basilikum

Eigentlich benötigen Sie für dieses Rezept nur die Hälfte der Sauce, aber ich nehme immer mehr, weil sie so köstlich ist. Im Kühlschrank, mit Olivenöl begossen, hält sich der Rest sonst aber auch 3 Tage.

Ergibt 2 Portionen
50 g rohe Mandeln
1 große Knoblauchzehe
1 TL Meersalz
½ Bd. Basilikum
100 ml Olivenöl extra vergine
3 reife Tomate
200 g Spaghettini
50 g Pecorino
100 g Mini-Romatomaten
frisch gemahlener schwarzer Pfeffer

Den Ofen auf 200 °C vorheizen. Die Mandeln im Ofen 6 Minuten goldgelb rösten. Den Knoblauch fein hacken und mit dem Salz im Mörser zu einer Paste zerstoßen. Einige Basilikumblättchen zum Garnieren beiseitelegen. Die Knoblauchpaste im Mixer mit dem restlichen Basilikum und den Mandeln fein hacken. Bei laufendem Motor das Öl in einem dünnen Strahl zugießen und pürieren. Die Tomaten entkernen und fein hacken und mit dem Knoblauch-Mandel-Püree verrühren.
Die Nudeln in Salzwasser al dente kochen. Abgießen, 2 Esslöffel des Kochwassers auffangen und beiseitestellen. Die Spaghettini mit der Hälfte des Pürees und dem Kochwasser vermengen. Mit frisch gemahlenem schwarzen Pfeffer abschmecken. Den Pecorino reiben, die Tomaten halbieren. Die Nudeln mit Tomaten und Basilikum garnieren, mit Pecorino bestreuen und servieren.

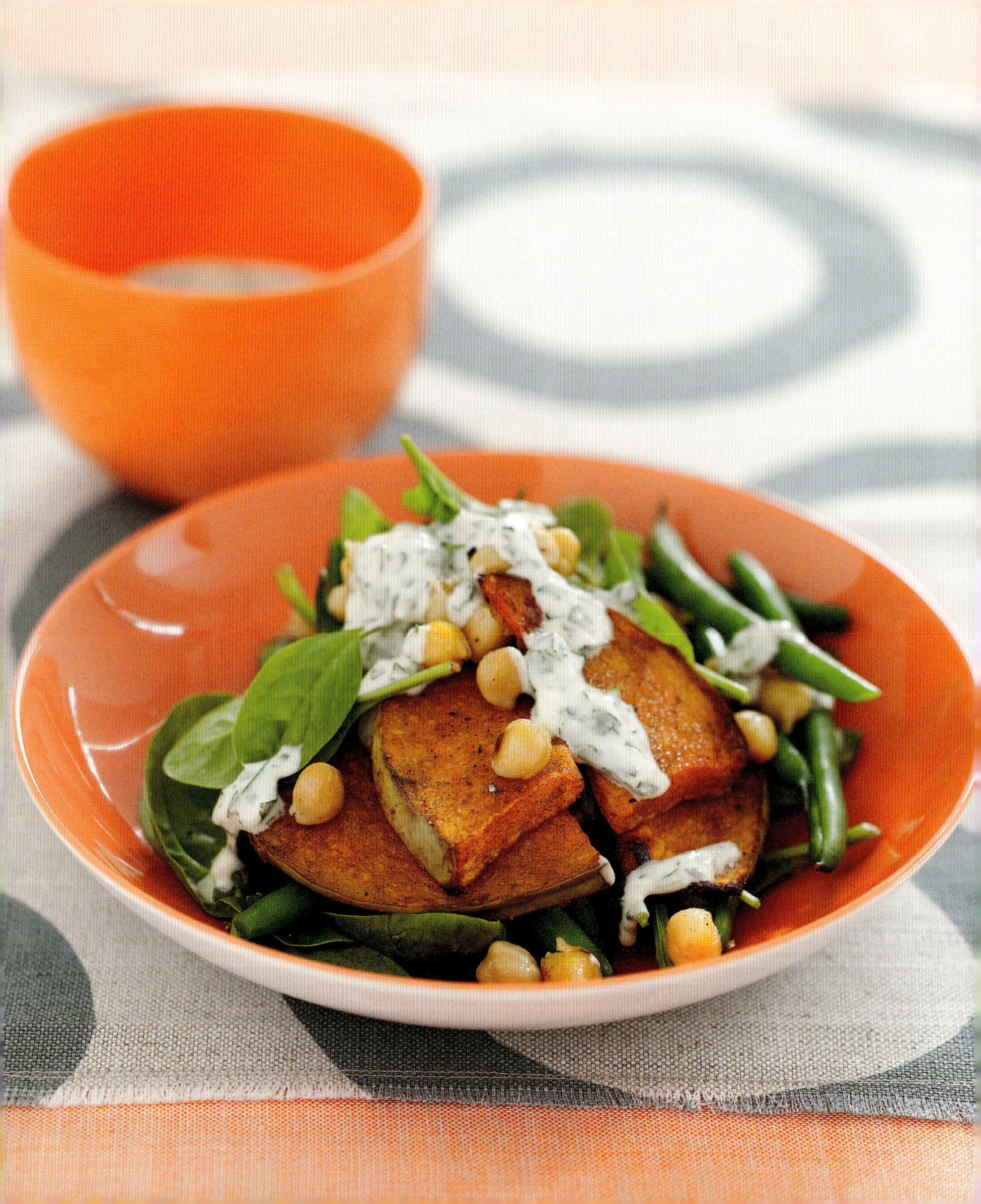

Warmer Kürbissalat mit Tahindressing

Der Sesam des Tahin ist eine gute Quelle für Kalzium, besonders für Milchallergiker oder Menschen mit Laktoseintoleranz, die immer auf der Suche nach alternativen Kalziumlieferanten sind. Das nussige, ganz leicht rauchige Aroma des Dressings schmeckt auch zu gegrillter Aubergine oder Blumenkohl oder als Dressing zu Rote-Bete-Spinat-Salat. Wenn der kleine Hunger kommt, streiche ich das Dressing gern auf Toast, mit Tomaten- und Gurkenscheiben oder Thunfisch aus der Dose eine leckere Mahlzeit.

Den Ofen auf 230 °C vorheizen. Die Gewürze in einer großen Schüssel mit Salz, Pfeffer und 1 Esslöffel des Olivenöls verrühren. Den Kürbis entkernen und in dünne Scheiben schneiden. In die Schüssel geben und mit der Gewürzmischung vermengen. Den Kürbis auf ein mit Backpapier ausgelegtes Backblech legen und 20–25 Minuten goldbraun und zart garen.

Währenddessen die Bohnen putzen und in Salzwasser 4 Minuten bissfest garen. Abgießen, mit etwas Olivenöl beträufeln, abschmecken und beiseitestellen. Den Spinat nur waschen und abtropfen lassen, die Kichererbsen abgießen und ebenfalls abtropfen lassen, anschließend mit dem Zitronensaft und dem restlichen Öl bei mittlerer Hitze 5–6 Minuten erwärmen und abschmecken.

Für das Dressing den Knoblauch mit dem Salz im Mörser zerstoßen. In einer Schüssel mit den restlichen Zutaten und 2 Esslöffeln warmem Wasser verrühren. Bei Bedarf mit mehr Wasser zu einer leichten Sauce verrühren.

Kürbis, Bohnen, Spinat und die Kichererbsenmischung vorsichtig vermengen (oder die Zutaten in Schichten auf einer Platte anrichten). Das Dressing darübergeben und sofort servieren.

Ergibt 2 Portionen

Kürbissalat
¼ TL edelsüßes Paprikapulver
¼ TL gemahlenes Piment
1 Prise gemahlener Zimt
2 EL Olivenöl extra vergine
200 g Kürbis (Moschus
    oder Hokkaido)
80 g junge grüne Bohnen
50 g Baby-Spinat
300 g Kichererbsen
    aus der Dose
1 EL Zitronensaft
Meersalz, frisch gemahlener
    schwarzer Pfeffer

Tahindressing
1 kleine Knoblauchzehe
1 Prise Salz
2 EL Tahin
2 EL gewürzter Reisessig
2 TL Olivenöl extra vergine
1 TL Zitronensaft
2 EL grob gehackte glatte
    Petersilie
2 EL grob gehackter Koriander
1–2 Tropfen Sesamöl

Penne mit Brokkoli-Bohnen-Püree

Ergibt 4 Portionen

8 Knoblauchzehen
1 gelbe Schalotte
60 ml Olivenöl extra vergine
1 Lorbeerblatt
1 getrocknete rote Chilischote
2 Brokkoliköpfe
300 g Borlottibohnen
    aus der Dose
abgeriebene Schale von
    1 kleinen Zitrone
50 g Pinienkerne
400 g Penne rigate
50 g Parmesan
Meersalz, frisch gemahlener
    schwarzer Pfeffer

Wenn Sie von gedünstetem oder gebratenem Brokkoli genug haben, probieren Sie dieses Gericht. Da meine Mutter Gemüse nach chinesischer Art maximal einige Minuten garte, kam ich nie auf die Idee, es anders zu machen – bis eine Freundin geschmorten Brokkoli als Teil einer vegetarischen Vorspeisenplatte servierte. Es war köstlich! Hier gebe ich Borlottibohnen dazu, was der Folsäure (Folat) des Brokkolis noch Proteine hinzufügt. Die Pinienkerne geben dem feinen Püree Biss.

Knoblauch mit einer Gabel zerdrücken, die Schalotte fein hacken. Das Öl in einem Topf erhitzen, Knoblauch, Schalotte, Lorbeerblatt und die Chilischote bei mittlerer Hitze 5 Minuten andünsten. Den Brokkoli in Röschen zerteilen, Stängel schälen und in Stücke schneiden. In den Topf geben, 300 Milliliter Wasser angießen, mit Salz und Pfeffer würzen. Aufkochen und bei geringer Hitze 50 Minuten köcheln lassen. Dann die abgegossenen Bohnen zugeben und weitere 10 Minuten kochen. Der Brokkoli muss ganz zusammengefallen sein.

Die Chili und einige kleine Brokkoliröschen zum Garnieren herausnehmen, die Bohnen-Brokkoli-Mischung im Mixer pürieren. In den Topf zurückgeben, mit der Zitronenschale und dem Zitronensaft mischen, mit Salz und Pfeffer pikant abschmecken. Inzwischen die Pinienkerne in einer Pfanne ohne Öl ca. 3 Minuten leicht golden rösten. Herausnehmen und beiseitestellen. Die Nudeln in Salzwasser al dente kochen, abgießen, 2–3 Esslöffel des Kochwassers auffangen und mit den Nudeln zum Gemüsepüree geben. Alles gut vermengen und mit Pinienkernen und Parmesan bestreut servieren.

Nudeln mit Blumenkohl, Pinien-kernen und Zitrus-Chili-Streuseln

Das Aroma von Blumenkohl, Pinienkernen, Korinthen und Safran erhält durch den Biss der Zitrusstreusel eine überraschende Note. Es ist wichtig, die Streusel erst unmittelbar vor dem Servieren auf die Nudeln zu geben, da sie diesen Biss sonst verlieren. Blumenkohl ist reich an Vitamin C sowie Ballaststoffen und enthält, wie andere Kohlarten auch, eine Menge Folsäure (Folat).

Den Blumenkohl in kleine Röschen teilen und in Salzwasser 6–8 Minuten zart garen. Mit einem Schaumlöffel herausnehmen und beiseitestellen, das Wasser nicht weggießen.

Die Pinienkerne in einer Pfanne ohne Öl ca. 3 Minuten leicht golden rösten, heraus-nehmen und beiseitestellen. Den Safran in 75 Milliliter warmem Wasser einweichen. Olivenöl erhitzen, Blumenkohl, Korinthen und die Safranfäden mit ihrem Einweich-wasser dazugeben und erwärmen.

Die Nudeln im Kochwasser des Blumenkohls al dente kochen. Abgießen, 60 Milliliter des Kochwassers auffangen und beiseitestellen.

Für die Zitrus-Chili-Streusel das Öl erwärmen, den Knoblauch mit einer Gabel zerdrücken und 5 Minuten darin ziehen lassen. Die Knoblauchzehe herausnehmen und wegwerfen. Die Sardellenfilets grob hacken, ins Öl geben und in 1–2 Minuten zerfallen lassen. Die Chilischote entkernen und fein hacken. Semmelbrösel ins Öl geben und 5 Minuten unter Rühren bräunen, dann die Chili zugeben und 1 Minute mitbraten. Die Streusel sollten nicht zu dunkel werden. Die Orangen- und Zitronen-schale unterrühren, vom Herd nehmen. Die Petersilie grob hacken, einrühren und die Streusel beiseitestellen.

Den Pecorino reiben. Die Nudeln mit der Blumenkohlmischung, den Pinienkernen und drei Viertel des Pecorinos mischen und mit Pfeffer abschmecken. Falls die Mischung zu trocken ist, etwas Kochwasser zugeben. Die Nudelmischung auf Teller geben, mit den Zitrus-Chili-Streusel bestreuen, restlichen Pecorino darübergeben und sofort servieren.

Ergibt 2 Portionen

300 g Blumenkohl
3 EL Pinienkerne
1 EL Olivenöl extra vergine
3 EL Korinthen
¼ TL Safranfäden
200 g Bucatini oder Fusilli
60 ml Olivenöl extra vergine
1 große Knoblauchzehe
2 Sardellenfilets
30 g Semmelbrösel aus Brot vom Vortag
1 frische rote Chilischote
2 TL fein abgeriebene Orangenschale
2 TL fein abgeriebene Zitronenschale
1 Handvoll glatte Petersilie
50 g Pecorino
frisch gemahlener schwarzer Pfeffer

Spargel-Fontina-Frittata

Eier sind hervorragendes Fast Food. Während beider Schwangerschaften hatte ich immer Bioeier im Kühlschrank, da sie sich schnell kochen oder braten lassen und als Basis für Omelette oder Frittata zu einer kompletten Mahlzeit werden. Besonders mag ich die Kombination von Spargel mit Minze, aber experimentieren Sie doch einfach mit dem gerade verfügbaren Gemüse. (Zucchiniblüte und Basilikum sind auch ein tolles Team.)

Ergibt 2 Portionen

250 g grüner Spargel
250 g weißer Spargel
30 g Butter
1 EL Olivenöl
8 Eier
1 EL grob gehackte Minze
2 EL grob gehackte glatte Petersilie
100 g Fontina
2 EL geriebener Parmesan
Meersalz, frisch gemahlener schwarzer Pfeffer
kräftiges Brot als Beilage

Den Ofen auf 200 °C vorheizen. Den Spargel schälen und diagonal in dünne Scheiben schneiden. Butter und Öl in einer beschichteten, ofenfesten Pfanne bei mittlerer Hitze erhitzen. Den Spargel zugeben, mit Salz und Pfeffer abschmecken und 6–8 Minuten zart garen.
Die Eier mit den Kräutern verquirlen, den Fontina reiben, mit dem Parmesan zu den Eiern geben, gut verrühren und mit Salz und Pfeffer abschmecken. Die Eiermischung über den Spargel gießen, die Pfanne in den Ofen stellen und 15 Minuten backen. Das Ei muss in der Mitte gerade fest sein. Warm oder bei Zimmertemperatur mit kräftigem Brot servieren.

› Gnocchi mit Blauschimmelkäse und Walnusskruste

Ich erfand dieses Gericht für eine Freundin, der das Verbot ihres geliebten Blauschimmelkäses während der Schwangerschaft sehr zu schaffen machte. In diesem Gericht wird er komplett durchgegart, so ist die Gefahr einer Listerieninfektion gebannt und das kulinarische Leben einer Freundin gerettet. Seitdem koche ich es häufig, denn es ist ein unerwarteter Hit bei meinen Kindern. Walnüsse enthalten viel Folsäure (Folat), B-Vitamine, Eisen, Zink und Kalzium und sind außerdem eine pflanzliche Quelle für Omega-3-Fettsäuren und Proteine.

Ergibt 2 Portionen

50 g Butter
250 g Gnocchi
1 gelbe Schalotte
150 ml Crème double
120 g weicher Blauschimmelkäse
    (z. B. Blue Costello)
2 EL geriebener Parmesan
30 g grobe Semmelbrösel aus Brot vom Vortag
2 TL gehackter Thymian
50 g Walnüsse
frisch gemahlener schwarzer Pfeffer
bittere Blattsalate wie Radicchio oder
    Chicorée als Beilage

Den Ofen auf 200 °C vorheizen. Eine runde Gratinform (23 Zentimeter Durchmesser) mit etwas Butter einfetten. Die Gnocchi in Salzwasser kochen. Wenn sie aufsteigen, mit einem Schaumlöffel herausnehmen und in die Auflaufform geben.
Die Schalotte fein hacken, in 1 Esslöffel der Butter 5 Minuten bei mittlerer Hitze weich dünsten. Crème double dazugeben und leicht eindicken lassen. Den Blauschimmelkäse zerbröseln und unterrühren, mit Pfeffer abschmecken. Die Mischung über die Gnocchi geben.
Die Walnüsse hacken und mit den Semmelbröseln und dem Thymian mischen, über die Käsemischung streuen. Die restliche Butter in Flöckchen aufsetzen und in 35 Minuten goldgelb und kross backen. Mit knackigem Salat servieren.

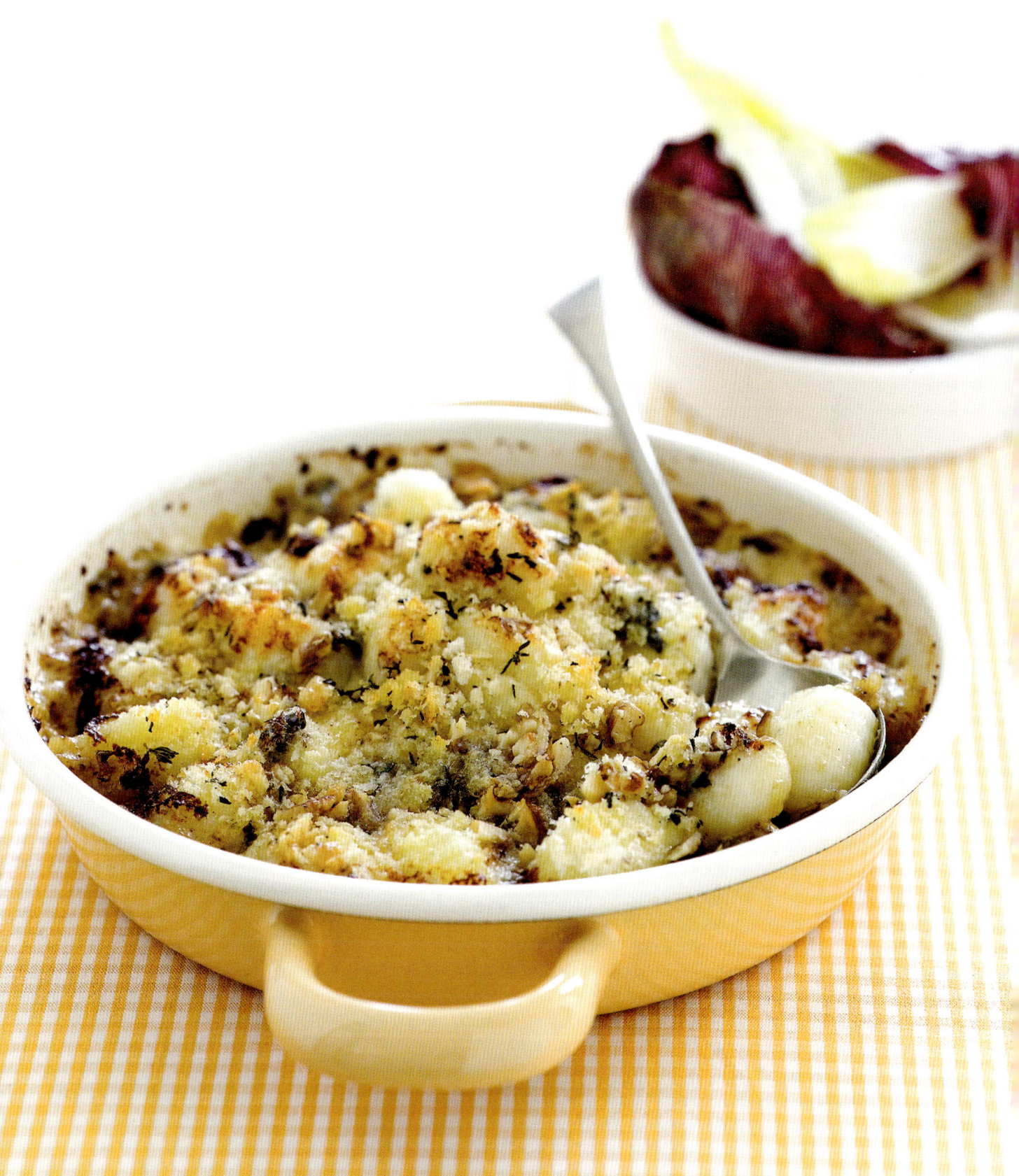

Gebackenes Gemüse mit Minzjoghurt

Ergibt 2 Portionen

½ TL gemahlenes Piment
½ TL gemahlener Koriander
1 EL Tomatenmark
2 EL Olivenöl extra vergine
1 kleine Aubergine
1 kleine rote Zwiebel
1 kleine rote Paprika
1 große mehligkochende
   Kartoffel
100 ml Tomatenpassata
1 kleine Zucchini
1 kleine Knoblauchzehe
1 Prise Salz
100 g fester Joghurt
   (10 % Fett)
¼ TL getrocknete Minze
einige frische Minzblättchen
Meersalz, frisch gemahlener
   schwarzer Pfeffer

Hier kommt eine tolle Art, mehrere Sommergemüse einfach zuzubereiten. Das gute Gefühl, so viel Gemüse auf einen Streich zu verzehren, gibt es gratis dazu. Das Gericht kann als eigenständige Mahlzeit oder als Beilage zu gebratenem oder gegrilltem Lammfleisch dienen. Versuchen Sie es mit Lammsouflaki (siehe Seite 78), Zatar-Lamm (siehe Seite 83) oder zu einer mit Zitrone und Oregano gewürzten Lammkeule.

Den Ofen auf 220 °C vorheizen. Piment, Koriander, Tomatenmark und Olivenöl verrühren. Die Aubergine längs halbieren und in 2 Zentimeter dicke Scheiben schneiden, die Zwiebel halbieren und in feine Streifen schneiden, die Paprika entkernen und in breite Streifen schneiden, die Kartoffel schälen und würfeln. Das Gemüse in die Gewürzmischung geben und gut mischen. In eine kleine Auflaufform (ca. 30 x 25 Zentimeter) füllen. Tomatenpassata über das Gemüse geben und mit Salz und Pfeffer würzen. Im Ofen 25–30 Minuten backen, nach der Hälfte der Zeit das Gemüse einmal durchrühren. Die Zucchini in dicke Scheiben schneiden, zugeben und weitere 10 Minuten garen.
In der Zwischenzeit den Knoblauch und das Salz mit einer Gabel zerdrücken, mit dem Joghurt und der Minze vermengen. Mit einigen Minzblättchen garnieren und zum gebackenen Gemüse servieren.

Vegetarischer Burger mit Rote-Bete-Zaziki

Dies ist eine vegetarische Variante des klassischen Burgers, auf den Sie während der Schwangerschaft verzichten sollten, wegen des Risikos von nicht ganz durchgegartem Hackfleisch. Ich habe mich von griechischen Aromen inspirieren lassen. Das Rote-Bete-Zaziki kann auf die Burger gestrichen oder als Dip dazu gereicht werden. Alternativ servieren Sie den Burger ohne Zaziki, nur mit Rote-Bete-Scheiben garniert. Die Puffer schmecken auch schon zum Frühstück richtig gut.

Rote Bete und Knoblauch grob zerteilen und mit dem Joghurt und dem Zitronensaft pürieren. Mit Salz und Pfeffer abschmecken und den Dill einrühren. Zaziki zugedeckt kalt stellen.

Die Zucchini reiben, in ein sauberes Küchentuch geben und fest auspressen. Den Halloumi reiben und mit Zucchini, Mehl, Minze, Ei und Kreuzkümmel gut vermengen, mit Pfeffer abschmecken. Aus der Masse acht kleine oder vier große Puffer formen. Die Puffer in etwas Olivenöl bei mittlerer Hitze 2–3 Minuten je Seite goldbraun backen. Herausnehmen und auf Küchenpapier abtropfen lassen.

Für die Burger zwei Brötchen mit Zaziki bestreichen, mit je einem Salatblatt belegen, je einen Puffer aufsetzen und sofort servieren. Alternativ die Puffer mit dem Zaziki in einer separaten Schüssel servieren und die Brötchen dazureichen.

Ergibt 2 Portionen

300 g fertig gegarte Rote Bete
1 kleine Knoblauchzehe
100 g fester Joghurt (10 % Fett)
2 TL Zitronensaft
2 TL gehackter Dill
2 Zucchini
125 g Halloumi
2 EL Mehl
2 EL grob gehackt Minze
1 Ei
¼ TL gemahlener Kreuzkümmel
Olivenöl zum Braten
2 Brötchen
Salatblätter zum Anrichten
Meersalz, frisch gemahlener
   schwarzer Pfeffer

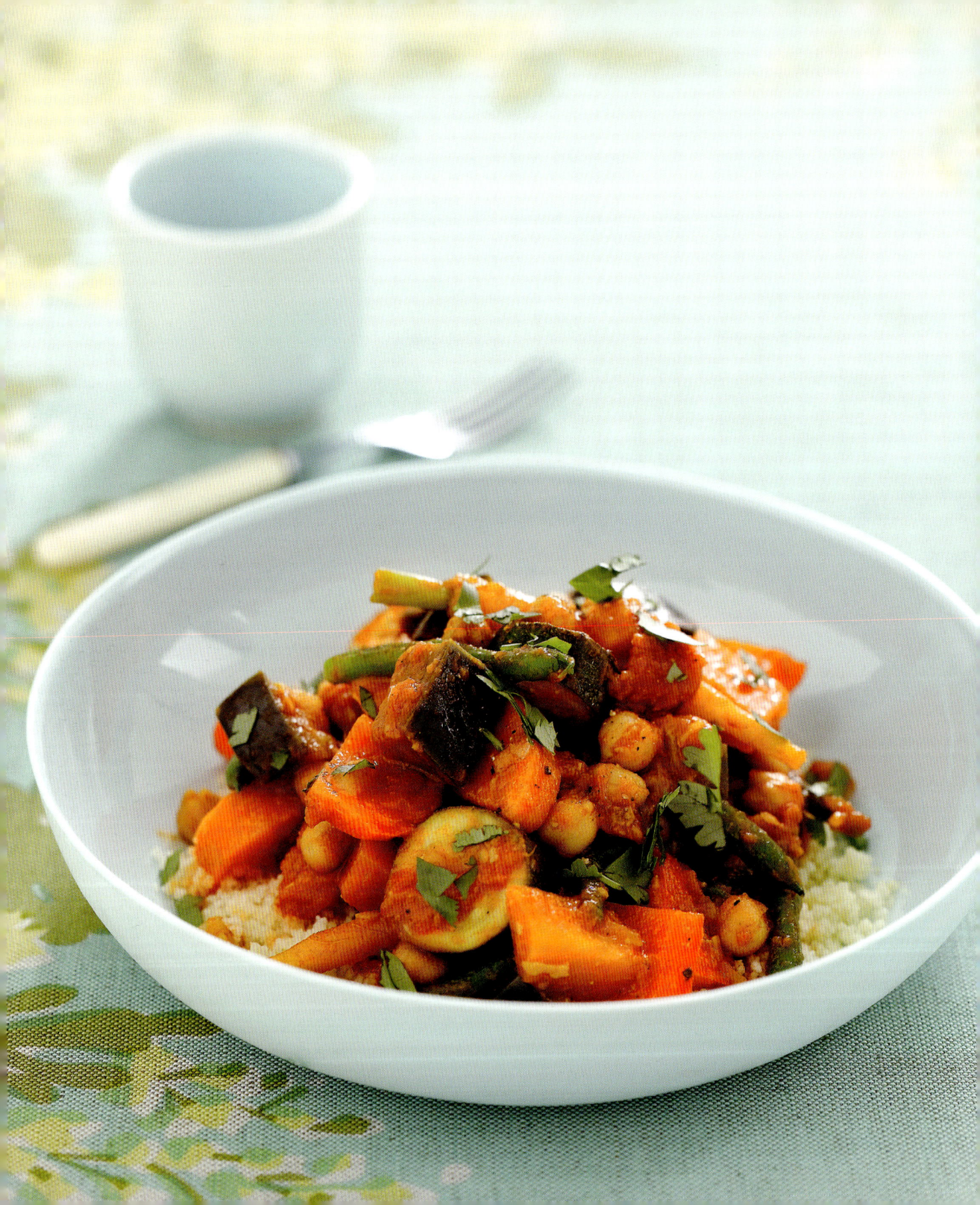

Marokkanische Gemüsetajine

Lassen Sie sich von der langen Zutatenliste für diese aromatische Tajine nicht abschrecken – immerhin sieben Zutaten sind Gemüse. Das bedeutet, dass Sie mehr als Ihr Tagessoll an Gemüse bekommen und alles aus einem Topf, was die Zubereitung vereinfacht. Die Korianderwurzel fügt dem überraschend delikaten Gewürzkaleidoskop eine duftende Frische hinzu.

Die Zwiebel fein hacken, die Korianderwurzel säubern, fein hacken, die Blätter zum Garnieren beiseitestellen. Karotten, Aubergine, Paprika, Kürbis und Süßkartoffel gegebenenfalls schälen und entkernen, dann in mundgerechte Stücke schneiden. Die Kichererbsen abgießen.

Das Öl in einem großen Topf erhitzen, Zwiebel und Korianderwurzel andünsten, Karotte, Aubergine, Paprika, Kürbis, Süßkartoffeln, Kichererbsen und die stückigen Tomaten dazugeben. Die Gewürze hineingeben und gut vermengen. 2–3 Minuten dünsten, dann 200 Milliliter Gemüsebrühe angießen und aufkochen. Bei geringer Hitze zugedeckt 20 Minuten köcheln, bis die Süßkartoffel und der Kürbis gerade weich sind.

Die Zucchini in dicke Scheiben schneiden, die Bohnen putzen, zugeben und weitere 10 Minuten garen, bis alle Gemüsestücke weich sind.

In der Zwischenzeit den Couscous in einer hitzebeständigen Schüssel mit Pfeffer und Salz mischen. Die Brühe aufkochen und mit der Butter zum Couscous geben. Mit Frischhaltefolie abdecken und 10 Minuten ruhen lassen, dann den Couscous mit einer Gabel auflockern.

Den Couscous und die Gemüsemischung in zwei tiefe Teller geben. Die Korianderblätter grob hacken und darüberstreuen, sofort servieren.

Ergibt 2 Portionen

1 kleine Zwiebel

2 Korianderwurzeln mit Stängeln

4 kleine, junge Karotten

1 kleine Aubergine

1 kleine rote Paprika

100 g Kürbis (Butternut, Moschus oder Hokkaido)

1 kleine Süßkartoffel

200 g Kichererbsen aus der Dose

2 EL Olivenöl extra vergine

400 g stückige Tomaten aus der Dose

½ TL gemahlener Koriander

½ TL gemahlener Kreuzkümmel

¼ TL gemahlener Kardamom

¼ TL gemahlenes Kurkuma

¼ TL gemahlener Ingwer

¼ TL Safranfäden

1 Prise gemahlene Muskatnuss

1 Prise gemahlener Zimt

200 ml Gemüsebrühe oder Wasser

1 kleine Zucchini

60 g junge grüne Bohnen

½ Tasse Couscous

1 Tasse Gemüsebrühe

20 g Butter

Korianderblätter zum Servieren

Meersalz, frisch gemahlener schwarzer Pfeffer

Bohnenburritos mit Guacamole

Ergibt 2 Portionen

2 EL Olivenöl extra vergine

1 kleine rote Zwiebel

1 große Knoblauchzehe

1 TL gemahlener Kreuzkümmel

1 TL edelsüßes Paprikapulver

½ TL gemahlener Oregano

½ TL Chilipulver

300 g Kidneybohnen
   aus der Dose

200 g stückige Tomaten
   aus der Dose

1 EL Tomatenmark

1 große Knoblauchzehe

¼ TL Meersalz

1 Avocado

½ rote Zwiebel

1 reife Tomate

Saft von ½ Limette

1 Handvoll Korianderblätter

1 küchenfertiger Maiskolben
   oder Mais aus dem Glas

4 Weizentortillas

4 Salatblätter

4 EL geriebener Cheddar

2 EL Sauerrahm

frisch gemahlener
   schwarzer Pfeffer

Wenn Sie zu müde zum Kochen sind, haben Sie hier ein Gericht aus fertigen Zutaten, die Sie mit wenig Aufwand effektiv aufwerten können. Falls Ihnen die Zubereitung der Guacamole zu aufwendig ist, setzen Sie Avocado- und Tomatenspalten auf die Bohnen und träufeln etwas Limettensaft darüber. Manchmal richte ich die Bohnen auch auf Reis an und serviere eine große Schüssel Blattsalat dazu. Die Menge kann leicht auf 4 Portionen verdoppelt werden – ich mache das oft, da meine Kinder Kidneybohnen in dieser Form lieben.

Die Zwiebel fein hacken und im Öl bei mittlerer Hitze weich dünsten. Den Knoblauch ebenfalls fein hacken und mit den Gewürzen zugeben, 30 Sekunden mitdünsten, dann das Tomatenmark zugeben, die Bohnen abgießen und ebenfalls dazugeben. Mit Salz und Pfeffer abschmecken. Aufkochen, dann bei geringer Hitze 20–25 Minuten köcheln lassen. Die Sauce dickt dabei ein.

Währenddessen den Knoblauch für die Guacamole mit dem Salz im Mörser zerstoßen, die Avocado entsteinen, das Fruchtfleisch dazugeben und grob zerdrücken. Die Zwiebel fein würfeln und unterrühren. Die Tomate entkernen und fein würfeln, den Koriander fein hacken, beides dazugeben und unterrühren. Die Guacamole mit Pfeffer und Limettensaft abschmecken und beiseitestellen.

Den Maiskolben in heißem Wasser 10–15 Minuten garen, die Körner mit einem scharfen Messer abschneiden.

Die Tortillas auf ein Schneidbrett legen und je etwas Salat in die Mitte legen. Die Bohnenmischung, den Mais und die Guacamole darauf verteilen. Mit geriebenem Käse und einem Schlag Sauerrahm garnieren. Die Tortillaränder über die Füllung falten und sofort servieren.

Tunesisches Ratatouille mit Eiern

Piquillos sind eine Paprikasorte aus dem Norden Spaniens, die geröstet, geschält, entkernt und im Ganzen eingelegt werden. Sie sind reich an den Vitaminen C und E, enthalten Ballaststoffe und so viel Betacarotin wie Karotten. Piquillo-Peppers sind in Delikatessengeschäften erhältlich und lohnen die Mühe des Einkaufs. Kaufen Sie gleich mehrere Gläser – ihr rauchig-süßes Aroma schmeckt nach mehr. Wenn Piquillo-Peppers nicht zu bekommen sind, kaufen Sie geröstete Paprika, oder rösten Sie sie selbst.

Die Zwiebel längs halbieren, in feine Streifen schneiden und im Öl bei mittlerer Hitze glasig dünsten. Den Knoblauch fein hacken, mit dem Piment und dem Kreuzkümmel dazugeben und 30 Sekunden mitdünsten. Die Zucchini in dicke Scheiben schneiden, dazugeben und unter häufigem Rühren 4 Minuten garen, dann die Piquillo-Pepper, die stückigen Tomaten und die Minze zugeben. Mit Salz und Pfeffer abschmecken und 10 Minuten kochen und etwas reduzieren lassen.
Den Ofen auf 180 °C vorheizen. Zwei kleine Gratinformen fetten und auf ein Backblech setzen. Das Ratatouille in die Formen füllen und mit der Rückseite eines Löffels jeweils eine Mulde hineindrücken. Je ein Ei in eine Tasse schlagen und vorsichtig in die Mulde gleiten lassen, 20–25 Minuten backen, die Eier sollen ganz gar sein. Mit getoastetem türkischen Fladenbrot servieren.

Ergibt 2 Portionen

1 kleine Zwiebel
2 EL Olivenöl extra vergine
1 Knoblauchzehe
¼ TL gemahlenes Piment
¼ TL gemahlener
   Kreuzkümmel
1 kleine Zucchini
1 gerösteter Piquillo-Pepper
   oder in Öl eingelegte
   geröstete Paprika
400 g stückige Tomaten
   aus der Dose
1 Prise getrocknete Minze
2 Eier
Meersalz, frisch gemahlener
   schwarzer Pfeffer
türkisches Fladenbrot
   als Beilage

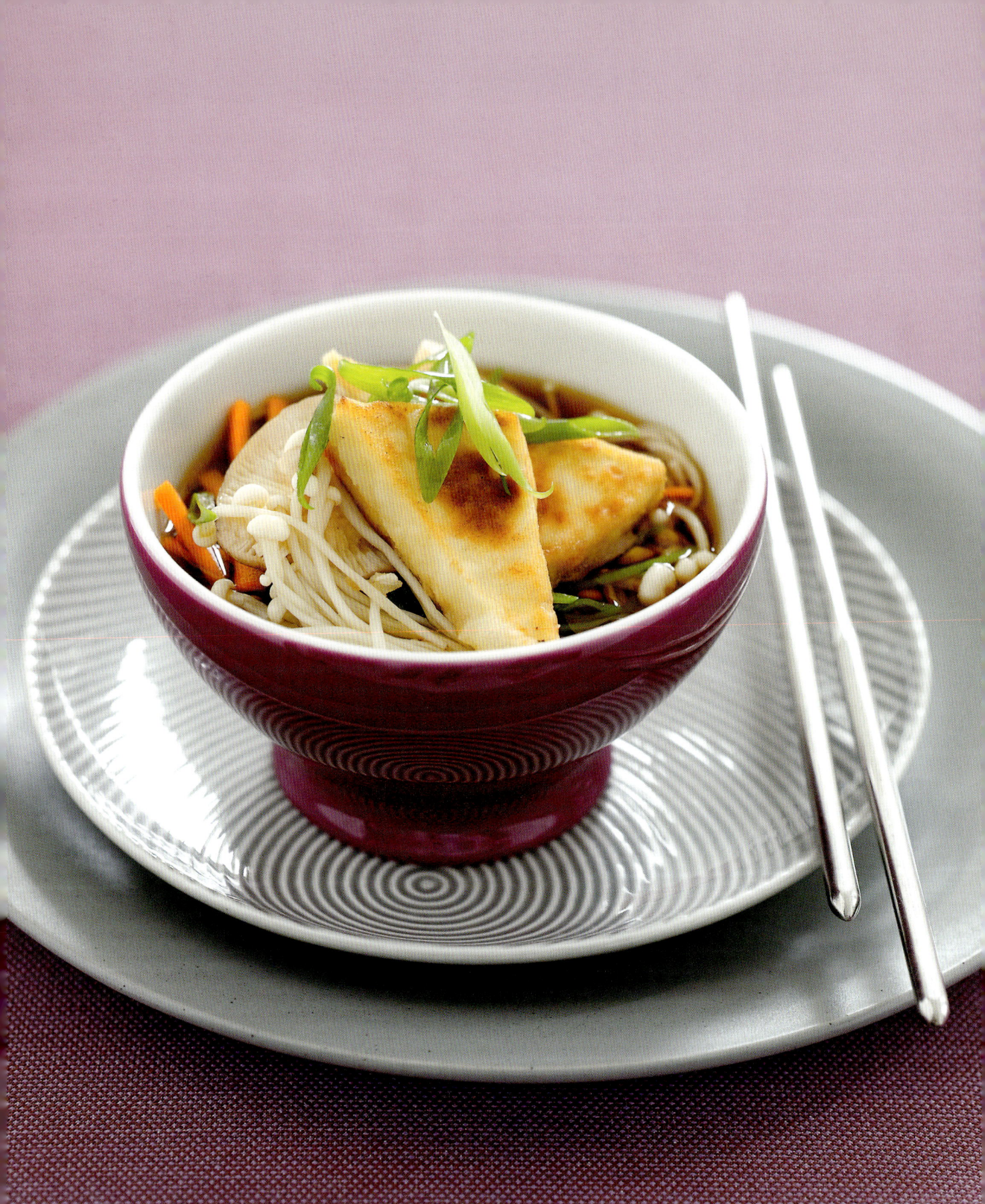

Agedashi-Tofu mit Shiitakepilzen, Soba-Nudeln und Dashi

Möchten Sie ein rein vegetarisches Gericht, lassen Sie das Dashi weg und nehmen Sie stattdessen Gemüsebrühe oder 1 Esslöffel Miso (Sojapaste). Fester, gebratener Tofu ist außen wunderbar kross und innen seidenweich. Ich habe dieses Gericht besonders im ersten Schwangerschaftsdrittel genossen, da die Aromen meinen von Übelkeit geplagten Magen beruhigten und die Brühe den Flüssigkeitshaushalt ausglich. Soba-Buchweizen-Nudeln sind nahrhafter als Weizennudeln. Wenn Sie an Glutenintoleranz leiden, wählen Sie Soba-Nudeln aus reinem Buchweizenmehl.

Die Nudeln in Salzwasser al dente kochen, abgießen und beiseitestellen. Das Dashi-Pulver in 500 Milliliter Wasser aufkochen. Die Karotte und die Zuckerschoten in feine Streifen schneiden und mit Shoyu, Tamari und den Pilzen im Dashi bei geringer Hitze 6 Minuten bissfest garen.

Das Mehl in einer flachen Schüssel mit Salz und Pfeffer würzen. Den Tofu mit Küchenpapier trocken tupfen, leicht im gewürzten Mehl wenden und Überschüsse abklopfen. Das Öl in einer beschichteten Pfanne bei mittlerer Hitze erwärmen und den Tofu darin 1 Minute von jeder Seite goldbraun braten. Die Frühlingszwiebeln diagonal in Ringe schneiden.

Die Nudeln auf zwei Schüsseln verteilen. Die Brühe darübergießen und die Tofu-stücke auflegen. Mit Frühlingszwiebeln bestreuen und servieren.

Ergibt 2 Portionen

80 g Soba-Nudeln (japanische Buchweizennudeln)
½ TL Instant-Dashi (japanischer Fischsud)
1 kleine Karotte
6 Zuckerschoten
2 TL Shoyu (milde Sojasauce)
2 TL Tamari (kräftige Sojasauce)
80 g Enokipilze
4 frische Shiitakepilze
1 EL Mehl
150 g fester Tofu
2 EL Sonnenblumenöl
2 Frühlingszwiebeln
Meersalz, frisch gemahlener schwarzer Pfeffer

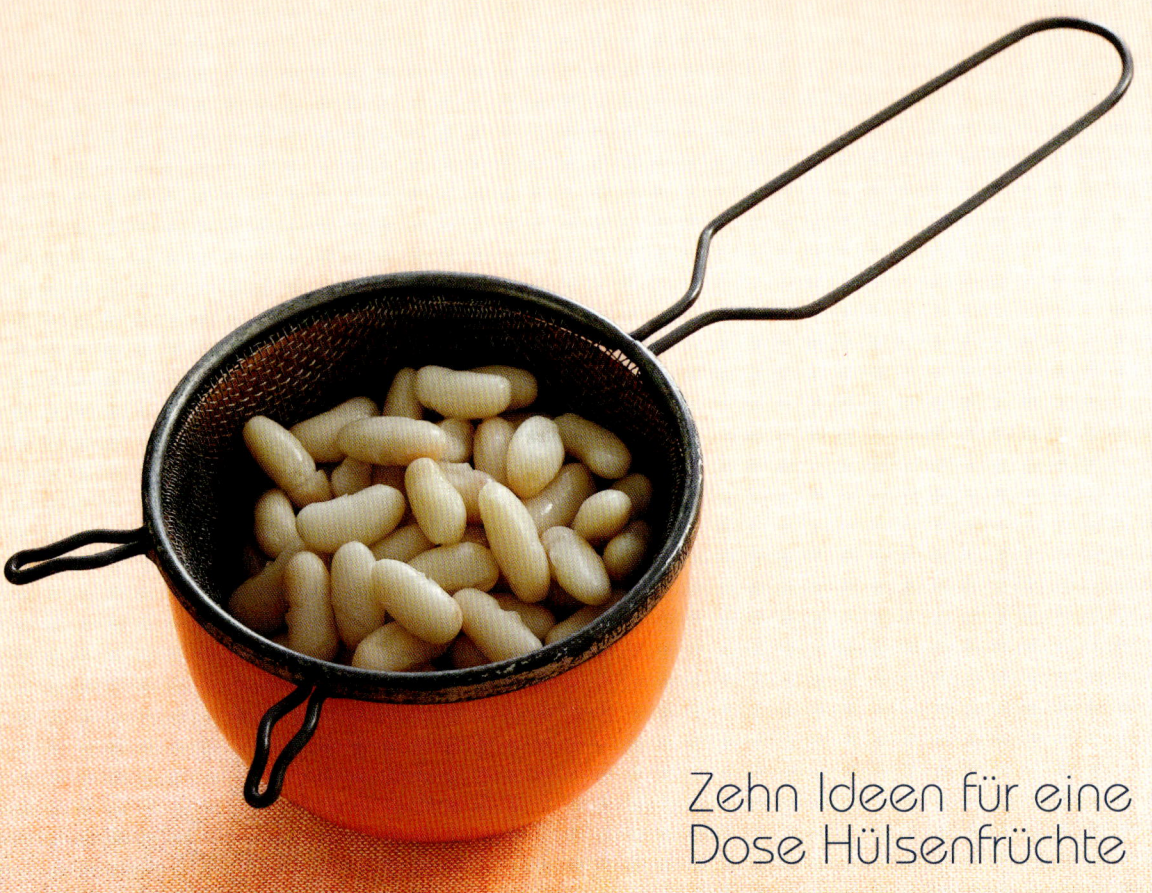

Zehn Ideen für eine Dose Hülsenfrüchte

1. Kürbis-Kichererbsen-Küchlein Gekochten Kürbis mit abgetropften Kichererbsen aus der Dose, 1 kleinen Ei, je ½ Teelöffel gemahlenem Kreuzkümmel, Koriander und Piment stampfen, etwas Mehl zum Binden unterrühren. Mit Meersalz und frisch gemahlenem schwarzen Pfeffer abschmecken. Küchlein formen und in etwas Olivenöl goldbraun braten. Ein türkisches Fladenbrot toasten, quer aufschneiden, mit Humus oder Zaziki bestreichen, ein Salatblatt, das Küchlein, Tomatenscheiben und karamellisierte Zwiebeln einlegen.

2. Linsen-Spinat-Suppe mit Zitrone Gehackte Zwiebel und Knoblauch anbraten, grüne Linsen, 1 Lorbeerblatt und etwas gemahlenen Kreuzkümmel zugeben. Mit Hühnerbrühe (siehe Seite 56) bedecken und die Linsen zart köcheln. Gefrorenen, gehackten Spinat und reichlich Zitronensaft zugeben. Mit Meersalz und frisch gemahlenem schwarzen Pfeffer abschmecken, je 1 pochiertes Ei einlegen und heiß servieren. Reste lassen sich gut einfrieren.

3. Falsche Minestrone Gehackte Zwiebeln, Karotten, Selleriestange, Knoblauch und Pancetta in Olivenöl weich dünsten, abgetropfte Cannellinibohnen, gehackte Kartoffeln, stückige Tomaten aus der Dose und Hühnerbrühe (siehe Seite 56) zugeben. Köcheln lassen, bis die Gemüse zart und die Suppe etwas eingedickt ist. Grüne Bohnen und Mangold hacken, zugeben und weiter garen. Mit Meersalz und frisch gemahlenem schwarzen Pfeffer abschmecken, mit Olivenöl beträufeln und mit geriebenem Parmesan oder etwas Pesto (siehe Seite 42) servieren.

4. Taglierini mit Cannellinibohnen, halb getrockneten Tomaten und Sardinen

Abgespülte und abgetropfte Cannellinibohnen mit Olivenöl und Knoblauch erhitzen, 1 Spritzer Verjus (siehe Seite 57) zugeben und umrühren. Mit Taglierini oder frischen Fettuccine, grob gehackten, halb getrockneten Tomaten, zerpflücktem Thunfisch oder Sardinen aus der Dose und zerpflück-tem Majoran mischen. Mit Meersalz und frisch gemahlenem schwarzen Pfeffer abschmecken und mit Öl beträufeln.

5. Salat aus Roter Bete, Kichererbsen und Orangen

Gebackene, gehäutete kleine Rote Bete mit fein gehackten Rote-Bete-Blättern und Orangenfilets, gehackter Minze und abgetropften Kichererbsen aus der Dose mischen. Mit einem Dressing aus Olivenöl, gemahlenem Kreuzküm-mel, Orangensaft und fein geriebener Orangenschale beträufeln.

6. Borlottibohnensuppe mit Zucchini und Schwarzkohl

Gehackte Zwie-beln, Karotten, Sellerie, Knoblauch und Pancetta in Olivenöl weich dünsten. Abgetropfte Borlottibohnen, To-matenmark, Hühnerbrühe (siehe Seite 56) und Thymian oder fein gehackten Rosmarin zugeben und köcheln lassen. Gehackte Zucchini und fein geschnittenen Schwarzkohl zugeben und weich kochen. Mit Meersalz und frisch gemahlenem schwarzen Pfeffer abschmecken und mit Öl beträufeln.

7. Libanesischer Schwarzaugensalat mit Bulgur

Dünn geschnittene Zwiebel 10–12 Minuten in Olivenöl karamellisieren, abgetropfte Schwarzaugenbohnen, Bulgur und dieselbe Menge Hühnerbrühe (siehe Seite 56) zugeben und 5 Minuten köcheln lassen, bis die Brühe absorbiert ist. Gehackte, reife Tomaten, geröstete Walnüsse, gehackte Frühlingszwiebeln und Basilikum einrühren und mit einem Dressing aus Granatapfelsirup, fein gehacktem Knoblauch, einem Hauch Zimt und Olivenöl beträufeln.

8. Warmer Blumenkohlsalat mit Kichererbsen und Mangold

Abge-tropfte Kichererbsen mit fein gehacktem Knoblauch, 1 Prise Piment und blanchiertem, gehacktem Mangold in Olivenöl erhitzen. Einige gegrillte Blumenkohlröschen zugeben. Mit dem grünen Tahindressing (siehe Seite 133) und gemahlenem Sumak servieren. Nach Belieben mit Sumak und Öl eingeriebene, gegrillte Königsgar-nelen dazu servieren.

9. Schwarzaugensalat mit Walnüssen

Gehackte Gurke, halbierte kleine Eierto-maten, zerpflückte Salatblätter, Portulak oder Brunnenkresse mit abgetropften Schwarzaugenbohnen und gerösteten Walnüssen mischen. Ein Dressing aus Zitronensaft, gemahlenem Sumak und Olivenöl extra vergine darüberträufeln und mit Croûtons aus libanesischem Brot servieren.

10. Gegrilltes Sommergemüse mit Wachsbohnen

Sommergemüse wie Paprika, Zucchini, Romatomaten und Auberginenscheiben grillen. Mit abgetropften Wachsbohnen, Basilikum und gerösteten Pinienkernen mischen. Mit einem warmen Dressing aus Korinthen, altem Balsamico und Olivenöl extra vergine servieren.

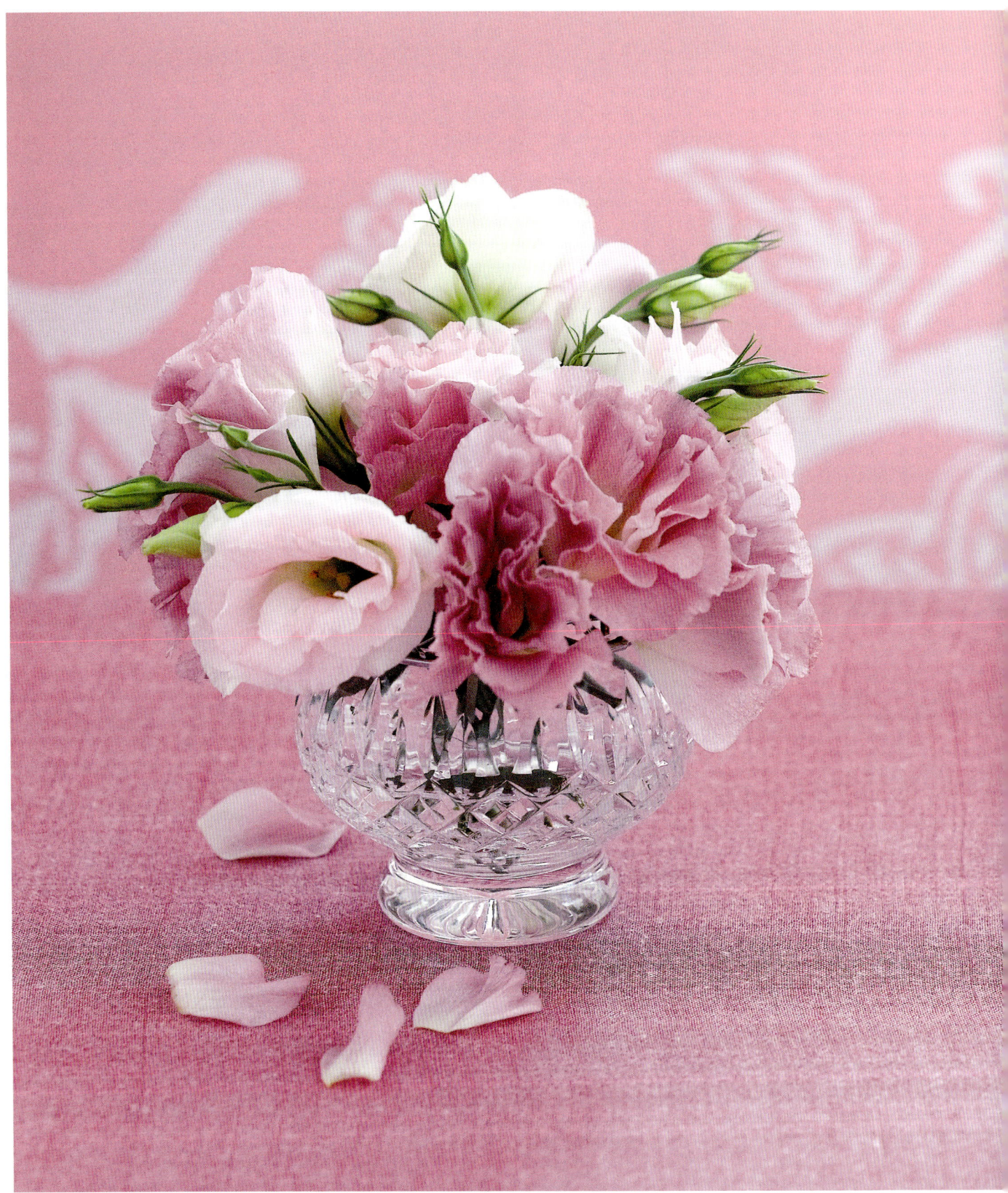

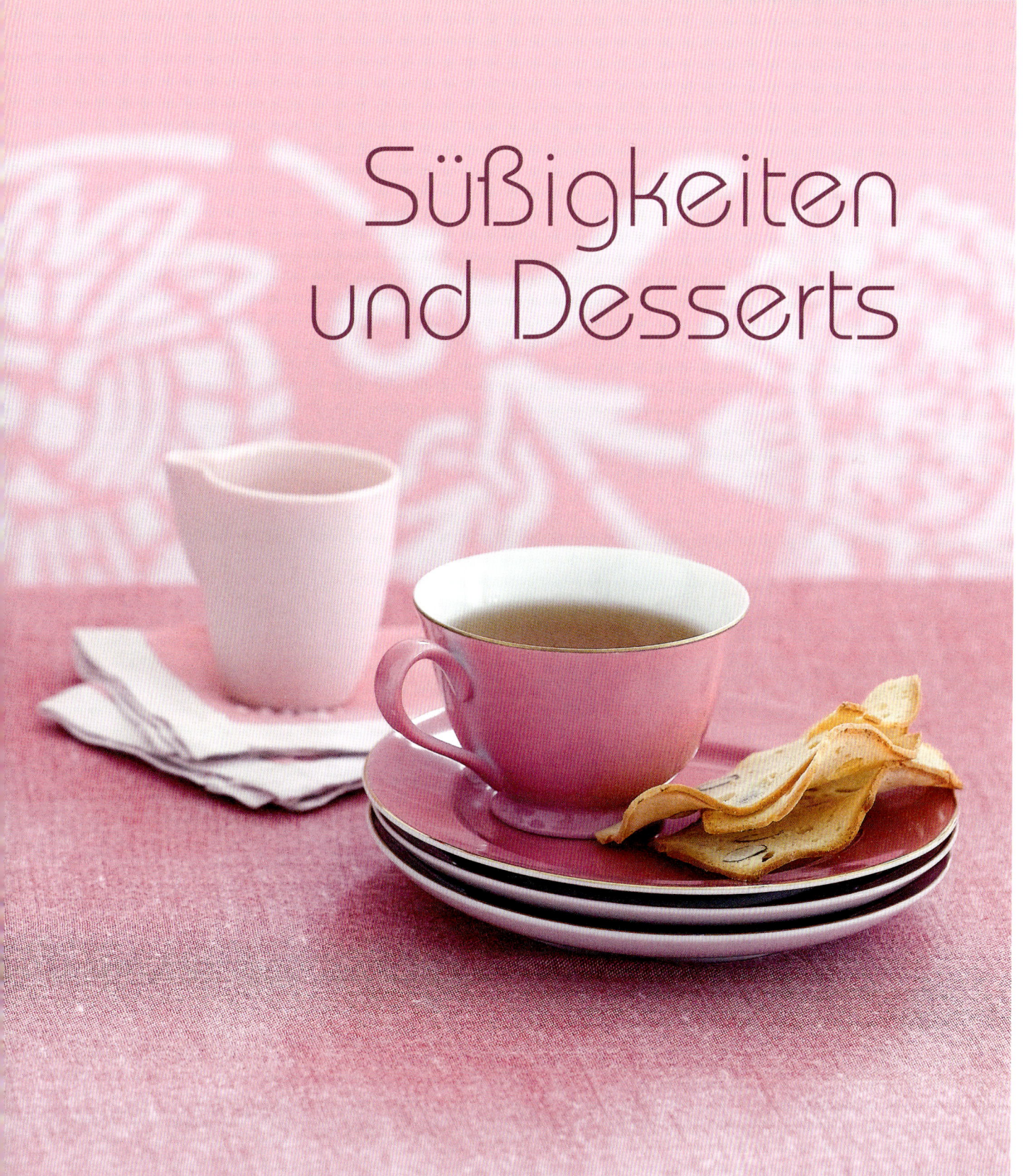

Süßigkeiten und Desserts

Erdbeer-Rhabarber-Auflauf mit Streuseln

Ergibt 4 Portionen

500 g Rhabarber
1½ EL Zucker
1 TL frisch geriebener Ingwer
50 g Mehl
50 g feine Polenta
2 EL gemahlene Mandeln
¼ TL gemahlener Ingwer
80 g weicher brauner Zucker
100 g weiche Butter
   in Stückchen
250 g Erdbeeren
Vanilleeis, Sahne oder
   Vanillesauce

Die Polenta gibt dem Dessert ein zartes Maisaroma und den Streuseln, die sonst aus Weizen oder Haferflocken zubereitet werden, eine feinkrümelige Struktur. Der herbe Rhabarber wird von den süßen Erdbeeren gezähmt – sie bringen außerdem Ballaststoffe, Folsäure (Folat) und Vitamin C mit.

Den Ofen auf 190 °C vorheizen. Den Rhabarber putzen, eventuell Fäden ziehen, in 3 Zentimeter lange Stücke schneiden, auf ein mit Backpapier ausgelegtes Backblech legen und mit Zucker und geriebenem Ingwer bestreuen. Mit Alufolie abdecken und 15 Minuten backen, die Folie entfernen und in weiteren 5 Minuten zart, aber nicht matschig garen.

In der Zwischenzeit Mehl, Polenta, gemahlene Mandeln, Ingwer und braunen Zucker für die Streusel mischen. Die Butter mit den Fingerspitzen unterkneten.

Die Erdbeeren vierteln und mit dem Rhabarber mischen, in eine Auflaufform (1 Liter Inhalt) oder vier einzelne Förmchen (je 250 Milliliter) geben. Die Streusel darüber verteilen und im Ofen goldbraun backen. Das sollte bei vier Formen 25 Minuten, bei einer Auflaufform 40 Minuten dauern. Einige Minuten abkühlen lassen, dann mit Eiscreme, Sahne oder Vanillesauce servieren.

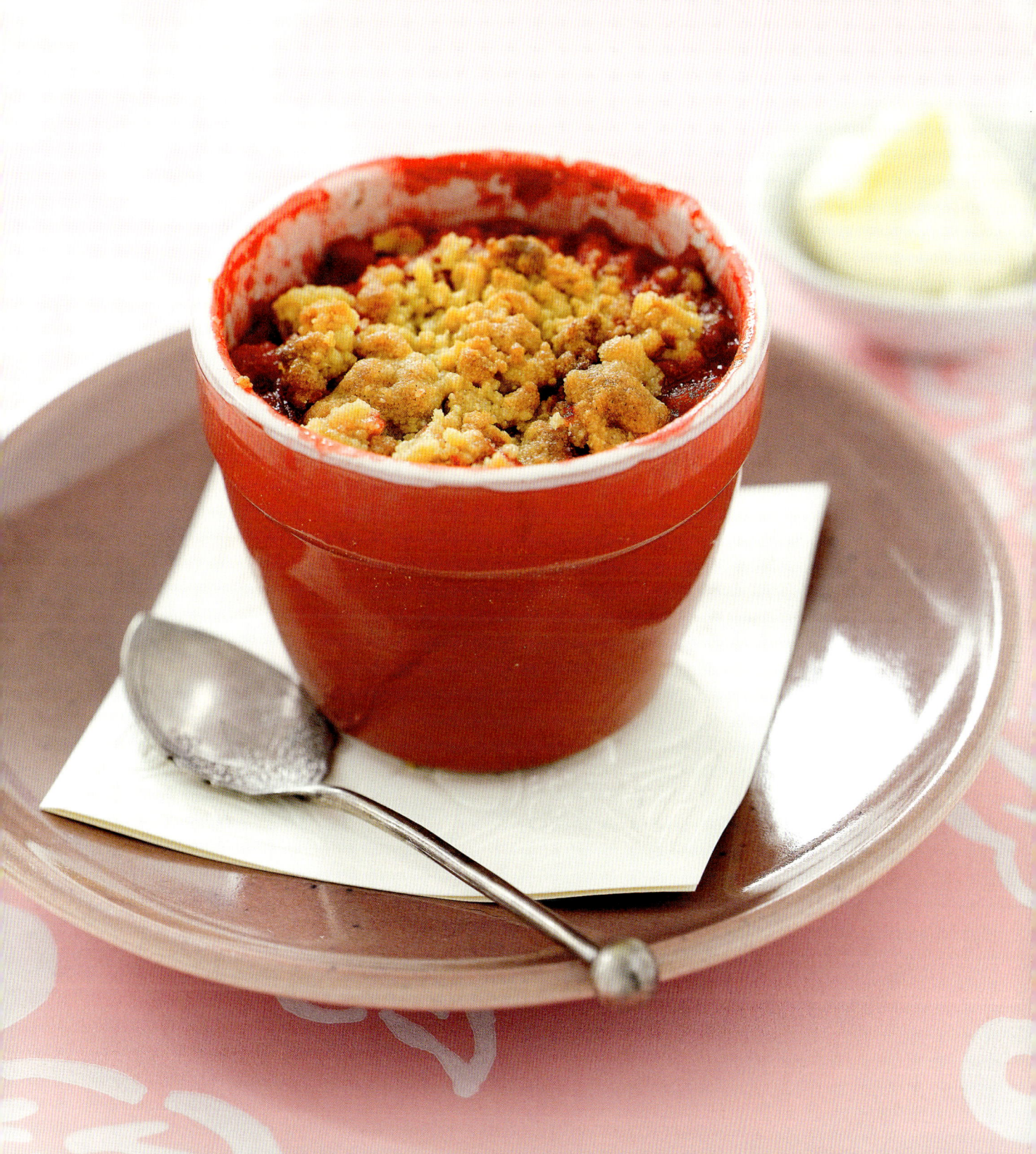

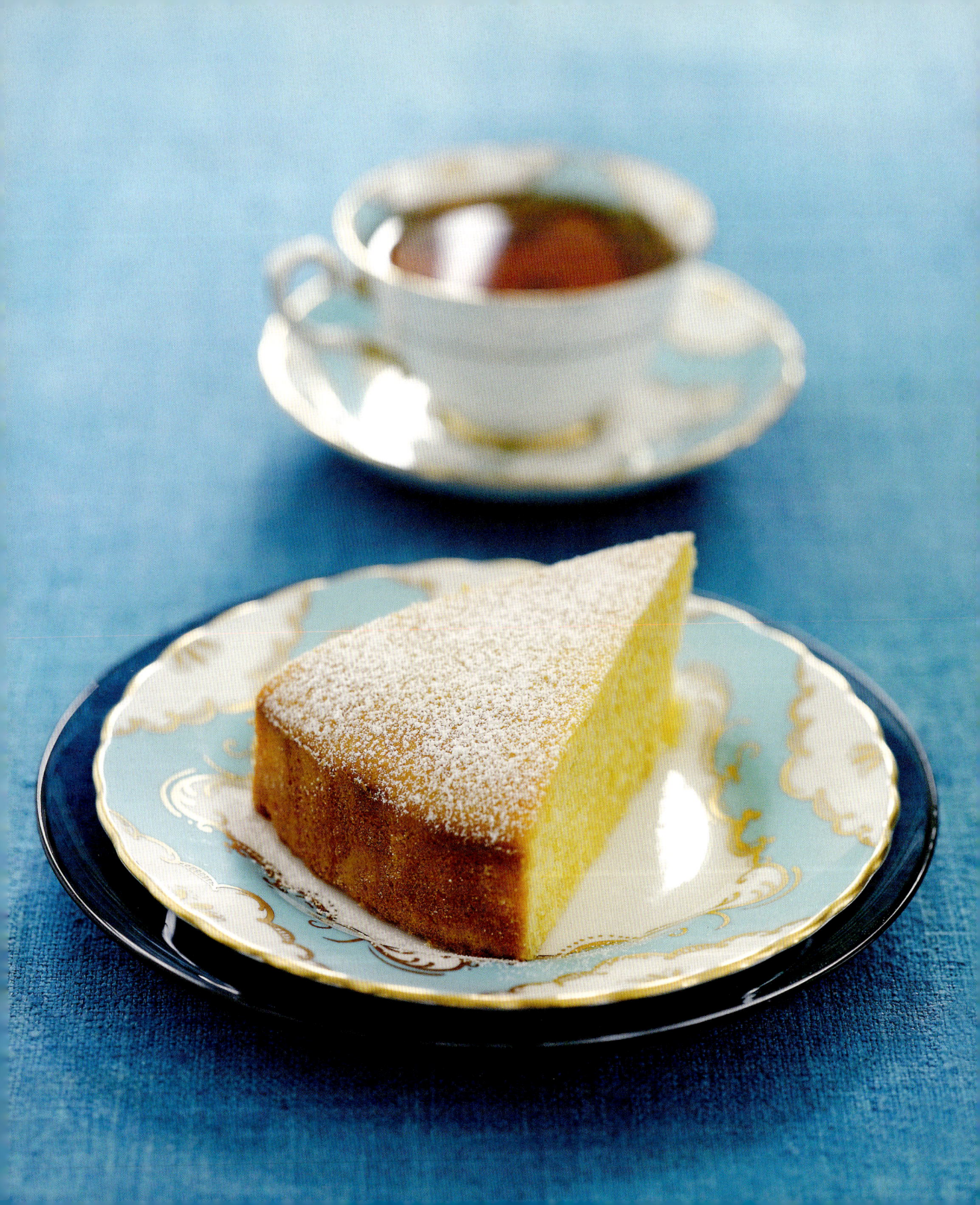

Zitronensandkuchen mit Polenta

Mit dem zitronigen Aroma und dem feinsandigen Teig ist dieser Kuchen ein englischer Tea-Time-Klassiker. Traditionell wird die feine Struktur aus gleichen Teilen Weizenmehl und Speisestärke erreicht, aber Polenta und gemahlene Mandeln sind meine nahrhafteren Alternativen für werdende Mütter.

Ergibt 8–10 Portionen

190 g weiche Butter in Stücken

170 g Zucker

2 TL fein abgeriebene Zitronenschale

1 TL Vanilleextrakt

3 Eier bei Zimmertemperatur

170 g feine Polenta

170 g gemahlene Mandeln

100 g Weizenmehl

1 TL Backpulver

180 ml Buttermilch

Puderzucker zum Bestäuben

Den Ofen auf 170 °C vorheizen. Eine Springform (24 Zentimeter Durchmesser) mit Backpapier auslegen. Mit einem elektrischen Handrührgerät Butter, Zucker, Zitronenschale und Vanille 8–10 Minuten cremig rühren. Die Eier einzeln zugeben, jeweils gut einrühren.

Polenta, Mandeln, Mehl und Backpulver mischen. Die Hälfte der Mehlmischung zur Butter-Eier-Mischung geben, die Hälfte der Buttermilch zugeben und gut verrühren. Den Rest der Mehlmischung und der Buttermilch zugeben und erneut gut verrühren. Den Teig in die Kuchenform füllen und die Oberfläche glätten. Im Ofen 40–45 Minuten backen. Ein in die Mitte gestecktes Holzstäbchen muss sauber herauskommen. Den Kuchen aus dem Ofen nehmen, 10 Minuten in der Form abkühlen lassen, auf ein Gitter setzen und völlig abkühlen lassen. Mit Puderzucker bestäubt servieren.

Bananenküchlein mit Ahornsirup und Pekannüssen

Obwohl man meinen könnte, die Welt bräuchte nicht noch ein Rezept für Bananenkuchen, war diese Variante ein häufiger Begleiter während meiner Schwangerschaften. Die Küchlein sind nicht nur ein köstlich süßer Snack, sondern helfen durch das Kalium der Bananen auch gegen Müdigkeit. Der Ahornsirup verstärkt das Aroma und die Pekannüsse steuern Eisen, Kalzium und einen knackigen Biss bei.

Ergibt 8 Stück

60 g fein gehackte Pekannüsse

3 große Bananen

60 ml Ahornsirup

90 g weicher brauner Zucker

2 Eier

60 ml Sonnenblumenöl

60 ml Milch

1 TL Vanilleextrakt

150 g Weizenmehl

1 TL Backpulver

1 TL geriebene Muskatnuss

Den Ofen auf 180 °C vorheizen. Ein Blech mit 8 kleinen Kuchenformen (je 175 Milliliter Inhalt) fetten, mit Backpapier auslegen und mit gehackten Pekannüssen ausstreuen. Die Banane fein zerdrücken, mit dem Ahornsirup und dem Zucker mischen, dann Ei, Öl, Milch und Vanille zugeben, gut vermischen. Mehl, Backpulver und Muskat hineinsieben und zu einem glatten Teig verrühren.

Den Teig in die Förmchen geben und glatt streichen. Im Ofen 25–30 Minuten backen. Ein in die Mitte gestecktes Holzstäbchen muss sauber herauskommen. 5 Minuten in der Form abkühlen lassen, auf ein Gitter stürzen und völlig abkühlen lassen.

Die Bananenküchlein bleiben in einem luftdichten Behälter 3 Tage frisch, in Folie gewickelt und in einem luftdichten Behälter oder einem verschlossenen Gefrierbeutel eingefroren halten sie 1 Monat. Auftauen, im Ofen oder der Mikrowelle aufwärmen und warm servieren.

Kleine Dattel-Orangen-Kuchen

Ergibt 6 Portionen

170 g weiche Butter in Stücken
120 g brauner Zucker
3 Eier bei Zimmertemperatur
1 TL Vanilleextrakt
fein abgeriebene Schale
   von 1 Orange
75 ml Orangensaft ohne
   Fruchtfleisch
200 g griechischer
   Honigjoghurt
200 g Mehl
1½ TL Backpulver
½ TL Natron
½ TL Salz
1 TL gemahlener Kardamom
3 frische Datteln
Puderzucker zum Bestäuben

Ich liebe die Kombination von Orange, Datteln und Kardamom. Die Datteln bringen karamellartige Süße und, als Bonus, Ballaststoffe und Kalium. Der griechische Honigjoghurt macht die Küchlein nicht nur unglaublich saftig, sondern trägt ein süßsaures Aroma bei. Servieren Sie die Küchlein warm aus dem Ofen mit einer Tasse Tee oder als Dessert mit einem Löffel Crème double.

Den Ofen auf 180 °C vorheizen. Ein Blech mit 6 kleinen Kuchenformen (175 Milliliter Inhalt) fetten und mit Backpapier auslegen.

Butter und Zucker schlagen. Die Eier einzeln zugeben, jeweils gut einrühren. Vanille, Orangenschale, Orangensaft und Joghurt zugeben und gut verrühren. Mehl, Back-pulver, Natron, Salz und Kardamom dazusieben und nur unterrühren, nicht weiter schlagen.

Den Teig in die Förmchen geben und glatt streichen. Die Form leicht rütteln, um Luft-blasen aus dem Teig entweichen zu lassen, dann je eine Dattelhälfte auf die Küchlein setzen. Im Ofen 25 Minuten backen. Ein in die Mitte gestecktes Holzstäbchen muss sauber herauskommen. 10 Minuten in der Form abkühlen lassen, auf ein Gitter stürzen und ganz abkühlen lassen oder noch warm servieren. Unmittelbar vor dem Servieren mit Puderzucker bestäuben.

In Folie gewickelt und in einem luftdichten Behälter oder einem verschlossenen Gefrierbeutel eingefroren halten sie 1 Monat. Auftauen, im Ofen oder der Mikrowelle aufwärmen und warm servieren.

Lebkuchen mit Birnen und Pekannüssen

Dies ist eine Mischung meiner beider Lieblingskuchen: Lebkuchen und Tee-kuchen. Auf dem Höhepunkt der Heißhungerattacken beschloss ich, beide zu kombinieren, und kam so zu einem reichhaltigen Lebkuchen mit Früchten und einem aromatischen Zuckertopping. Die Pekannüsse sorgen für den Biss – und eine Portion Eisen sowie Kalzium. Statt Birnen können Sie auch Äpfel nehmen.

Den Ofen auf 180 °C vorheizen. Eine Springform (22 Zentimeter Durchmesser) mit Backpapier auslegen.
Mehl, Backpulver und Gewürze in eine Schüssel sieben. Birnen schälen, entkernen, in 1,5 Zentimeter große Stücke schneiden, zum Mehl geben und verrühren.
30 Gramm der Butter zerlassen, abkühlen lassen, mit Pekannüssen, Eiern, Milch, Sirup, Ingwer und Vanille dazugeben und alles gut verrühren. Den Teig in die Form geben und 65–70 Minuten backen. Ein in die Mitte gestecktes Holzstäbchen muss sauber herauskommen. Aus dem Ofen nehmen und in der Form 5 Minuten abkühlen lassen.
Die restliche Butter zerlassen und auf den warmen Kuchen streichen. Zucker und Gewürze mischen und über die Butter streuen. Den Rand der Springform abnehmen und den Kuchen auf dem Boden der Form auf einem Gitter auskühlen lassen. Warm oder kalt servieren.

Ergibt 8 Portionen

250 g Weizenmehl
1 Pck. Backpulver
1 EL gemahlener Ingwer
½ TL geriebene Muskatnuss
2 Birnen
50 g Butter
100 g grob gehackte
   Pekannüsse
2 Eier
125 ml Milch
2 EL heller Sirup
2 EL grob gehackte, in Sirup
   eingelegte Ingwerstäbchen
1 TL Vanilleextrakt
2 EL Zucker
1 TL gemahlener Ingwer
1 TL geriebene Muskatnuss

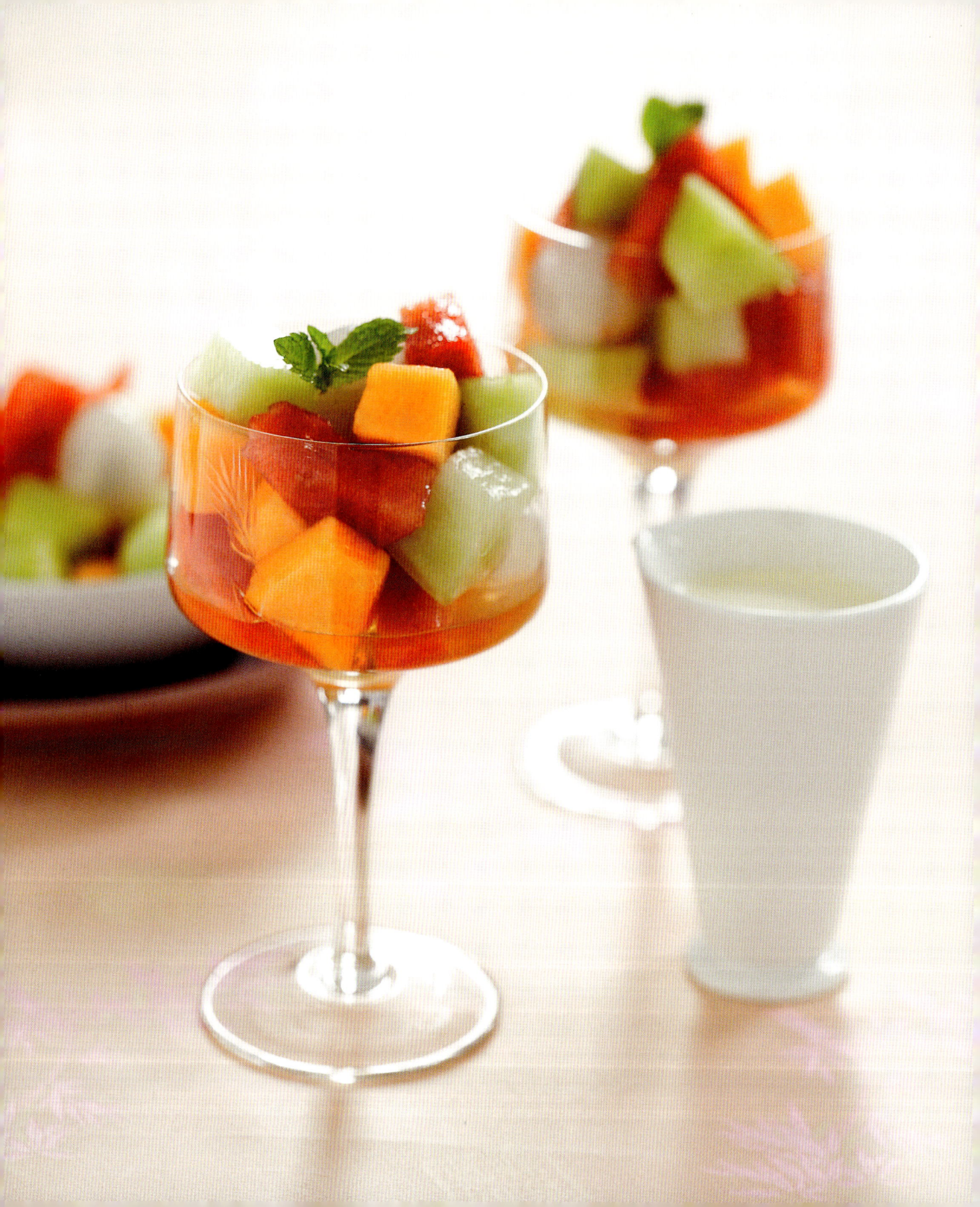

‹ Obstsalat mit Ingwer-Zitronengras-Sirup

Während beider Schwangerschaften hatte ich Heißhunger auf frisches Obst und aß es in großen Mengen. Von Zitrusfrüchten war ich regelrecht besessen und von Melone konnte ich gar nicht genug bekommen (jede Sorte war mir recht, selbst die oft enttäuschend geschmacklose Honigmelone). Melonen erfrischen, wenn Sie sich heiß, schwer und müde fühlen, und der Zitronengras-Ingwer-Sirup hilft gegen Übelkeit. Ohne die Sahne oder Eiscreme (oder mit, je nach Ihrem Heißhunger!) ist dies ein wundervolles Frühstück.

Ergibt 2 Portionen
2 Stängel Zitronengras
2 cm Ingwer
200 g geriebener Palmzucker (in Asialäden) oder
    weicher brauner Zucker
1 EL Limettensaft
1 breiter Streifen Limettenschale
8 Litschis oder Loganbeeren
300 g Wassermelone
¼ kleine Cantaloupemelone
¼ kleine Honigmelone
2 EL fein gehackte Minze
Sahne, Kokosnuss- oder Vanilleeis
    nach Geschmack

Zitronengras zerdrücken, Ingwer vierteln, in 250 Milliliter Wasser geben und aufkochen. Den Zucker dazugeben und rühren, bis der Zucker gelöst ist. 5 Minuten köcheln lassen, dann vom Herd nehmen und den Limettensaft und die Limettenschale einrühren. Auf Zimmertemperatur abkühlen und durch ein Sieb in eine große Schüssel gießen.
Das Obst schälen, in mundgerechte Stücke schneiden, in den Sirup geben und vorsichtig mischen. In Dessertgläsern verteilen, mit der Minze bestreuen und mit Sahne oder Eis servieren.

Blaubeermuffins mit Honigjoghurt

Obwohl es unzählige Blaubeermuffinrezepte gibt, füge ich noch eins hinzu, da Blaubeeren großartige Schwangerschaftslebensmittel sind (siehe Seite 6) und sich in einem Muffin bestens genießen lassen. Der griechische Honigjoghurt liefert Proteine und Kalzium und macht die Muffins zartschmelzend.

Ergibt 12 Portionen
200 g Mehl
1 TL Backpulver
1 TL Natron
¼ TL Salz
1 TL gemahlener Zimt
60 g Butter
70 g Zucker
100 ml Milch
1 TL Vanilleextrakt
1 Ei
200 g griechischer Honigjoghurt
125 g Blaubeeren
Demerarazucker zum Bestreuen

Den Ofen auf 190 °C vorheizen. Ein Muffinblech mit 12 Förmchen fetten. Mehl, Backpulver, Natron, Salz und Zimt in eine Schüssel sieben und mit dem Zucker mischen.
Die Butter zerlassen und abkühlen lassen. In einer zweiten Schüssel Milch, Butter, Vanille, Ei und Joghurt mischen, dann vorsichtig unter die Mehlmischung rühren. Die Beeren zugeben und unterheben, aber nicht zu viel rühren, dann werden die Muffins zäh.
Den Teig in die Muffinförmchen geben und etwas Demerarazucker darüberstreuen. Leicht andrücken, in den Ofen geben und in etwa 18 Minuten goldbraun backen. Ein in die Mitte gestecktes Holzstäbchen muss sauber herauskommen.
5 Minuten in der Form abkühlen lassen, auf ein Gitter stürzen und weiter abkühlen lassen. Warm oder bei Zimmertemperatur genießen. In Folie gewickelt und in einem luftdichten Behälter oder einem verschlossenen Gefrierbeutel eingefroren halten sie 1 Monat. Auftauen, im Ofen oder der Mikrowelle aufwärmen und warm servieren.

Zimtbirnen

Dieses einfache Rezept bringt Abwechslung, wenn Sie von frischen Birnen genug haben. Statt traditionell in Rotwein habe ich die Birnen hier in Verjus (siehe Seite 57) aus australischen Sangiovese- oder Barbero-Trauben pochiert. Natürlich können Sie herkömmlichen Verjus aus grünen Trauben nehmen, aber mir gefällt der rosa Schimmer dieses Verjus. Birnen sind hervorragende Quellen für Ballaststoffe und sekundäre Pflanzenstoffe.

Ergibt 4 Portionen
1 Vanilleschote
375 ml Sangiovese -oder Barbero-Verjus
200 g Zucker
1 Zimtstange
2 Anissterne
4 kleine Birnen mit Stiel und Blatt
Crème double oder Vanilleeis nach Geschmack

Vanilleschote halbieren und das Mark herauskratzen. Mark und Schote mit Verjus, Zucker, Zimt, Anissternen und 125 Millilitern Wasser langsam unter Rühren aufkochen. Birnen schälen, das Kerngehäuse ausstechen, die Birnen zum Sirup geben, erneut aufkochen und zugedeckt bei geringer Hitze 35 Minuten köcheln lassen. Die weichen Birnen (mit einem Spieß testen) mit einem Schaumlöffel herausnehmen und beiseitestellen.
Den Sirup wieder aufkochen, unter gelegentlichem Rühren 10 Minuten einkochen, durch ein Sieb über die Birnen gießen und auf Zimmertemperatur abkühlen lassen. Bei Zimmertemperatur oder gekühlt mit Crème double oder Eis servieren.

› Beerenjoghurt mit Halva und Pistazien

Ich bin sicher, dass dieses fantastische Dessert gleich beim ersten Versuch einen Dauerplatz auf Ihrer Liste der schnellen Lieblingsdesserts ergattern wird. Der Erfolg liegt in den Zutaten: Wenn Sie ausgesuchte Früchte, einen Joghurt von guter Qualität, feine Vanille und authentisches Halva nehmen, kann nichts schief gehen. Halva ist ein orientalisches Sesamkonfekt, das es in verschiedenen Geschmacksrichtungen wie Schokolade, Kirsche und (mein Favorit) Vanille gibt, die alle geeignet sind. Es ist in Spezialitätengeschäften und großen Supermärkten erhältlich.

Ergibt 2 Portionen
250 g Vanillejoghurt mit echter Vanille
1 TL aromatischer Honig
250 g Erdbeeren
125 g Blaubeeren
100 g Halva
1 EL grob gehackte ungesalzene Pistazien

Joghurt, Honig und jeweils die Hälfte der Beeren im Mixer pürieren. Die Hälfte des Halvas in zwei Glasschüsseln verteilen, mit der Hälfte der Pistazien und der Hälfte der restlichen Beeren bestreuen. Die Joghurtmischung auf die Schüsseln verteilen. Die restlichen Beeren, Halva und Pistazien darüberstreuen und sofort servieren.

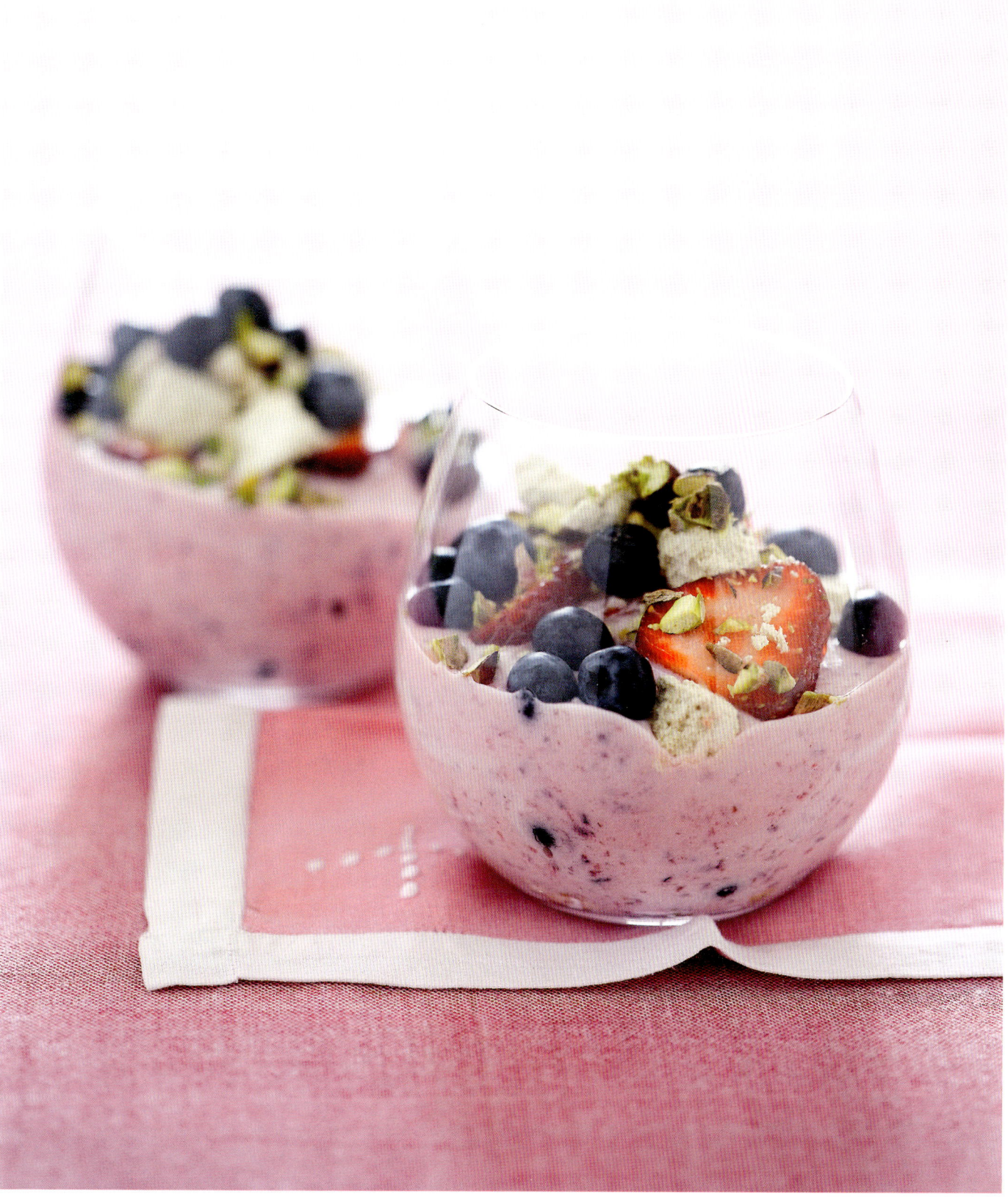

Steinobstsalat mit Holunderblütensahne

Ergibt 2 Portionen

2 Nektarinen
2 Pfirsiche
12 Kirschen
2 EL Pfirsichsaft
1–2 EL Puderzucker
125 ml Sahne
1 EL Holunderblütensirup
1 EL Puderzucker
Zitronenplätzchen oder
   anderes Mürbegebäck

In England sind Steinobst und Holunderblüten Synonyme für den Sommer, und so habe ich sie in diesem einfachen, aber stilvollen Dessert zusammengefügt. Holunderblütensirup ist reich an Vitamin C und gehörte bei ländlichen Tee-Partys lang zum guten Ton. Es gibt ihn in Spezialitätengeschäften, aber wenn Sie keinen bekommen, nehmen Sie stattdessen Orangenblütenwasser. Ich serviere das Obst gern mit feinsandigen, buttrigen Zitronenplätzchen, die einen tollen Kontrast zum knackigen Obst darstellen, aber jedes Mürbegebäck oder knusprige Mandelplätzchen passen ebenso gut.

Die Haut der Nektarinen und Pfirsiche kreuzweise einritzen, mit kochendem Wasser bedecken, bis sich die Haut an den Schnittstellen kringelt. Dann schälen, entsteinen und in Spalten schneiden. Kirschen halbieren und entsteinen, mit den Nektarinen, Pfirsichen und dem Puderzucker mischen, mit Folie abdecken und 30 Minuten kalt stellen.
In der Zwischenzeit mit einem elektrischen Handrührer die Sahne steif schlagen, Holunderblütensirup und Puderzucker unterrühren. Den Obstsalat in Schüsselchen oder große Gläser geben und mit der Holunderblütensahne garnieren. Mit Zitronenplätzchen oder Mürbegebäck servieren.

Katalanischer Mandelpudding
mit Erdbeerpüree

Mandelmilch (aus dem Reformhaus) erlaubt auch Menschen mit Laktoseintoleranz oder Milchallergien die cremigen Desserts zu genießen, die ihnen sonst verwehrt blieben. Dieses traditionelle, spanische Dessert ist besonders bei Kindern beliebt, aber mit den Erdbeeren wird es "erwachsen". Alternativ bekommt das Dessert mit ein oder zwei Tropfen Rosenwasser statt des Zitronensafts einen orientalischen Anklang.

Zucker, Zitronenschale, Zimtstange und 500 Milliliter Mandelmilch unter Rühren langsam erhitzen, den Zucker dabei auflösen. Bei geringer Hitze 5 Minuten köcheln lassen, dann die Zitronenschale und die Zimtstange herausnehmen.
Speisestärke und Reismehl mit der restlichen, kalten Mandelmilch glatt rühren, zur heißen Mandelmilch geben und bei geringer Hitze unter gelegentlichem Rühren 15 Minuten köcheln lassen. Die gemahlenen Mandeln zugeben und weitere 10 Minuten köcheln lassen. Gelegentlich rühren. Die Mischung soll cremig sein und nicht am Topfrand kleben. Beiseitestellen und etwas abkühlen lassen.
Die Mandelmischung auf vier Glasschüsseln verteilen, mit Folie abdecken und kalt stellen.
Die Erdbeeren mit dem Puderzucker im Mixer grob pürieren und den Zitronensaft einrühren.Das Erdbeerpüree separat zum Pudding servieren.

Ergibt 4 Portionen

60 g Zucker
1 breiter Streifen
   Zitronenschale
1 Zimtstange
600 ml Mandelmilch
2 EL Speisestärke
2 EL gemahlener Reis
130 g gemahlene Mandeln
125 g Erdbeeren
1 EL Puderzucker
1 Spritzer Zitronensaft

Dattel-Kardamom-Clafoutis

Mit Kardamom gewürzt und mit zuckrig-süßen, frischen Datteln verfeinert, ist dieses Dessert die erwachsene Version des von Kindern heiß geliebten Vanillepuddings. Die Vielseitigkeit des Clafoutis ist seine große Stärke. Probieren Sie ihn auch einmal mit entsteinten Backpflaumen und Sternanis oder eingekochten Sauerkirschen und Rosensirup. Der Mascarpone und das Ei liefern einen besseren Kalzium-Kick, als das gute Glas Milch, das wir noch aus der Kindheit kennen, es je könnte.

Ergibt 2 Portionen
3 frische Datteln
200 g Mascarpone
1 EL gemahlene Mandeln
1 EL weicher brauner Zucker
¼ TL gemahlener Kardamom
1 Ei
Puderzucker zum Bestäuben
Sahne oder Crème double nach Geschmack

Den Ofen auf 170 °C vorheizen. Die Datteln entsteinen und in feine Ringe schneiden, in zwei flache Förmchen (je 125 Milliliter Inhalt) geben. Mascarpone, gemahlene Mandeln, Zucker, Kardamom und Ei miteinander verquirlen und auf die Förmchen verteilen. Eine Auflaufform einige Zentimeter hoch mit kochendem Wasser füllen und die Förmchen in das Wasser setzen (es soll bis zur halben Höhe reichen). Die Form auf der mittleren Schiene in den Ofen schieben. Mit Alufolie abdecken und 25 Minuten backen.
Die Temperatur auf 200 °C erhöhen, die Folie entfernen und die Clafoutis weitere 10 Minuten goldbraun backen. Ein in die Mitte gestecktes Holzstäbchen muss sauber herauskommen. Einige Minuten abkühlen lassen, dann mit reichlich Puderzucker bestreuen und mit kleinen Häubchen aus Sahne oder Crème double servieren.

› Gebackene Pflaumen türkischer Art

Ich liebe die klebrige Süße von Lokum, dem geleeartigen türkischen Konfekt, und habe es während der Schwangerschaften in Massen verspeist. Hier kommt es als Füllung in gebackene Pflaumen, die zusätzliche Nährstoffe beitragen. Das berauschende Aroma des Rosensirups in der Creme ergänzt die Pflaumen hervorragend.

Ergibt 2 Portionen
4 große, reife rote Pflaumen
40 g Rosenwasser-Lokum
10 Amarettini
10 g Butter
einige Tropfen Rosensirup
125 g Crème double

Den Ofen auf 180 °C vorheizen und eine Backform leicht fetten. Die Pflaumen halbieren und entsteinen. Mit einem scharfkantigen Teelöffel etwas Fruchtfleisch ausstechen und in einer Schüssel beiseitestellen.
Das Lokum hacken, die Amarettini zerdrücke, mit der Butter zum Fruchtfleisch geben und alles mit den Fingern vermengen. Die Mischung in die Pflaumen füllen, in die Backform setzen und 20–30 Minuten backen, bis die Füllung golden und die Pflaumen weich sind.
In der Zwischenzeit einige Tropfen Rosensirup in die Crème double rühren. Mit Folie abdecken und kalt stellen. Die Pflaumen einige Minuten abkühlen lassen, dann mit der Crème double servieren.

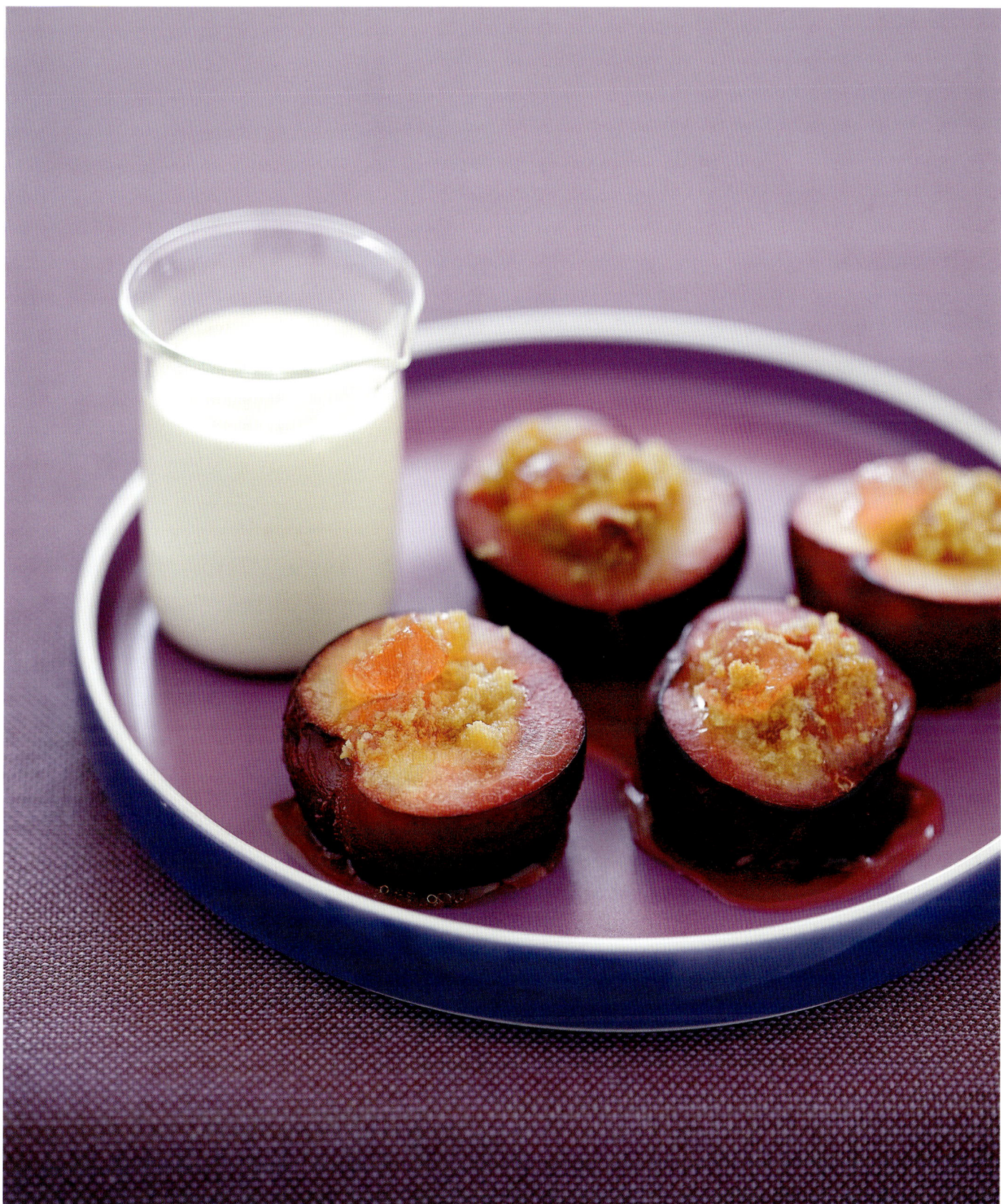

Birnen-Walnuss-Tarte mit Blauschimmelkäse

Ergibt 6–8 Portionen

1 Blatt tiefgekühlter Mürbeteig
1 Eigelb
250 g Crème double
1 großes Ei
¼ TL gemahlener Zimt
¼ TL geriebene Muskatnuss
¼ TL gemahlene Gewürznelken
¼ TL gemahlener Ingwer
4 kleine Birnen
130 g fester Blauschimmelkäse
70 g Walnüsse

Mit dieser Tarte ist die klassische Kombination von Birnen, Walnüssen und Blauschimmelkäse endlich auch auf der Speisekarte für Schwangere angekommen. Es mag ungewöhnlich klingen, aber die Zutaten ergeben eine süße Torte. Sie ist sehr beliebt und ich werde oft gebeten, sie zu Partys mitzubringen. Auch die werdenden Mütter unter den Gästen können sie genießen, da der erhitzte Käse ungefährlich ist. Nehmen Sie einen festen Blauschimmelkäse. Der Mürbeteig (ob nun fertig gekauft oder selbst gemacht) sollte unbedingt von guter Qualität sein.

Den Mürbeteig auftauen, den Ofen auf 160 °C vorheizen. Eine Tarteform (22 Zentimeter Durchmesser) einfetten, mit dem Teig auslegen, den überstehenden Teig abschneiden und 15 Minuten kalt stellen.

Den Teig mit Folie bedecken und mit Backbohnen oder getrockneten Bohnen beschweren, 15 Minuten blindbacken, die Bohnen und die Folie entfernen und Beulen aus dem Teig drücken. Weitere 5 Minuten goldbraun und trocken backen. Den Teig mit dem verquirlten Eigelb bestreichen, damit er nicht durchweicht. Die Temperatur auf 180 °C erhöhen.

In der Zwischenzeit Crème double, Ei und Gewürze verrühren und beiseitestellen. Die Birnen längs halbieren und entkernen. Die Rahmmischung auf den Teig gießen, die Birnen (mit dem dicken Ende nach außen), den Käse und die Walnüsse daraufgeben und in 35–45 Minuten goldbraun backen. Die Rahmmischung muss fest sein. Einige Minuten abkühlen lassen, dann heiß servieren.

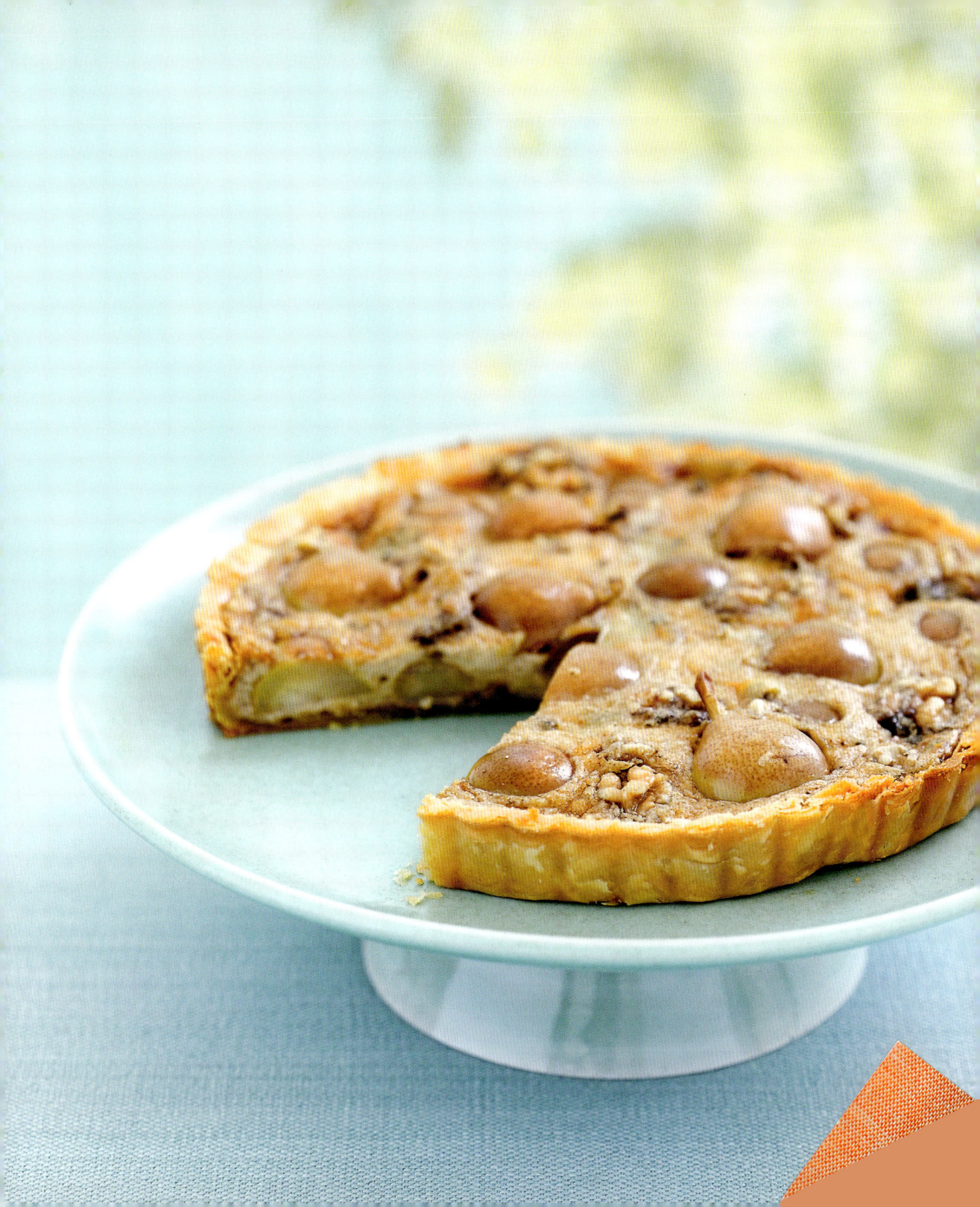

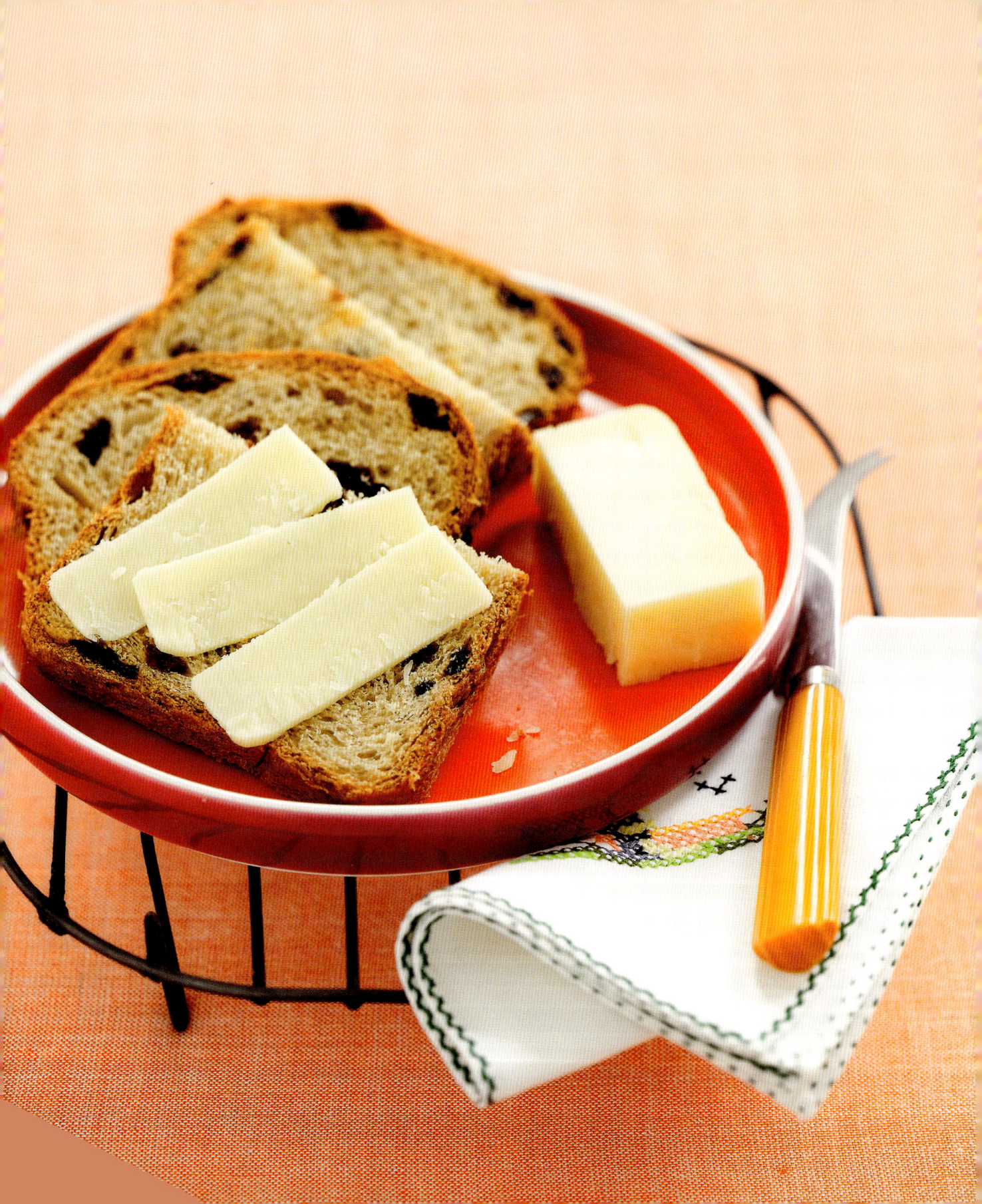

Früchtebrot mit Farmhouse-Cheddar

Ich war immer schon ein Fan von Früchtebrot, aber während der Schwanger-schaften begann ich, es selbst zu backen. Wie bei jedem Hefeteig muss man Zeit mitbringen, aber ich fand das Kneten sehr entspannend. Eine tolle Beschäftigung für einen Sonntagnachmittag im Winter, mit der Vorfreude auf selbst gebackenes, walisisches Früchtebrot. Es hält sich gut frisch und die Scheiben können einzeln verpackt eingefroren werden. Nach Bedarf auftauen, toasten und mit reichlich Butter bestreichen. Ich serviere das frische Brot mit einer Auswahl an guten Käsesorten.

Die Milch etwas erwärmen und mit der Hefe und 1 Teelöffel des Zuckers mischen, 15 Minuten ruhen lassen. Wenn die Hefemischung dann keine Blasen wirft, ist die Hefe tot. In dem Fall mit neuer Hefe von vorn beginnen.

Mehl, Salz und Gewürze in eine große Schüssel sieben und den restlichen Zucker unterrühren. Die Butter leicht unterkneten, das Ei und die Hefemischung zugeben und alles zu einem Teig verkneten.

Den Teig auf einer bemehlten Arbeitsfläche 10 Minuten kneten, bis er glatt und geschmeidig ist. Nach und nach die Sultaninen, die Rosinen und die Korinthen einkneten, den Teig in die Schüssel legen und mit Folie abdecken. An einem warmen Ort ohne Zugluft 1½ Stunden zur doppelten Größe gehen lassen.

Eine 10 x 25 Zentimeter große Kastenform einfetten. Den Teig auf der bemehlten Arbeitsfläche kneten, bis die ganze Luft raus ist. Den Teig mit den Händen zu einem Rechteck formen, aufrollen und mit der Naht nach unten in die Form legen. Die Form in einen gut gefetteten Gefrierbeutel schieben und den Teig 35–45 Minuten etwas über den Rand der Form hinaus aufgehen lassen.

Den Ofen auf 190 °C vorheizen. Die Form auf der unteren Schiene in den Ofen set-zen, 30 Minuten backen, dann mit Alufolie abdecken und weitere 30 Minuten backen. Das Früchtebrot aus der Form stürzen und auf die Unterseite klopfen. Wenn es nicht hohl klingt, weitere 5 Minuten backen.

Auf ein Gitter setzen. Die Oberseite mit warmem Honig bestreichen und abkühlen lassen. In Scheiben schneiden und warm oder bei Zimmertemperatur mit Butter und Farmhouse-Cheddar servieren.

Ergibt 1 Brot

250 ml Milch
1 Pck. Trockenhefe
40 g weicher brauner Zucker
500 g Weizenmehl Type 550
 zzgl. etwas zum Bestäuben
½ TL Salz
¼ TL gemahlener Zimt
¼ TL geriebene Muskatnuss
¼ TL gemahlenes Piment
¼ TL gemahlener Ingwer
70 g Butter in Stückchen
1 Ei
200 g Sultaninen
200 g Rosinen
50 g Korinthen
Honig zum Bestreichen
Butter und Farmhouse-Cheddar

Zehn schnelle süße Sachen

1. Mandelplätzchen mit Beerensahne
Verschiedene Beeren, etwas Puderzucker und 1 Tropfen Rosenwasser mischen. Etwas Rosenwasser und Puderzucker mit Crème double verrühren. Die Beeren und den Rahm auf ein Mandelplätzchen setzen, ein zweites auflegen, mit Puderzucker bestreuen und sofort servieren.

2. Orientalischer Reispudding mit Kirschen und Rosenblütengelee
Milch mit Sahne, Zucker, 1 Prise gemahlenem Kardamom und 1 Spritzer Rosenwasser mischen. Rundkornreis zugeben und weich kochen. Eingekochte Sauerkirschen unterrühren und mit Rosenblütengelee und aufgestreuten Pistazienblättchen servieren.

3. Mango-Lassi mit Ingwer
1 reife Mango mit 175 Millilitern griechischem Honigjoghurt, 175 Millilitern Milch, 1 Teelöffel gehacktem Ingwer, je 1 Prise gemahlenem Kardamom und Muskatnuss und einigen Eiswürfeln pürieren, im Glas servieren.

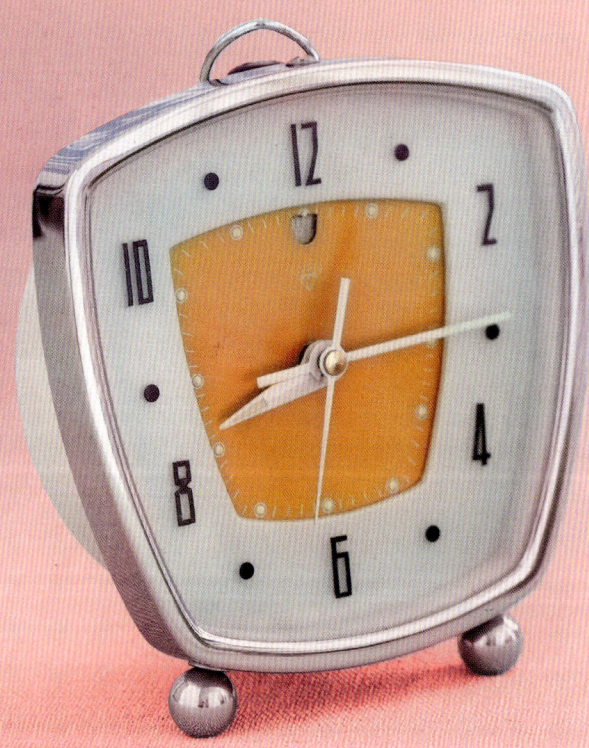

4. Gebackene Pfirsiche mit Pfirsichsahne

Eine Auflaufform mit Puderzucker bestreuen und die Schnittfläche von halbierten Pfirsichen (oder Aprikosen) hineindrücken. Die Obsthälften umdrehen, mit Verjus und Orangesaft beträufeln und mit geriebener Orangenschale bestreuen. Im vorgeheizten Ofen bei 190 °C nicht zu weich garen. Eine der Pfirsichhälften pürieren, Sahne und etwas Saft aus der Auflaufform steif schlagen, mit dem Pfirsichpüree mischen und mit den Obsthälften servieren.

5. Gebratene Feigen mit Walnusssahne

Feigenhälften 2 Minuten auf der Schnittfläche braten. 1 Spritzer Vincotto zugeben (Feigen-Vincotto ist noch besser), die Feigen wenden und weitere 2 Minuten braten. 80 Gramm Walnüsse fein hacken und mit 2 Esslöffeln Zucker mischen. Die Walnussmischung mit 250 Millilitern Sahne, 2 Teelöffeln Orangensaft und etwas abgeriebener Orangenschale schlagen. Die Feigen mit dem Bratensaft und der Walnusssahne servieren.

6. Orangen-Dattel-Minz-Salat

Orangen (oder Blutorangen) schälen und quer in dicke Scheiben schneiden. Vorsichtig mit entsteinten Dattelringen, gehackter Minze, Mandeln und etwas Orangenblütenwasser mischen. Pur servieren oder mit einem eingekochten Sirup aus Orangensaft, Honig und zerdrückten Kardamomkapseln. Das Obst im abgekühlten Sirup einlegen und die Minze erst kurz vor dem Servieren zugeben.

7. Alkoholfreies Trifle

125 Milliliter Sahne mit 60 Gramm Naturjoghurt, 1 Esslöffel Puderzucker, ½ Teelöffel Zimt und 1 Prise gemahlenem Sternanis schlagen. Nektarinenscheibchen, zerdrückte Amarettini und die Creme in Glasschälchen schichten.

8. Süßer Max mit Birne

Große Kreise (12 Zentimeter Durchmesser) aus dicken Scheiben Weißbrot ausstechen. Ei mit Vanilleextrakt und Milch verquirlen und das Brot hineintunken. Das Brot auf ein Blech legen, dünne Birnenscheibchen in Kreisform darauflegen und mit Zimt oder Vanillezucker bestreuen. 20 Minuten im vorgeheizten Ofen bei 180 °C goldbraun backen. Mit Puderzucker bestäuben und mit Sahne oder Vanilleeis servieren. Machen Sie den Süßen Max im Sommer mit Aprikosen, Pflaumen oder Pfirsichen.

9. Blitzschnelle Blätterteigbissen

1 Blatt Tiefkühlblätterteig (mit Butter) vierteln und mit verquirltem Ei bestreichen. Im auf 200 °C vorgeheizten Ofen goldgelb backen. Etwas Erdbeerkonfitüre streichfähig erwärmen (in der Mikrowelle) und bis auf einen Rand auf den Teig streichen. Mit Erdbeerscheibchen belegen, mit Vincotto beträufeln und mit Sahne servieren.

10. Gebackener Pudding mit Backpflaumen

300 Milliliter Sahne mit 150 Milliliter Milch, dem Mark einer Vanilleschote und 100 Gramm gerösteten, grob gehackten Haselnüssen bei mittlerer Hitze aufkochen. Mit Frischhaltefolie dicht abdecken und abkühlen lassen, dann durch ein Sieb in einen sauberen Topf gießen und wieder aufkochen. 3 Eigelb und 50 Gramm weichen braunen Zucker in einer feuerfesten Schüssel cremig schlagen, dann die heiße Sahnemischung unter ständigem Rühren zugießen. In einem sauberen Topf bei mittlerer Hitze kochen, bis die Mischung eindickt. Entsteinte Backpflaumen in Souffléformen legen und die Mischung zugießen. Eine Auflaufform einige Zentimeter hoch mit kochendem Wasser füllen und die Förmchen in das Wasser setzen (es soll bis zur halben Höhe reichen). Im auf 180 °C vorgeheizten Ofen backen, bis die Creme fest ist.

Register

Literatur- und Quellenhinweise für die deutsche Ausgabe

Biesalski, H. K., et al.: Ernährungsmedizin. 4. Auflage, Georg Thieme Verlag, Stuttgart (2010)

Deutsche Gesellschaft für Ernährung: Referenzwerte für die Nährstoffzufuhr, Neuer Umschau Buchverlag, Neustadt an der Weinstraße (2008)

Fröleke, H., Sebastian, K., Fehnker, U.: Einführung in die Ernährungslehre. 12. Auflage, Neuer Umschau Buchverlag, Neustadt an der Weinstraße (2008)

Heseker, B., Heseker, H.: Die Nährwerttabelle. Neuer Umschau Buchverlag, Neustadt an der Weinstraße (2010)

Körner, U., Rösch, R.: Ernährungsberatung in Schwangerschaft und Stillzeit. 2. Auflage, Hippokrates Verlag, Stuttgart (2004)

Für die englische Ausgabe

Heidi Murkoff, Arlene Eisenberg, Sandee Hathaway, What to Eat When You're Expecting, HarperCollins, 1990

Heidi Murkoff, Arlene Eisenberg, Sandee Hathaway, What to Expect When You're Expecting, HarperCollins, 2003

Alex Richardson, They Are What You Feed Them: How Food Can Improve Your Child's Behaviour, Mood and Learning, Harper Thorsons, 2006

www.foodauthority.nsw.gov.au/_Documents/consumer_pdf/pregnancy_table.pdf (accessed 11 June 2009)

http://www.betterhealth.vic.gov.au/bhcv2/bhcarticles.nsf/pages/Pregnancy_and_diet (accessed 11 June 2009)

Informationen und Informationsmaterial

aid Infodienst Verbraucherschutz, Ernährung, Landwirtschaft e.V., Bonn, www.aid.de und www.was-wir-essen.de

DEBInet Deutsches Ernährungsberatungs- und -informationsnetz, www.ernaehrung.de

DGE Deutsche Gesellschaft für Ernährung e.V., Bonn, www.dge.de

FKE Forschungsinstitut für Kinderernährung, Dortmund, www.fke-do.de

Impressum

Titel der englischen Originalausgabe: eating for two
© 2010 Penguin Group, Australia

Text: Kathleen Gandy
Fotografie: Mark O'Meara

© 2011 Neuer Umschau Buchverlag, Neustadt an der Weinstraße, für die deutsche Auflage, www.umschau-buchverlag.de

Übersetzung: Jutta Profijt, Mönchengladbach
Lektorat: Ilka Grunenberg, Neustadt/Weinstraße
Satz und Herstellung: Birgit Wucher, Neustadt/Weinstraße
Druck und Verarbeitung: Finidr, s.r.o. Cesky Tesin

Printed in Czech Republik
ISBN: 978-3-86528-724-3

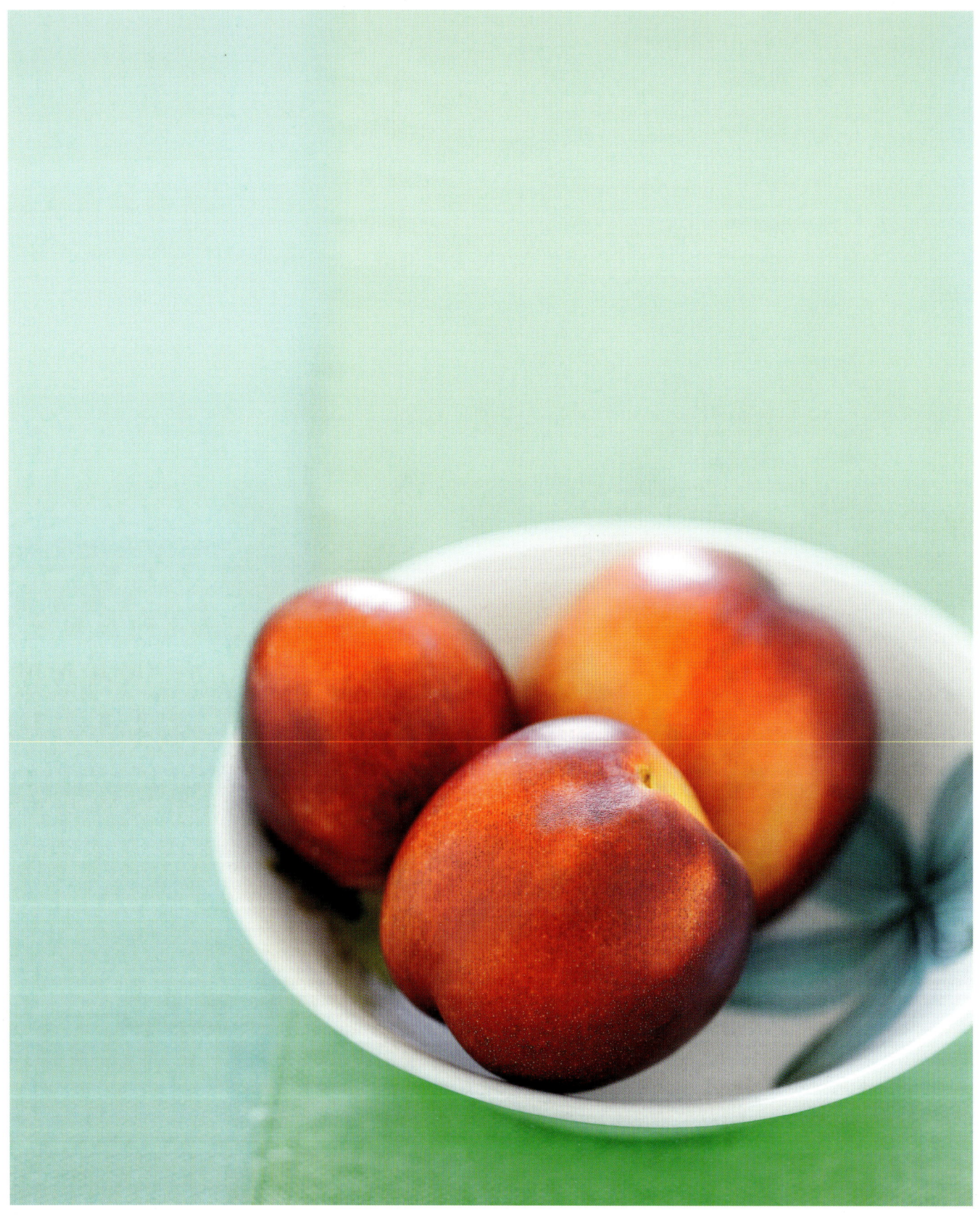